考える看護学生を育む

授業づくり

意欲と主体性を
引き出す指導方法

[編著]
新井英靖／荒川眞知子／池西靜江／石束佳子

メヂカルフレンド社

● **編 集**　　新井　英靖　　茨城大学教育学部 准教授
　　　　　　　荒川眞知子　　一般社団法人日本看護学校協議会 会長
　　　　　　　池西　靜江　　一般社団法人日本看護学校協議会 副会長
　　　　　　　石束　佳子　　（専）京都中央看護保健大学校 副学校長

● **執 筆**

| 序　章 | 荒川眞知子 | 前掲 |

| 第Ⅰ章 | 新井　英靖 | 前掲 |

第Ⅱ章 [五十音順]

池西　靜江	前掲
石束　佳子	前掲
梶原奈津子	共立高等看護学院 専任教員
片野　裕美	東京警察病院看護専門学校 副校長
久保木優佳	ポラリス保健看護学院 専任教員
斉藤理惠子	相模原看護専門学校 学科長補佐
辻野　睦子	（専）京都中央看護保健大学校 専任教員
鶴田　　豊	近畿高等看護専門学校 専任教員
山川美喜子	前八王子市立看護専門学校 副校長
山﨑　道子	人間総合科学大学保健医療学部看護学科 講師

※各編集者・執筆者の所属・肩書は本書（第1版第1刷）刊行時のものであることをお断りいたします。

看護教員一人ひとりの授業づくりの発展を目指して

　今、看護基礎教育に求められているのは学生の看護実践能力の育成であり、この看護実践に欠かせないのが状況判断力、推論能力などといった「考える力」です。こうした考える力を、授業を通じいかに育てるか、これは看護基礎教育に携わる者の重要な課題です。

　学生の看護実践能力を育成するために、看護教員に求められるものは、教員自身の看護実践能力と同時に高い教育実践能力です。教員としての教育実践能力、その大きなものは、教材解釈、指導技術（授業展開）、「指導と評価の計画」の作成・改善、学生理解（学生観）などといった授業力です。教員は、授業がうまくいき、学生の反応に手応えを感じたときには"教員になってよかった"と感じるものです。しかし授業がうまくいかないと、"自分は教員をしていてよいのだろうか"などと立ち止まることがあります。このように授業力は、教員のモチベーションに大きな影響を与えるものです。しかしながら、看護基礎教育の現場において、教員の授業力を向上する取り組みを行っているところはまだまだ少ないのが実情で、教員は試行錯誤を重ねながら授業を行っています。

　こうしたなか、1998年から公開授業に取り組み、授業力向上に向けてFD研修をしていたのが、本書の参加校の一つである京都中央看護専門学校（現（専）京都中央看護保健大学校）でした。同校で実施した公開授業がきっかけで、同校関係者と本書編者の一人である新井英靖との出会いがありました。そこから教育方法学に基づく新井の指導により、同校教員はそれまでにも増して積極的に授業力の向上に取り組むようになり、同様の取り組みは、一般社団法人日本看護学校協議会の研修会をとおして多くの看護教員に広がっていきました。

　本書は、新井が教育学の立場から授業づくりの様々な方策を紹介した、雑誌『看護展望』の連載「考える看護学生を育てるための授業づくり」に加筆修正したものを第Ⅰ章とし、看護教育の現場で日々奮闘されている教員が作成した実際の学習指導案を第Ⅱ章とする構成としました。

　授業力の向上に必要なことは、まず学習指導案を的確に作成することです。授業の意図や構想を明確に整理し、それを振り返ることで授業力は磨かれていきます。本書では、授業づくりの手法、それらを取り入れた効果的な授業の組み立て方、学習指導案の作成方法を具体的に紹介しています。本書が、考える看護学生を育む授業づくりの、また初めて授業づくりに臨む新人教員の方々の手引きの書となることを願っています。

　最後に、本書の刊行にあたりご協力いただいた執筆者の皆さま、ならびにすべての関係者の皆さまに、心より感謝申しあげます。

2013年7月　編者一同

CONTENTS

目次

序章 看護師等養成所における授業の現状と課題 ……………………………… 2

第Ⅰ章 考える看護学生を育む授業づくりの基盤

1. 授業づくりを発展させるために
   「授業づくり」の用語と定義 …………………………………………………… 10
2. "現代の若者"の学力をどのように向上させるか ………………………… 17
3. 考える活動を取り入れた授業の設計 ……………………………………… 22
4. 学生が生き生きと学ぶ授業づくり
   1 導入：主体的な学習につなげる「仕掛け」 ……………………………… 27
   2 展開：生活的概念から科学的概念へ導く「問い」 ……………………… 33
   3 グループワーク：協働的活動で「コンピテンス」を育てる ………… 39
   4 技術指導：「憧れ」→「型」→「型くずし」 …………………………… 45
   5 教材開発：「生活性」と「虚構性」の意図的な融合 …………………… 51
5. 授業改善の糸口を見出す研究授業の進め方 ……………………………… 57
6. 判断力を育成する事例検討の方法 ………………………………………… 62
7. 理論と実践を往還させる授業づくりとカリキュラム開発 ……………… 68
8. 「考える力」を高めるPBLチュートリアル教育 …………………………… 74
9. 看護師の「他者性」の成長とキャリア形成 ………………………………… 80
10. 試験問題の作成方法と学生の能力評価のあり方 ………………………… 86
11. これからの看護教育に求められる教育観とは ……………………………… 92

第Ⅱ章　学習指導案の実際

1. **学習指導案の作成**
   学習指導案の意義と作成時のポイント ………………………………………………… 100
2. **学習指導案の実例**
   1. 基礎看護学 ………………………………………………………………………… 108
   2. 成人看護学 ………………………………………………………………………… 119
   3. 老年看護学 ………………………………………………………………………… 130
   4. 小児看護学 ………………………………………………………………………… 143
   5. 母性看護学 ………………………………………………………………………… 153
   6. 精神看護学 ………………………………………………………………………… 164
   7. 在宅看護論 ………………………………………………………………………… 179
   8. 看護の統合と実践 ………………………………………………………………… 192
   9. 解剖生理学 ………………………………………………………………………… 205

文献一覧 …………………………………………………………………………………………… 217
巻末付録「学習指導案の書式例」…………………………………………………………………… 218

design／STUDIO DUNK
illustration／いまいけいこ、北原功

序 章

Introductory chapter

看護師等養成所における授業の現状と課題

1 看護教育の現場の現在と解決すべき課題

　社会の変化に伴い看護へのニーズが増大・多様化し、近年、看護職養成をめぐっては、多くの検討がなされてきた。看護職の質および量の充実という課題に関しては、看護職養成の高等教育化、すなわち大学化が進められてきた（平成24年4月現在では211校となっている[1]）。

　さて、現在の日本における看護教育制度には、看護師、保健師、助産師の資格を得るための様々なコースがあり、文部科学大臣指定の大学・短期大学、厚生労働大臣指定の看護師等養成所等で、それぞれ所定の課程を修了し卒業した者（修了見込みの者）に国家試験受験資格が与えられている。看護師養成の教育課程においては、3年課程、2年課程、高等学校5年一貫教育があり、さらにその教育年限も一定ではない。

　看護職養成は大学で行うべきという意見も一部にはあるが、看護師養成課程の1学年定員のうち3分の2は、専修学校である看護師等養成所（以下、養成所という）がその役割を担っている実態がある。

　いずれの教育機関で、またどのような形態で学ぶにしても、看護基礎教育の目的は、看護に必要な知識や技術を習得し、その知識・技術に基づいて思考する力、そしてその思考から状況に応じて適切に行動する力をもった人材の育成である。学生が将来、看護職として自分の課題を発見し、自らの看護を探求しながら、主体的に根拠のある看護判断ができ、安全で安楽な看護実践によって患者の健康上の課題を解決するべく、その資質と能力を培うことが求められる。

　今日、約700校に及ぶ養成所においては、教員数の確保や教育実践能力および看護実践能力の維持・向上など、教員の量と質の充実を図ることが課題となっている。看護師等養成所として指定を受けた養成所には、常に質の高い看護師等を養成していく責任と義務がある。各養成所はそのための「学校の質保証・向上の仕組み」をもっていなければならない。つまり、「自己点検・自己評価」のシステムである。

　専修学校の学校評価については、平成19年、学校教育法、および学校教育法施行規則の改正により、「自己評価・学校関係者評価の実施・公表」「評価結果の設置者への報告」に関する規定が新たに設けられた。

　文部科学省委託「専修学校の質保証・向上に資する取組の実態に関する調査研究事業」により得られた調査結果（平成23年度）では、自己評価を実施している専修学校は62.2％、当該結果を公表している専修学校は17.1％であった（**表**）[2]。学校評価、情報公開ともに十分な取り組みが進められているとはいえず、また様々な課題があることなどが確認された。

　こうした現状をふまえ、ここでは、養成所における授業の現状と課題の一端について述べていくが、「授業」に関する課題は学校運営全体の課題であること、さらに「授業」の向上は一教員の能力や努力のみによってなし得るものではないことを、学校運

表 専修学校の自己評価の実施・公表の状況

(n＝1650)

自己評価の実施・公表の状況	学校数	割合
実施し、公表している※	282校	17.1%
実施しているが、公表していない※	744校	45.1%
実施していない	554校	33.6%
その他	70校	4.2%

※自己評価を実施している学校の合計＝1026校（62.2%）

出典／東京都専修学校各種学校協会編：平成23年度文部科学省委託 専修学校の質保証・向上に資する取組の実態に関する調査研究事業事業報告書（概要），2012. の調査結果をもとに作成．

営に携わる責任者は認識すべきであろう。このことは、学校自己点検・自己評価を行うことで明らかになるはずである。

2 マンパワーの不足に伴う課題

　看護教員は、自分の専門領域における講義・演習・実習のすべてを担当し、加えて専門領域以外の授業も担当している。特に基礎看護学の授業はほとんどの看護教員が担当している。各看護学の土台（基盤）となる基礎看護学の授業をほとんどの看護教員が担当するということは、領域間の連携が密になり、養成所の教育理念から教育目的、教育目標、および看護実践能力を習得させるための学習の方向性が明確になるため、一貫性のある授業展開を可能にする。

　一方で、ほぼ一年を通じて実習指導に携わったり、複数の学年の講義や演習を担当したり、また看護教員数に限りがあることから、1人当たりが担当する授業時間数が増え、授業準備のための時間を十分に確保できないといった課題がある。

　（社）日本看護学校協議会が実施した「看護師等養成所の管理運営等に関する実態調査（平成24年）」[3]によると、養成所における看護教員の講義担当単位数は、3年課程では平均35.7単位（講義総単位数の52.8%）、2年課程では平均22.6単位（講義総単位数の50.8%）であった。臨地実習担当単位数は、3年課程では平均23.1単位（実習総単位数の99.3%）、2年課程では平均15.2単位（実習総単位数の96.4%）であった。臨地実習指導においては、日々変化する臨床現場での看護場面を教材化する能力が問われ、講義や演習に向けての準備を行う場合とは状況が異なることから、一人の看護教員が講義・演習・実習のすべてを担当することは大きな負担である。また、広範囲にわたる実習施設との移動に時間を要し、他学年の講義や演習のために学校へ戻ることが容易にはできない場合もある。

　こうした環境下でも、授業の充実を図るために、「看護師等養成所の運営に関する指導要領」に「実習施設で学生の指導に当たる教員（実習指導教員）を配置することが望ましい」とされている。（社）日本看護学校協議会が実施した「実習指導教員の配置及び業務内容に関する実態調査報告書（平成24年3月30日）」によると、実習指導教員を配置している養成所は35.6%であった[4]。なお、配置している養成所からは、「専任教員が講義の準備や学内での演習のために時間を十分にとることができた」「学生の安心・安全に役立った」「学生個々に応じた指導、きめ細かい指導、指導の充実につながった」「専任教員の負担感の軽減を図ることができた」「専門的指導の質向上を可能にした」などの回答が得られている[4]。

　一方で、実習指導教員の60%強がその業務について「かなり負担」「やや負担」と回答していることや、職務内容については22%が「適切とは言えない」「不適切と感じる」と回答し、その理由には業務量の多さと煩雑さがあげられていた[4]。今後は、実習指導教員の適正数確保のための基盤づくり、また役

序章

割の検討や必要な研修の充実・拡充、労働条件の改善等々の検討を推し進めていく必要がある。そうでなければ、養成所の特徴である、少人数制できめ細かな技術指導は実現できないし、効果的な「授業」の展開は望めないだろう。

たとえば、確実な技術の習得のためには、学生4人に対しベッド1台を配置すること（「看護師等養成所指定規則」による）、さらにはベッド1台に1人の看護教員を配置し指導の充実を図ることが理想的であり、そのためには学生定員40名の場合、最低でも10名の看護教員が必要となる。しかし、この理想的な配置の実現は、現状では困難である。

その理由の一つは、多くの養成所において、指定規則を下回らない配置による運営となっていることがあげられる。本来ならば、実習施設の数や学校との距離など、各学校の状況に応じて看護教員の人数が配置されるべきである。この点においては、設置主体の看護基礎教育に対する考え方が大きく影響する。

もう一つの理由として、看護教員が定着しにくいことがあげられる。「看護教員の養成とキャリアアップに必要な教育システムの再構築に関する研究報告書」[5]によると、「専任教員の経験年数と定着について、教育課程別で若干の相違がみられるものの、概して経験1〜5年目が過半数を占めており、6〜9年目の中間層が減少していることが明らかとなっている。定着できない理由としては、「家庭の事情」「臨床への移動」「他看護師養成機関への移動」「バーンアウト」などがある」とある。

また、養成所の新人教員については、研修の有無にかかわらず入職後すぐに一人前の教員としての実践が求められる、という過酷な現状がある。そのため、指導教員をつけたり助言体制を整えているケースもあるが、すべての養成所で整備されているわけではない。特に、新人教員が1人のみで同期入職者がいない場合では、不安や悩みを1人で抱えやすく、バーンアウトにつながる傾向があるとの指摘もある[6]。

担当授業時間数の多さだけでなく、教育現場ではメンタル面も含めた学生への対応も欠かすことができず、また臨地実習においては学生、看護の対象者、広範囲にわたる実習施設の臨地実習指導者、その他様々な人間関係を調整しながら、それぞれに適応していかなければならないという課題もある。また、臨床看護師のように夜間勤務の負担はないものの、授業準備、実習記録や課題レポートの添削指導があり、勤務時間内にそのための時間を確保できない場合が多いことから、それらのほとんどは自宅への持ち帰り仕事となっている。

さらに、設置主体や雇用機関による多少の差はあるが、全般的には臨床看護師よりも処遇面は劣っている。臨床看護師には経験年数に応じたキャリア開発の道が各職場において明確に示されていることが多いが、看護教員の場合には十分とはいえない。

「看護師等養成所における学校自己点検・自己評価指針」には、その点検・評価のカテゴリーとして「教員の教育・研究活動の充実」「研究的姿勢の涵養」「研究活動の保障と評価」と示されている[7]が、教員が大学や大学院で学ぶことができる職場環境はさほど整備されていない。学校が必要とする教員数が確保できない、あるいは教員の定着が悪く、入れ替わりが激しい状況下で運営している学校においては、学会や短期の研修会に行くのが精一杯で、系統的な学習ができる機会は望めない。

以上のことから、養成所においては、実習指導教員の配置を早急に進め、看護教員の充足を図り現在の負担を軽減すること、また、離職理由や定着しない理由について分析し、職場環境や業務内容、処遇面での課題を見出し、改善を図ることなど、充実した授業展開ができるための体制を整備することが喫緊の課題である。

看護師等養成所における授業の現状と課題

3 授業をマンネリ化させないために

　一つひとつの授業展開は、各養成所の教育理念から教育目的、教育目標、科目の設定、一単元の目標、授業内容まで、一貫性をもって行われる必要がある。そうでなければ学生の望ましい成長・発達にはつながらない。

　しかし各養成所では、学内における学習指導案（授業案）の検討が十分にできず、教員各々が自分に割り当てられた科目あるいは単元の授業を行うのに精一杯で、"テキストを教える授業"になっていることが多い。加えて、看護教員のなかには、厚生労働省の定める専任教員養成講習会を受講しないまま授業を行っている教員（未受講者）もいる[4]。こうした現状に鑑みると、手探り状態で自信のないまま授業を実施している可能性が考えられる。このことは、授業のマンネリ化を招き、学生による授業評価の悪さとも相まって、看護教員の疲弊感や自信喪失につながり、離職の原因にもなり得る。

　そこで各養成所では、専任教員養成講習会の未受講者に、できるだけ早期に受講の機会を準備すると同時に、看護教員の臨床経験や教育経験をふまえたレディネスに応じて教育計画を立てることが必要である。また、学習指導案を検討する場と時間の確保、さらに教材研究や研究授業（授業研究）などを通じて、効果的な授業展開を図るための改善策を検討するなど、看護教員の資質が向上するような取り組みも必要である。

　さらに、マンネリを打開するには、教員自身による授業の自己評価や学生評価を活用することだけでなく、学内の教員同士や近隣の養成所と相互に公開授業を行うなどの取り組みも効果的であろう。

4 授業者間で、いかに密な連携を図るか

　多くの養成所では、専門領域以外の基礎分野、専門基礎分野の授業は外部講師によって行われ、その割合は授業全体の約34％を占める。

　「保健師助産師看護師学校養成所指定規則」に示されている3年課程の単位数は97であり、そのうち基礎分野（13単位）と専門基礎分野（21単位）を合計すると34単位である。

　専門基礎分野、特に疾病や治療に関する授業は医師や薬剤師などに、また基礎看護学以外の専門分野の授業は各看護学の専門性や最新の看護を学ぶことを目的に、臨床現場の看護師に依頼する場合がほとんどである。

　基礎分野においては、通常1名の講師が1単位（15～30時間）の授業を担当する。しかし臨床業務を主とする外部講師では、1単位の授業を複数名で展開することが多く、こうしたケースでは、講師間の連携や学生のレディネスをふまえた授業展開が必要となる。特に、専門基礎分野の「人体の構造と機能」「疾病の成り立ちと回復の促進」は、看護実践の根拠となる知識であり、臨地実習での学びに活用できるような授業展開が求められる。

　また、一貫性のある授業展開を図るためには、外部講師と学内の看護教員との相互の連携を密にする「講師会」などの場も大きな意味をもつ。講師会の開催は、看護基礎教育の特徴や養成所の教育方針・教育内容・教育方法を共有するだけでなく、学生のレディネスや他の講師の授業内容や方法についても知る最良の場である。しかし、筆者の勤める学校を例にあげると、102単位3000時間の授業に約130名の講師がかかわっていることから、講師会の開催には、各養成所の努力と効果的な運営のための工夫

5

が必要であることが浮き彫りとなる。

　以上のことから、看護教員は、外部講師との連携をより強固なものにし、専門分野である看護学の講義に関連づけること、さらには臨地実習をとおして学生の知識の統合を図るための教育実践能力を高めることが必要である。

5 多様化する学生のレディネス

　現在、養成所においては、社会人経験者、専門学校や大学卒業者の入学生が年々増加傾向にあり、多様化する学生のレディネスに応じた指導や対策をとらなければならなくなっている。

　たとえば高校新卒者にはまず、90分という授業時間に慣れさせ、授業に集中させることから指導しなければならない。また、「暗記」「知識の詰め込み」「受け身」の学習スタイルから、「考える」「自ら学ぶ」姿勢を習得させる必要があり、ノートのとり方や資料の整理の仕方、文献を活用した学習方法などを身につけさせるための指導も必要である。

　また単位制の導入により、看護職以外の医療関連職や社会人経験者、大学卒業者には一定の既得単位が認められるようになった。このことは、看護職を目指す対象の拡大にはつながったが、一方で単位を修得するためだけの学習になることへの懸念を生じさせている。

　さらには、子育てや家族の介護など様々な事情を抱えながら学ぶ学生のなかには、最低限の出席時間で単位認定のための受験資格が得られるようにスケジュールを調整する様子も見受けられる。

　このように、多様なレディネスをもつ学生たちを対象とするからこそ、「授業づくり」が重要になってきている。巧みに（意図的に）構成されたわかりやすい授業は、学生の学ぶ意欲を喚起するはずである。

6 看護基礎教育の充実に向けた政策

　厚生労働省は、「看護基礎教育の充実に関する検討会」での討議内容に基づき、カリキュラムの改正を行った。改正の大きなポイントは「教育の内容の充実」と「学生の看護実践能力の強化」である[8]。教育年限の延長はなされなかったが、改正されたカリキュラムを実施するうえで最低限必要な単位数が増え（看護師教育では93単位2895時間から97単位3000時間へ）、看護教員や実習指導教員の配置、および資質の向上を図ることについても記された。

　また、「今後の看護教員のあり方に関する検討会」においては、看護教員には、看護実践能力と教育実践能力のどちらも必要で、さらにはそのバランスが重要であり、同検討会報告書には、①教育実践能力、②コミュニケーション能力、③看護実践能力、④マネジメント能力、⑤研究能力、を求める旨が記されている。さらに①教育実践能力の「授業設計・実施」については、「自らの専門領域の教育のみでなく、すべての領域とのかかわりを意識して教育を展開する能力」「学生等が、リアリティーを感じながら自分の課題として学ぶことができる学習環境を設定する能力」「学生等の体験や臨床実践の状況を教材化して学生等に説明する能力」「教材化のためには、さらに学生等および患者理解の能力、言語化能力、状況把握能力」などが必要であると記されている[6]。

　このように、養成所の役割は、看護実践能力の基盤を育成することであり、それは各養成所の理念に基づいて実施される看護教員一人ひとりの「授業」によって達成されなければならないということなの

である。

 看護教員一人ひとりの心がけが、授業の変革につながる

ここまで、養成所における「授業」の現状と課題について、筆者の経験や（社）日本看護学校協議会の代表として把握していることを述べてきた。

改めて確認できたことは、「授業」の充実は看護基礎教育の充実であるものの、授業を実施する教員個人の努力だけで充実が図れるものでは決してないということである。すなわち、「授業」を行う教員の不足、外部講師の協力なしには運営できない現状、少子高齢社会の影響を受けて変化してきている学生の多様性など、様々な影響要因を分析し課題解決に向けて学校全体で取り組む必要がある。

教員が辞めないための職場環境調整や、マンネリを打開し常により良い授業づくりを求めて研鑽し合う職場風土づくり、教育実践能力を育成するための体制整備など、各学校の状況に応じた対策を講じることが、看護師等養成所の目的とする、将来発展できる「看護実践能力」を修得した人材の育成につながるのだと考える。

授業とは、単に掲げた目標に到達すればよいというものではなく、学生と教員とが一体となってつくり上げ、学生の人間的な成長・発達を促す重要な営みである。

養成所における現状と課題の一端を述べたが、すぐには解決できない課題も多いことは十分承知している。まずは私たち看護教員一人ひとりが、「考える看護学生を育む授業づくり」に取り組むことから始めたい。

第Ⅰ章

考える看護学生を育む
授業づくりの基盤

1 授業づくりを発展させるために
「授業づくり」の用語と定義

1 共通の用語で語り合う
[教育方法、指導技術、教授行為]

　看護師の資格を得るためには国家試験に合格しなければならないので、看護専門学校では国家試験で合格点を取ることができる学生を育てるということが重要な役割の一つとなっている。その一方で、看護師として臨床現場に出たときに、看護実践力を備えた看護師を輩出することも大きな使命である。

　このように看護師養成の現場では、教えなければならないことと育てたい力とが交錯している。こうしたなかで、教員は学生の実力と理想との間にあるギャップを感じ、つい"〇〇しなさい"と指示するように指導することが多くなってしまうのではないだろうか。

　もちろん、"これではダメ"などと直接的に指導してはいけないと言っているわけではない。しかし、「教育」というものは、学習者が授業という営みをとおして教材世界のなかで様々に思考し、授業者との対話のなかで「わかる」という状態を生み出していくものである。このように考えると、何をどうすればできるようになるのかを、学習者自身が考えられるように指導することが、授業者に課せられた重要な役割であろう。

　そのため、"〇〇しなさい"と直接的に言わなくても、授業者が用意した授業展開のなかで学習すれば「自然とわかる」という状態を生み出すことが理想的な教育であると考える。こうした教育実践を展開するためには、授業者は授業づくりの原理や方法を熟知していることが必要であり、様々な教育方法を駆使することができるように専門性や資質を高めていかなければならない（教育方法、指導技術、教授行為の整理は図Ⅰ-1のとおり）。

　本書では、こうした問題意識のなかで、授業づくりに関する様々な教育原理や教育方法を紹介したいと考えている。しかしそのためには、どのような授業が学生の学力や能力を向上させるかについて各学校で語り合うことが必要になる。

　このとき、「授業づくりに関する用語」が問題となることがある。すなわち、理想的な授業の方法について語り合おうにも、語り合う人たちの間で、共通の用語で対話ができていないために、話がかみ合わないということが生じるおそれがある。

　そもそも授業づくりは、決してある一部の特異な能力を有した人ができる職人芸ではなく、教育方法学を中心とした学問的な裏づけのある専門的技能である。これはつまり、授業づくりの原理と方法、あるいは指導技術について、共通用語を用いて学校全体で理解していくことができるということを意味している。これをふまえると、授業づくりの方法を論じる前にまず、共通用語を理解し合い、同じイメージで授業について語り合える素地をつくることが重要であろう。そこで、本章では授業づくりのプロセスを概観しながら、授業づくりに関連する用語を整理してみたい。

図Ⅰ-1 教育方法、指導技術、教授行為の整理

教育方法
学生を教育する際に有効と思われるすべての方法（学校外の教育も含む）

↓

指導技術
教師などの専門職に就いている人が学生に効果的に指導する技術全般

生徒指導
社会性や人間関係の育成。看護専門学校では、実習前の事前指導や病院見学などでの指導

教科指導
知識・理解やその活用力の育成。看護専門学校では、講義・演習など

↓

教授行為
いわゆる授業のなかで効果的に学習させるための教師の行為全般（言葉・行動の両面からの指導）

2 どのような授業にしたいかを考える
[教材、主題(テーマ)、ねらい、指導目標]

教材とは「教育の媒介となる文化財」と定義されている（詳細は本章第3節参照）。このようにとらえると、看護専門学校の授業で学生に提示される事例や話題はすべて教材となる。これは、最も効果的と思われる教材の世界に学生を誘い、そのなかで学生が考えたり活動したりすることで、学生が新しい認識世界を形成し、技術を体得していくことが教育であるという意味でもある。

こうした学生が向き合う教材に主たるタイトルをつけたものが主題（テーマ）である（主題とテーマは同義。主題を英語で表したものがテーマ）。すなわち、教材を用いて「何について学ぶ時間か」を端的にタイトルとして表したものが主題（テーマ）である。

一方で、その授業で取り扱う教材をとおして身につけたい力を表現したものがねらいである。そのため、ねらいには"○○ができる"とか"△△について理解する"といった内容が記述されることが多い。

以上のような「教材」「主題」「ねらい」を整理すると図Ⅰ-2のようになる。

第Ⅰ章 考える看護学生を育む授業づくりの基盤

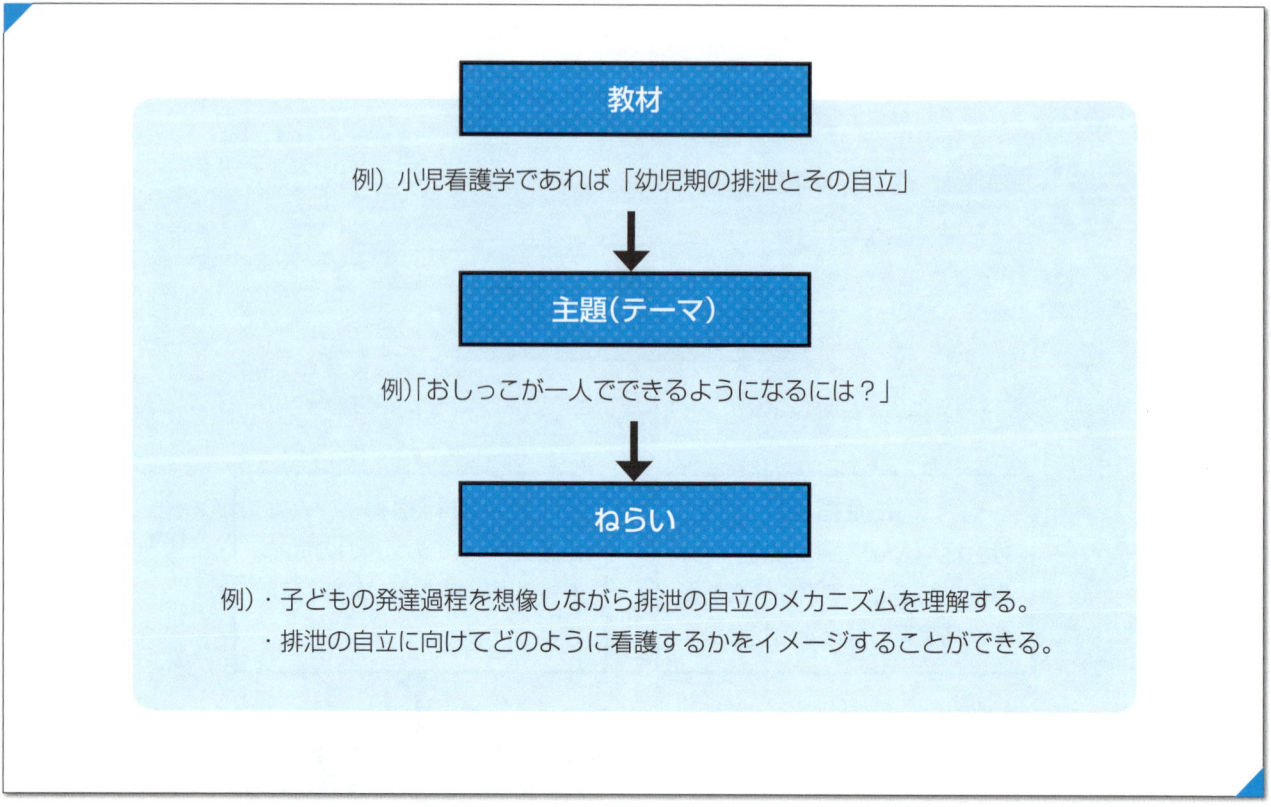

図Ⅰ-2 教材、主題、ねらいの整理

指導目標という用語を使って学生に身につけさせたい力を記述することがあるが、「ねらい」と「指導目標」はほぼ同義である。ただし、「ねらい」という言葉を用いた場合には、その授業のなかでターゲットにしたい短期的な目標というイメージが強く、そのため、"○○について理解できたかどうか"あるいは"△△の技術を習得することができたかどうか"という評価とセットになることが多い。これに対し、「指導目標」という言葉を用いた場合には、"この講義が終了したころには○○のような力が身についていてほしい"とか"1年生の終わりの頃には△△のようなことができるようになっていてほしい"というような中・長期的なスパンで考えることが多い。そのため、「ねらい」は達成すべき目標であるが、「指導目標」はそこに向かって進んでいくといったものであるというように整理できる。

このように、授業づくりを考えるときは、授業の内容と目標を整理することから始めるとよいだろう。

3 わかりやすい授業の構造
[授業設計、学習指導案、単元計画]

授業の内容や目標を整理したら、次に考えるのは授業の枠組みである。教育方法学の分野では、授業というものはデザインするものと考え、そうした意味から授業設計という言葉をよく使う。

授業をデザインする（＝授業設計）とは、家を建てるように基礎から屋根までをどのように組み立てるかをイメージする作業である。建築現場と同じように、教育においても授業をとおして人を育て、完成した人になるための設計図を考えることが必要である。

一つの授業をどのように設計するかを体系的に考え、まとめたものが学習指導案である（図Ⅰ-3）。そのなかで、授業の内容を一つのまとまりとしてと

図I-3 学習指導案の構造

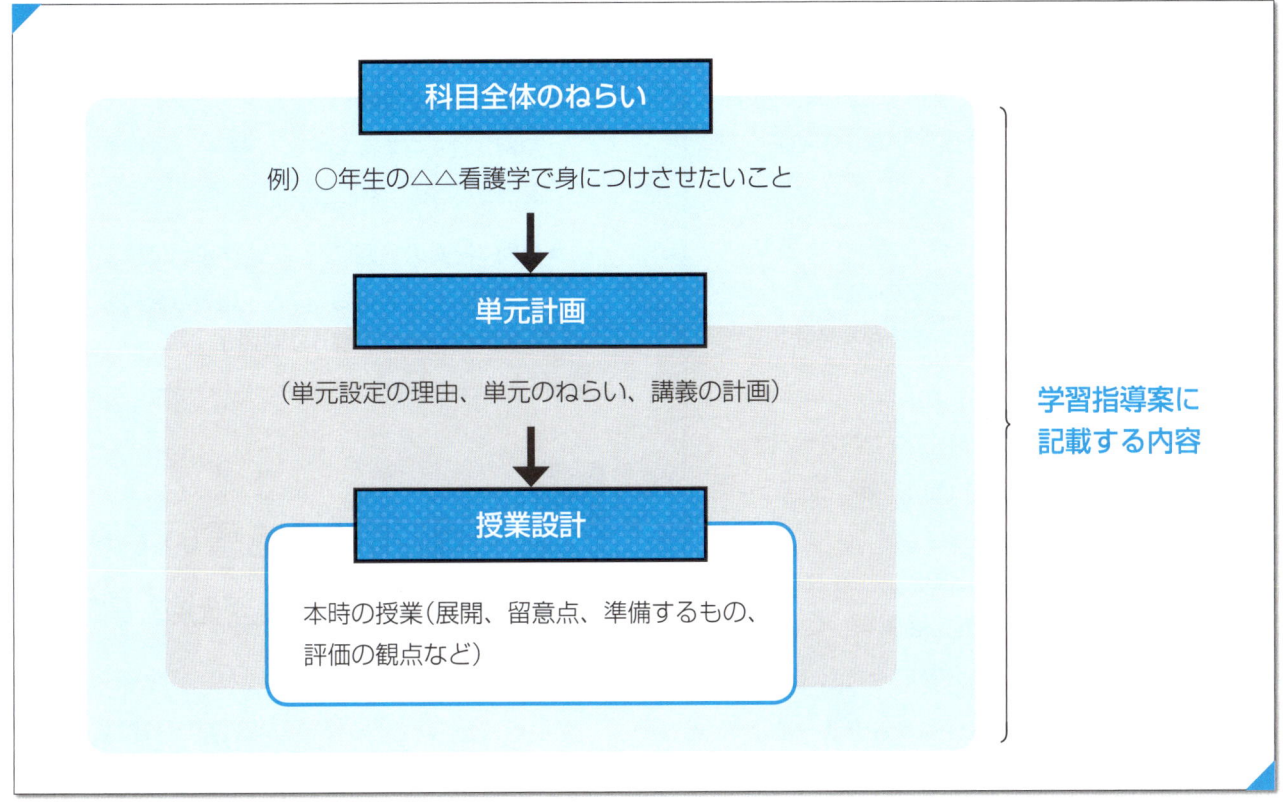

らえたものを**単元**とよぶ。たとえば、講義が90分15回のひとまとまりで構成されているのであれば、その15回すべての講義を一つの単元ととらえることができる。また、15回分の講義を5回ずつに分けて、3つの単元としてとらえることもできる。そして、15回の講義全体の計画を**単元計画**という（単元計画には、「単元設定の理由」や「単元のねらい」「講義の計画」などを記す）。

一方、研究授業などを行う場合には、実際に参観者に見てもらう授業をわかりやすく表現するために、「本時の授業」についてまとめることも重要である。ここでは、授業の進行や指導上の留意点を示したり、授業で準備するものや評価の観点などが記述されることが多い。まさに、参観者の前で展開される授業をあらかじめどのように計画しているのかを考え、記述するものが「本時の授業」である。

このように、授業の枠組みを体系的に整理し、一つの授業の学習指導案に結びつけていくことが「わかりやすい授業」を行うために必要な条件である。もちろん、授業を広くとらえれば、授業設計には単なる講義だけでなく、実習や演習なども含まれる。

 興味をもって学べるように授業を工夫する

[単位時間、学習形態、板書、机間巡視、発問]

授業の枠組みができたら、次に学生が興味をもって授業に参加できるように授業の展開や学習形態を工夫することが求められる。

授業の単位については、たとえば次のように整理する。

第Ⅰ章 考える看護学生を育む授業づくりの基盤

- **1単位時間**：たとえば90分を単位にした授業の場合、90分を1単位時間と表記する。「1時間」と表現すると「60分」と混同されるので、教育ではこうした表記を用いる。1単位時間は「1コマ」と同義である。
- **1時限／1講時**：たとえば8時50分から10時20分まで行う、朝一番の授業の時間帯を指す。時間割上、何番目の授業であるかを意味するものである。
- **第1次の授業**：たとえば15コマで設定されている授業のうち、本時が1回目であることを示すものである。

- **板書**：授業の内容の要点を黒板に書いていくもの。
- **机間巡視**：授業中に学習者同士で話をさせたり、演習させたりする場合に、授業者が学習者の間を回って指導すること。
- **発問**：授業の意図に沿って、学習者に授業者が意図的に発する質問のこと。重要な発問については学習指導案のなかに記述する。

また<u>学習形態</u>は、その授業を展開するにあたって、どのような方法を用いるか、ということである。具体的には、少人数で話し合ったり、ちょっとした製作や活動を一緒に行うグループワーク、複数の教員で指導するチームティーチング、あるいはディスカッションやプレゼンテーションなどを授業に取り入れる。もちろん、いわゆる「講義」形式の授業も一つの学習形態である。

また、多様な学習形態を組み入れた授業もある(たとえば、講義形式を中心に授業を展開しながら、一部演習を取り入れるなど)。こうした授業を展開する場合には、授業者の指導技術も多岐にわたる。たとえば、学生全員に対して「一斉指導」をする場合には、教員が解説した内容を黒板(ホワイトボード)にまとめていくだろう。これを<u>板書</u>という。

グループワークを行っている場合には、教員は学生が話し合っている間に入り、適切な助言を与えたり、発展的な問いを与えたりする。こうした指導の形態を<u>机間巡視</u>とよび、また学生の思考を発展させるための意図的な問いを<u>発問</u>という。

5 学習指導案を書いてみよう
[略案、細案、研究授業、評価規準、評価基準]

以上のような授業の枠組みや授業中の授業者の指導方法を網羅的にまとめたものが、<u>学習指導案</u>である。

これは、これから実施する授業の構想をあらかじめ書面に記載しておくものである。そのため授業の構想がわかりやすく記述されているものであれば、どのような形式で書かれていてもかまわない。

学習指導案を作成する目的として、大きく分けると以下の2つが考えられる。

❶自分の頭の中を整理するため

学習者にとって、よりわかりやすく授業を行うために、教えるべき内容や学習者が興味を示しそうな活動をどのような順序で展開していくかを自分の頭の中で考え、整理するために書く。

❷自分の授業を他者に理解してもらうため

授業を公開し、他者に自分の授業を理解してもらうようなとき、授業の様子を見てもらうだけではなく、なぜそのような授業を実施しようとしたのか、どのような点に留意して指導をしているのかを書き記すことで、授業の様子を見るだけではわからない授業者の意図を伝えるために書く。

❶の目的で学習指導案を記述する場合には、自分のために書くのだから自分さえわかればよい。極端にいえば、「メモ」でもかまわない。一方で、❷の目的で書く場合は他者が理解しやすいように、ある程度、形式を整えたほうがよい。そのため、科目全体の指導計画や単元計画、授業展開を網羅してまとめる必要がある。

メモのように簡略化して書かれた学習指導案を略案、必要な情報を網羅して書かれた学習指導案を細案とよぶ（本書では9つの科目の学習指導案（細案）を掲載している。具体的には第Ⅱ章第2節を参照してほしい）。

- **略案**：重要箇所のみ抜粋し、簡略して書いたもの。
- **細案**：授業中の指導を細かく書き記すもの。

学習指導案を細案で書く際には、「授業評価」についてもしっかり書く必要がある。授業評価は、"学習者が○○できたか"という側面ばかりでなく、"授業者自身の指導が適切であったか"というように、学習者の側と授業者の側の双方から評価することが重要である。

このとき、授業で設定した目標に到達したかどうかを基準として示したものを評価基準とよぶ。その一方で、"○○のような力を身につけることを目標とする"といった大まかな目標を示すものを評価規準とよぶ。

原則的に述べれば、「評価規準」は「指導目標」と同じ記述となる。すなわち、「指導目標」や「評価規準」はその単元をとおして習得すべき大まかな目標のことであるので、コインの表と裏のような関係にある。

以上のように、計画的に授業を展開するために学習指導案を書くのは、ひとえに授業を見つめ直し、新しい教育方法の開発やこれまでの指導方法を改善するためである。こうした授業改善を学校で組織的に行う場合には、研究授業を行うとよい。

研究授業では、同じ学校の教員や、時には外部の教員に公開し（これを「公開授業」という）、自ら授業を振り返るとともに、他者からの評価を交えて意見交換することで、学校全体で授業づくりの課題を共有することができる。

6 授業づくりで大切にすること
[学習者主体、ゆとり教育]

学習指導案を書く際に留意すべきことは、「学習者主体の学び」を展開することである。すなわち、学習者の"学びたい"という気持ちを喚起しながら、意図的に、そして体系的にどのように授業を展開するかが問われているということである。

こうしたスタンスで授業づくりを考えたときに、"それはゆとり教育と同じ失敗をするのではないか"という不安がよぎるかもしれない。筆者も、ゆとり教育を受けた世代が、指示待ちが多く、考える力が弱く、そして主体的に学ぶ面が乏しいことは事実であると考えている。

ただし、筆者は"ゆとり教育のせいで指示待ちになり、考える力が弱く、そし主体的に学べなくなっている"と結論づけるのは少々無理があると考えている。なぜなら、現代の学生は大きな集団のなかでもまれたり遊んだりすることが少なく、少子社会のなか、周りと競争して切磋琢磨することも少ないのが実情である。その一方で、物質的に満足した生活を送り、社会全体の傾向として、あくせくすることやチャレンジすることを敬遠する子どもたちになったと考えるべきだからである。

もちろん、学校教育もそうした傾向に拍車をかけるような実践を展開してきた。そのため、「ゆとり世代」とよばれる子どもたちを生み出した原因の一

第Ⅰ章 考える看護学生を育む授業づくりの基盤

つに学校教育があげられるのではないかとの指摘については理解できる。しかし、学校教育で「脱ゆとり教育」に舵を切ったら、子どもたちは様々な物事に危機感をもち、指示待ちではなく主体的に解決しようとするように育つと考えるのは、あまりにも短絡的な見解のような気がする。

また、「ゆとり世代」というとネガティブなイメージばかりがつきまとうが、競争原理にさらされていない世代をポジティブにとらえれば、相対的なものの見方ではなく、個人の価値を見つめることができる人たちであるともいえる。会社の競争に勝ち抜いて出世するよりも、生活できるだけの給料をもらえれば、あとは家族と楽しく生活したいという若者が増えているとしても、それは一概に悪いこととは言い切れないだろう。

こうした価値観の多様化は、患者の間でも広がっている。子どもの頃の社会経験が以前に比べると不足している看護学生が、多様化した価値観をもつ患者に対応する力を身につけるためには、試行錯誤をしたり他者と対話をしながら、「考える」授業を受けることが必要なのではないかと筆者は考えている。すなわち、一方的に教員が"こうしなさい""こうしていればうまくいく"と指導するのでは、流動的な現代社会を乗り越えられる看護師を育てることはできないのではないだろうか。

本章では、こうした学生（現代の若者）の特徴をふまえながら、教員に求められる教育観や指導方法を可能な限り看護教育の現場に即して解説していく。教員が「授業づくり」の方法を体系的に学び、学生に「考える力」を身につけさせることができれば、学生を直接的に"厳しく"指導しなくとも、臨床現場で主体的に働き、日々変化する状況に対応できる看護師を養成することができるのではないかと考えている。

COLUMN

授業者は学習者の要求やニーズに応じて変化する存在である

授業者とは講義や指導を提供する人のことを指し、そうした授業や指導をとおして成長していく人を学習者とよぶ。これが、一般的な、教員（授業者）と学生（学習者）の関係であるだろう。

しかし本書では、様々なことからそうした関係性を見つめ直す必要があることを指摘している。すなわち、教壇に立つ授業者の話を学習者が無条件に聞き入れ、講義内容を理解するという従来型の一斉指導から抜け出し、「学習者自らが課題意識をもって授業をとおして多角的に考える」ことができるように、授業を工夫・改変していかなければならないということを述べている。このように、授業者は学習者のニーズや要求に応えるべく、「常に変化していかなければならない存在」であると考える。

2 "現代の若者"の学力をどのように向上させるか

1 若者は何が「得意」で、何が「苦手」か？

　昨今、子どもの学力が低下しているという報道が多くされている。実際に筆者が大学で学生を指導していても、10年前の学生と比べると、確かに「考える力」が身についていないと感じる若者は増えている実感はある。しかし、その一方で、パソコンやインターネットを駆使して情報を入手する能力や、メールなどの様々な媒体を使った見知らぬ人とのコミュニケーション能力は、"若い人にはかなわない"という実感をもっている。

　若い人たちを指導する立場の人は、こうした若者世代の特徴を十分に理解したうえで、適切に指導していくことが求められる。特に大学や専門学校で専門職を育てる場合には、<mark>若い人たちの得意なことを伸ばしながら、苦手なことを補う指導ができるよう、指導プログラムを考える必要がある。</mark>

　それでは、現代の若者は何が得意で、何が苦手なのだろうか――。

　2000年以降に実施された国際学力調査（PISA；OECD諸国の15歳を対象とした国際的な学力調査。読解力や数学的知識を問う。2000年から3年ごとに実施。日本の学力低下問題が明らかになった）の結果をみると、<mark>日本の子どもたちは、"知識の応用や活用が苦手である"</mark>という傾向が鮮明になった。この傾向は、たとえば次に示すような内容のチラシを読ませ、❶・❷の質問をして、どのくらいの正答率であるかを調査することで顕著に表れた（15歳の子どもへの問題）。

株）○○商事総務課

インフルエンザの予防接種のお知らせ

　11月に入り、冷え込む日が増えてきました。当社ではインフルエンザが流行する前に、社員の皆様に予防していただこうと考え、以下の日時で希望者に予防接種を行いたいと考えています。お忙しいことと存じますが、よろしくご検討くださいますようお願い申し上げます。

・日時：20△△年11月24日
・場所：社内会議室 1
・費用：3,000円

　＊予防接種を希望される方は、総務課××までご連絡ください。

※PISAの調査を参考に、筆者が作成。

❶予防接種はだれを対象としていますか？
➡情報の取り出し〔知識・理解〕：**Aタイプ**の学力をみる質問

❷予防接種の案内をよりわかりやすくするには、どのようにしたらよいでしょうか？
➡熟考・評価〔応用・活用〕：**Bタイプ**の学力をみる質問

　この調査の結果、日本の子どもたちは、Aタイプの問いに対してはトップクラスの正答率であったにもかかわらず、Bタイプの問いに対してはOECD諸国の平均を下回るものもあった。

「問い」の特徴と重ね合わせてこの結果を分析すると、日本の子どもたちは、❶知識や理解に基づいてすばやく正確に情報を取り出し、正解を導き出すこと（Ａタイプの学力）についてはとても得意であるといえる。しかし、❷そうした知識や理解を活用するために、熟慮・評価（判断）すること（Ｂタイプの学力）は苦手であると考えられる。

2 コミュニケーションを苦手とする若者への指導の方法

　以上のような現代の若者の学力の特徴は、看護師養成の現場においては、どういった場面で見受けられるだろうか。

　たとえば、病室で患者とうまくコミュニケーションがとれない新人看護師が、先輩看護師に"どうすればいいでしょう？"と相談したとする。これに対し先輩看護師が、"たとえばね……"と親身になって返答する姿勢を示しながら、"患者さんの趣味の話から入ると、心を開いてくれることもあるわよ"と伝えたとする。これを聞いた新人看護師はさっそく次の日、病室に入るやいなや患者に"趣味は何ですか？"と唐突に尋ねてしまい、"失礼だな！"と叱られて帰ってくる、などというエピソードが思い浮かぶ。

　先の学力論から考えると、もともと患者とのコミュニケーションはＢタイプの学力を必要とするのに対し、新人看護師（あるいは学生）はＡタイプの学力を駆使して対応しようとしているのだと考えられる。そもそもＢタイプの学力というものは、唯一絶対の正解があるわけではないので、だれかがやり方や手続きを教える（伝える）ことで身につくものではない。現代の若者は、学校や家庭のなかでＢタイプの力を自然と身につけるということができないまま成長してしまった人も多いと考えられるが、そうした人に対しては、周囲がある程度、指導することが必要である。

　こうした不得意部分をもつ若者が増えているのは、個人の問題ではなく、当然のことながら、小さい頃からの教育環境の制約によるところが大きい。すなわち、遊ぼうとしたら"危険だから"と大人から止められ、学校では競争することを避け、子どもが失敗しないよう親が宿題を手伝うなど、子どもが自由に発想する機会が、昔に比べると極端に少なくなっている。友だち同士の遊びでも、ゲーム機の普及などが影響し、みんなで楽しく遊ぶために自分たちでルールを作るなどということは、やはり少なくなっている。

　こうした環境で育ってきた子どもたちは、"どこかに答えがあるはずだ"と思うようになり、その正解をすばやく、そして正確に導いていくことが成長だと思うようになる。そのため、テストで点数を取るための技術や知識（Ａタイプの学力）は豊富であるが、"正解のない問いを考える"ということ（Ｂタイプの学力）は不得意になる場合が多いのだろう。

　さて、看護師や教師、保育士などの「人」を相手にする専門職を養成する機関では、こうした若者の特徴をふまえ、どのように指導していったらよいだろうか──。一言でその指導方法を述べるとしたら、日々の教育のなかで学生に「答えのない問い」を与え、「唯一絶対の正解」を導くだけでなく、「ベターな解」を選択していく訓練を行うことである。

3 「関連する知識」をセットにして教える

　それでは、学生に「答えのない問い」を与え、「ベターな解」を選択させていく訓練とは、どのような

ものか。私たち教員は、学生に対し正解のある問いばかりしていないか、ということを自問してみるところから始めてみたい。

たとえば、ダウン症候群について講義をするときに、以下のような特徴と名称（病名）をなんとか一致させられるように、と教えてはいないだろうか。

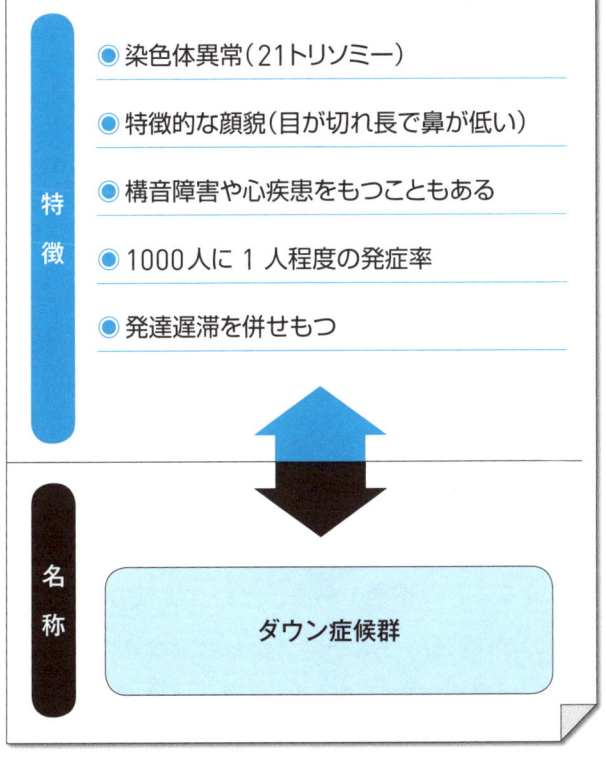

- 特徴
  - 染色体異常（21トリソミー）
  - 特徴的な顔貌（目が切れ長で鼻が低い）
  - 構音障害や心疾患をもつこともある
  - 1000人に1人程度の発症率
  - 発達遅滞を併せもつ
- 名称
  - ダウン症候群

国家試験では、こうした知識は頻繁に問われるため、看護専門学校では必須の知識・理解（Ａタイプの学力）であることは間違いない。しかし、これだけで終わってしまったら、現代の若者が苦手としているＢタイプの学習はできないままになってしまう。

そうならないよう、授業で新規の知識が出てきたら、それを正確に、すばやく引き出せるようにするばかりでなく、関連する知識を想起させる問いを意図的に学生に投げかけることが大切である。たとえば、先ほどのダウン症候群を例にすると、その特徴を一通り解説したうえで、次のように問いかけるのである。

> "発達遅滞を伴う疾患をいくつかあげてみてください"

もちろん、こうした問いを投げかけるにあたっては、それまでにウィリアムス症候群やレット症候群など、関連する知識を既習していることが前提である。そのため、入学したばかりの1年生では、正確な知識を習得し、それを引き出すといったＡタイプの学力を身につけることに集中したほうがよいともいえる。しかし、2年生や3年生になったら、他分野の知識なども総合して、少しあいまいな問いに対しても答えられるようにすることが大切である。

こうした問いは逆引き辞典を引くような役割を果たす。そもそも人間の知識というものは一方向的に伸びていくものではなく、ネットワークを形成するようなものである。そのため、どちらから問われても知識とその内容が結びついていなければならない。Ａタイプの知識を確実なものにするためにも、逆引き的に学生に問うことはとても大切なことである。

その一方で、上記のような問いかけに慣れていない学生（あるいはＡタイプの学力で課題を乗り越えようとする学生）は、とにかく「症候群」が付く病気や障害を探そうとする。そのため、染色体異常による疾患を問われていても、「○○症候群」という答えが続くと、内容を吟味することなく燃え尽き症候群とかピーターパンシンドロームなどといった、まったく関係のない知識を引き出してしまうのである。

このように、学生に対する問いには、知識を一つの方向（唯一の正解：Ａタイプの学力）に導くものばかりではなく、末広がりに広がっていく（正解のない問いに対するベターな解：Ｂタイプの学力）ものも必要である（図Ｉ-4）。学生や新人看護師を指導する者は、この2つのタイプの問いをうまく組み合わせ、自ら考えることができる看護師に育てていくことが求められる。

図 I-4 「問い」のタイプ

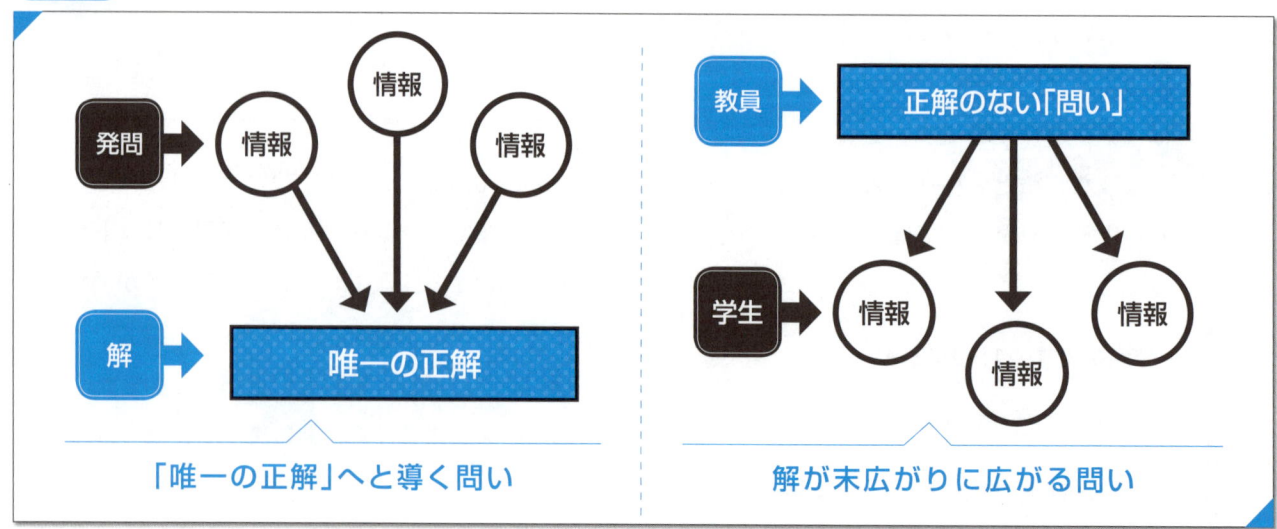

「唯一の正解」へと導く問い　　　解が末広がりに広がる問い

4 Bタイプの学力を向上させる「状況」や「文脈」の重要性

　これまで述べてきたことをまとめると、現代の若者が苦手としているBタイプの学力を向上させるには、看護専門学校の授業や新人看護師の指導において、"解が末広がりに広がっていく問い"を考え、意図的・計画的に投げかけることが必要である。では、こうした問いを効果的に投げかけていくにはどうしたらよいだろうか。

　Bタイプの学力を向上させるために必要な条件は、<u>状況</u>や<u>文脈</u>である。特に「人」を相手にする専門職である看護師には、状況判断や文脈のなかで考える力が不可欠であるといえるだろう。そのため、学生や新人看護師に常に状況や文脈のなかで考えさせることが重要である。

　たとえば、学生に対して"咳と鼻水を出している患者さんに、どのような看護をしたらよいでしょうか？"といった単発の問いをしたときには、それこそ教科書に書かれている正解を述べることが求められているのだと感じるだろう。しかし、"寒い日に幼児がプールに入り、次の日に咳と鼻水が出た"という状況を伝えたら、対応の仕方も若干広がるだろう。また、状況のなかで考えさせる場合には、熱はないかなど、看護に必要な情報を自らの判断で収集するといった力も養われることが期待できる。

　看護師を養成するうえで、こうした状況や文脈のなかで最善を尽くすにはどうすればよいかを常に考えさせることが重要である、という認識のもと登場したのが、看護師養成プログラムの統合分野である。また、看護師国家試験においても状況設定問題が設けられている。このように、看護師養成の現場では、常に状況や文脈のなかで考えさせることが求められている。

　そうしたなかで、前国立病院機構水戸医療センター附属桜の郷看護学校の山口幸恵先生は、状況設定問題（**参考 I-1**）を作成し、一部の学生に冬休みの宿題として提示した。その結果、"看護をするのに解剖生理の知識を使うことが必要なのが改めてわかった""楽しく勉強できた""相手に通じるように表現するのが大変だった"という声が学生から聞かれたという。状況設定問題をとおして学生が能動的・積極的に考える力を身につけることができるのであれば、「熟考・評価」といったBタイプの課題を解決する力に通じる学びであったといえるだろう。

　もちろん、こうした宿題を1回出しただけで、B

"現代の若者"の学力をどのように向上させるか　2

参考 I-1　状況設定問題と指導時のポイント

【状況設定】
患者：黒崎とき（仮名）　年齢：82歳　性別：女性

　黒崎さんは、僧帽弁閉鎖不全症の既往があります。今回は心不全のため入院となり、呼吸困難を訴えています。
　唇と手指の爪にチアノーゼが認められます。医師より、鼻腔カニューレによる酸素吸入2L/分の指示が出ました。本人は「苦しいので何とかしてほしい」と言っています。

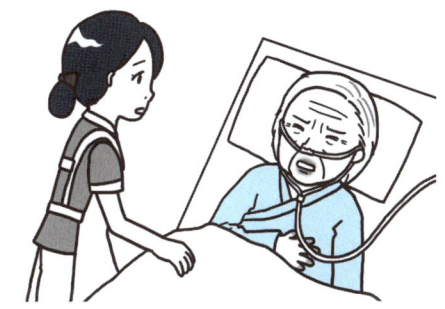

基礎知識の確認
1. 心房・心室、血管（動・静脈）や弁をすべて記載して、僧帽弁はどこか確認してください。
2. 心臓のポンプ機能とは何か、説明してください。
3. 心不全でなぜ呼吸困難が生じるのか、説明してください。
4. チアノーゼとは何か、説明してください。

黒崎さんへの看護を考えましょう
1. 酸素吸入前に呼吸を楽にするためにどんな援助を行いますか（イラストもヒント！）。
　なぜ、そうすると呼吸が楽になるのかも説明してください。
2. 酸素療法を効果的に行うために、黒崎さんへ何を説明しますか。
3. 酸素療法の効果を確認するために何を観察しますか。観察項目をあげてください。

※山口幸恵先生（前国立病院機構水戸医療センター附属桜の郷看護学校）が作成した冬休みの宿題を筆者が一部改変。

状況設定問題の作成方法と学生への指導のポイント

● 具体的に患者の状態がイメージできるようにする（そのために、イラストは効果的）。
● 基礎知識（Aタイプの学力）の確認をしたうえで、看護実践の方法（Bタイプの学力）を考えさせるようにする。
● 解答してきた学生に単に○×をつけて返すのではなく、なぜそう考えたのか、どう考えればよかったのか、について教員と学生がディスカッションできるとよい。

タイプの学力が身につくものではなく、卒業まで（あるいは卒業後も）継続して取り組んでいかなければならない課題である。少し手間がかかっても、状況のなかで唯一絶対の正解がない問いを学生や新人看護師に投げかけ、"自分が看護師だったらどのように看護するだろうか"と考えさせるよう習慣づけていくことは、Bタイプの学力形成に不可欠なことである。

このように、学生や新人看護師に対し、知識を活用し応用できる指導を行うためには、状況のなかで考えさせることを意図的・計画的に行うことが求められる。これは、こうした指導を実現するためには、伝統的に継承されてきた教員から学生へ、先輩から後輩へと知識や技術を"伝達する"という教育観から抜け出すことが必要であるということを意味している。すなわち、教員や先輩は、いわゆる「教える（説教する）」役割を担うのではなく、学生や新人看護師が自ら学べる状況や文脈を設定し一緒に考える役割となることが求められるのである。

3 考える活動を取り入れた授業の設計

1 教育とは、再創造の過程である

　前節で、現代の若者は知識の応用や活用が苦手であり、状況のなかで考えさせる指導が必要であると述べた。ここでは、そうした指導はどのようにすれば実践できるのかについて詳しく論じてみたい。

　看護学生や新人看護師の指導に必要な状況とは、いうまでもなく看護場面であろう。つまり、学生が看護場面を想像しながら、教員の問いについて考えることができるように授業を設計することが重要となる。これは、学習者をある世界に誘い、学習者はその世界のなかでいろいろと思考をめぐらせながら、新しい認識世界を形成するということである。

　例として、ごっこ遊びという虚構場面のなかで、他者とかかわりながら思考力や社会性が育っていく幼児の発達の過程を考えればわかりやすいだろうか。

　こうした学習者の思考や認識を新たにしていくことを可能にするもの（＝虚構場面やフィールド）を教材とよぶ（図Ⅰ-5）。

　教育方法学では、教材とは、単に学習者が学ぶべき内容ととらえるのではなく、「文化財」であると考えられている。学生や新人看護師の教育でいえば、先人の看護師たちが遺してくれた看護理論や看護技術の一つひとつが「文化財＝教材」となる。だからこそ、ナイチンゲールに始まり、現代看護の最先端までを体系的に学べるような教科書をつくることができるのである。

　しかし、そうした体系的な学習内容をそのまま学生に教授すればよいというのではない。

　たとえば、ナイチンゲールの看護理論を教えるときに、数十人の学生に知識を伝達するかのように授業をしたら、ナイチンゲールは現代看護の祖、というような単発の知識を覚えさせるだけで終わってしまう。そうならないようにするためには、ナイチンゲールは19世紀半ば、クリミア戦争の劣悪な環境

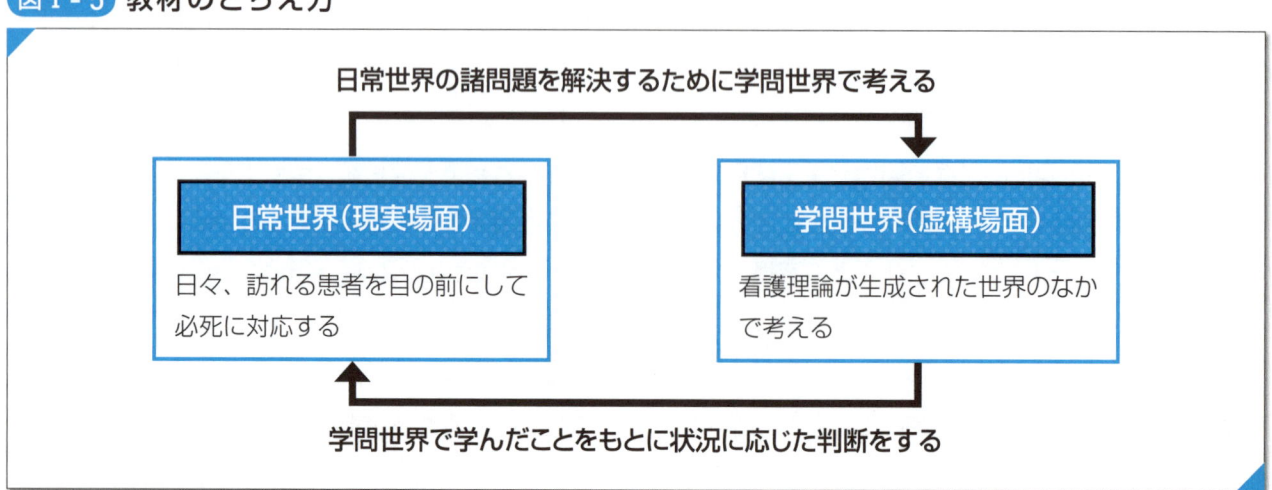

図Ⅰ-5　教材のとらえ方

日常世界の諸問題を解決するために学問世界で考える

日常世界（現実場面）
日々、訪れる患者を目の前にして必死に対応する

学問世界（虚構場面）
看護理論が生成された世界のなかで考える

学問世界で学んだことをもとに状況に応じた判断をする

のなかで看護を続けたことを話す必要がある。こうした内容を含めて学べば、学生は、衛生的な環境で看護をすることの重要性を、意識のなかに定着させることができるだろう。

　つまりナイチンゲールという教材を取り上げる場合には、ナイチンゲールが看護師として奮闘したそのときの状況のなかで考えさせ、ナイチンゲールが悩み、考え、工夫したことを、学生にも同じように想像させられるように授業を進めていくことが重要である。教材をこのようにとらえると、授業には必ず物語（ストーリー）が存在するということになる。

　このように、看護理論が生み出された場面に入り、先人（過去の看護師）たちと同じように悩み、考えることが教育である。そうとらえると、教育というものは、学生に何か新しい看護理論を発見させるというわけではないにしても、先人の通った道を同じようにたどることで、その理論の本質的な理解へ導くものなのである。この意味において、教育方法学では、教育とは、再創造の過程であるといわれている。

2　「活動」しながら「考える」授業づくり

　以上のような教育方法学の考え方に基づき、私たちが留意しなければならないのは次のようなことである。すなわち、教育は、先人が築き上げてきた理論を実感することができる世界に学習者を誘い、指導者が創造したその世界（状況）のなかで、活動したり、他者と協働したりしながら、認識世界を新たにしていくということである。

　たとえば、幼児期の発達段階をとらえて、看護の方法を考える授業を展開したいと思ったとき、学生にピアジェの認知発達理論を基本知識として習得させたいと思うことだろう。このとき、学問の体系を

そのまま教えようとしたら、以下の点を理解させようと、各段階の子どもの特徴を説明しながら、感覚運動期や具体的操作期などの概念理解を促していくことだろう。

- ●0〜2歳頃：感覚運動期
- ●2〜7歳頃：前操作期
- ●小学生：具体的操作期
- ●中学生以降：形式的操作期

　しかし、こうした学術的な説明を聞いて概念理解を進めるという学習方法は、学習者にかなりの苦痛を強いることになる。特に、その知識をどこでどのように活用することができるのかを十分に理解しないまま、ピアジェの理論だけを解説されても、その情報はおそらく学習者に定着することなく消失してしまうだろう。このことは、専門家ではない人が哲学の専門書を読むときに感じることと同じである。

　こうした問題を解決する方法として、授業のなかに状況を生み出し、活動しながら学ぶことが有効となる。すなわち、知識を素通りさせず、意味のあるものとして学習者の内面に定着させるには、学習活動のなかで思考をめぐらせ、考え（時には迷い）、そして判断することが必要なのである。

　先に例にあげたピアジェの認知発達理論を学ぶ小児看護学の授業であれば、まず、発達段階を学ぶ意味を実感してもらうために、次のような問いを立ててみたらどうだろうか。

- Q 服薬や注射を嫌がり、ダダをこねるのは何歳くらいからか？
- Q 飲みたくない薬を飲んだふりをして、"薬は飲んだ"と嘘をつくことができるのは何歳くらいからか？

　授業では、こうした問いを示し、周囲の学生たちと相談しながら答えを考えさせる。時間があれば、学生の考えた答えを発表させ、間違ってもよいから

その答えを導いた理由についても述べてもらう。その後、教員はすぐに正答を発表するのではなく、"子どもの発達の流れを図示してみよう"といった活動を用意し、子どもの発達の過程について考える。

このように、教員は授業のなかに状況を設定したりストーリーを生み出したりする際、学生に対し、どのような問いで、またどのような活動（あるいは他者との協働）でもって、それまでの認識世界を改変していくかを考えることがポイントとなる。

3 知識や理論を看護場面に即して整理する

問いを立て、考えさせたら、次はそれを学生の頭の中で一つのストーリーにしながら整理していく作業を手伝うことが、教員の仕事となる。

先の小児の認知発達理論を例にすれば、問いの解決策として、次のような活動が考えられる（図Ⅰ-6）。

まず、子どもの話し言葉の特徴と具体例＜説明ができる：ママにこれもらったの＞を横長の紙に書き、学生にその紙を渡す。その一方で、教員は黒板に左端から1歳、2歳、3歳、4歳というように年齢を示すカードを貼る。学生には、教員から渡された紙に書かれている子どもの言葉を読み、それが何歳くらいで出現してくるかを考え、黒板に貼ってほしいと伝える。学生が、＜説明ができる：ママにこれもらったの＞という行為が3歳くらいの幼児でできると考えれば、3歳と書かれているカードの下にその紙を貼る（あらかじめ、学生に渡す紙の後ろにマグネットをつけておくと、時間をかけずに授業を進行することができる）。

こうした活動を学生にしてもらったら、当然、教員はおおよその出現時期を学生に説明しなければならない。このとき、"病室では子ども（入院中の患児）からこんな言葉が出ることが多い"というように、単なる子どもの言葉の発達過程の学習にとどまらず、臨床で活用できる情報を添えて授業を進めるとよいだろう。また、そうした子どもの発達過程を解説するなかで、最初に問いとして提示したダダこねや嘘がどの発達段階に出現し、それがなぜなのかについても解説すれば、学生は子どもの発達のとらえ方を学ぶことができる。

図Ⅰ-6 子どもの話し言葉はどのように発達するか

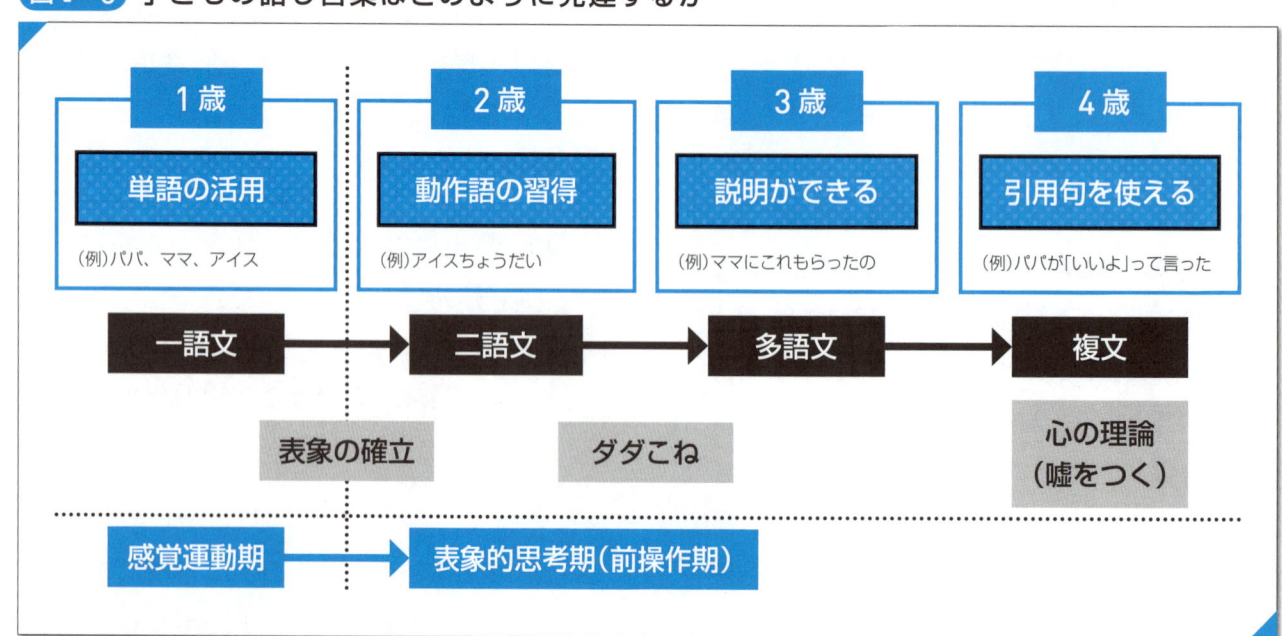

もちろん、"子どもは2歳を過ぎた頃から言葉をたくさん覚えて、それを他人に向かって使うようになる"といった乳幼児の発達に関する基本的な知識を伝えることも必要である。また、こうした子どもの具体的な行動を整理しながら、"言葉が出現する背景には表象の確立というものがある"というように、発達理論について解説しておくことも重要である。しかし、そうした理論的知識は、あくまでも小児看護の現場で活用できる情報として授業者が解釈し、加工しながら伝えなければならない。

4 知識や理論を看護実践に活用するには

以上のように、問いと、それを受けた「知識の整理」が繰り返され、一つのストーリーとして構成されるものが授業である。たとえば小児看護学の授業で幼児の発達過程を教えようとする場合には、「服薬や注射を嫌がる幼児」を教材にすることができるということである。こうした教材をとおして、言葉や親子関係、情緒的な問題などを総合的に学びながら、最終的に"なぜ、薬を飲まないといけないのか""なぜ、注射をしなければならないのか"ということを幼児にどのように伝えるかといった、看護実践を考える機会とすることができるだろう。

このように、学生や新人看護師が、学問的知識を看護実践に活用できるように育てるためには、活動をとおして知識や理解を習得する必要がある。

このとき、"正確な知識を習得したうえで、活用したり表現したりする"という学習スタイルは少し古いものであると認識したほうがよいかもしれない。近年の学習方法は、学習者の経験不足や思考スタイルの特徴を考慮して、"知識の活用や表現（活用型学力の育成）"と"知識・理論の習得や定着（基礎・基本の徹底）"は一つの授業のなかで同時並行的に取り上げていくほうがよいと考えられている。

そのため、授業者は学習者が習得している知識や理論の状況を十分に理解したうえで、それらを活用できるような（演習的）課題を用意しておかなければならない。

たとえば、小児看護学で子どもの発達の過程を一通り学んでいて、小児科病棟での看護師の仕事をある程度イメージできている学生に対し、演習課題（**参考Ⅰ-2**）をつくってみた。この演習課題は、筆者が非常勤で授業を行っている看護専門学校で子どもへの対応方法を学ぶ際に活用している。

具体的には、1グループ6名程度の班をつくり、人形劇のシナリオを考えるグループと、病院内運転免許制度を考えるグループに分け、ある程度の時間を割いて話し合いの時間を設ける。ただし、話し合いの時間は長くとっても30分程度とし、その時間内でグループのメンバーで協力してアイデアを出すように促す。当然、学生が演習をしている30分間は、教員（筆者）は活動が止まっているグループを巡回し、円滑に進むように支援する。

このとき、"授業で学んだ知識や実習で得た経験を思い出しながら、演習課題を考えるように"ということを学生に念を押して伝える。この一言をつけ加えておくと、グループに機転の利く学生がいたときに、対象（患児）の特徴をふまえた工夫を考案することができる。そして、各グループの話し合いが終了したら、時間のある限り発表させ、他のグループのアイデアを共有することが大切である。こうすることで、グループに機転の利く人がたとえいなくても、様々なアイデアを出すということがどういうことなのかを全員で実感することができる。

もちろん、教員は発表された内容に対しその場でコメントをすることが求められる。ただし、このときはできあがった成果の良し悪しを評価するのではなく、看護師として病院で働く際に役に立ちそうな

第Ⅰ章 考える看護学生を育む授業づくりの基盤

> **参考Ⅰ-2** 入院患児に対する患者教育の演習課題と指導時のポイント

幼児に対する服薬指導（人形を使って）

　5歳の男の子が心臓の手術のため入院しています。これまで入退院を繰り返してきたこともあり、とても甘えが強く、特に「苦い味のする薬は飲まない」と看護師を困らせています。
　こうした幼児に対して薬を飲むことの大切さを楽しく伝えられるように、大好きなキャラクターを使い人形劇をつくることにしました。

人形劇のシナリオを考えよう
_____
_____
_____
_____

学童期の子どもへの車椅子の乗り方の指導（病院内運転免許制度）

　ここ数か月で小学校3年生と4年生の子どもが数名、下肢の手術のため入院してきました。
　手術をする部位以外は元気な子どもたちで、何人かの子どもが病棟で車椅子を乗り回して遊んでいます。元気なのはとてもよいことですが、人や物にぶつかってけがをしそうで少し心配です。そこで、子どもたちに安全を意識し、楽しく車椅子に乗ってもらえるように、病院内運転免許制度をつくり、ルールを守ってもらうことにしました。

病院内運転免許制度を考えよう
_____
_____
_____
_____
_____
_____

課題の作成方法と学生への指導のポイント
- あまり多くの時間をかけずに考える。
- 何度も利用できるものをつくる。
- 子どもの気を引くような構成を考える（絵やマークなどを活用する）。
- 幼児や小学生でも何をすればよいかが具体的にわかるようなものを考える。

ことや、子どもを相手にするうえで注意したほうがよい点などを中心にアドバイスすることが大切である。

　新人看護師への研修であれば、勤務する病棟で様々な実践課題が浮上するであろうから、指導者がそうした課題のなかで、新人看護師に任せることができる内容をみつけて（時にはつくって）いくことが求められる。このとき、勤務体制を少し工夫することができるのであれば、新人同士で考えさせる時間を設けたり、新人と3年目くらいの若手看護師をペアにして実際的な看護実践を生み出す経験を奨励していくのも有効だろう。

　このような方法で演習課題に取り組むのは、習得した知識や理論を実践場面で活用できる力を学生や新人看護師につけてもらいたいからである。しかし、そうした力は個別的に学習して身につくものではなく、むしろいろいろな人とコミュニケーションをとりながら生み出していくことで身につくものであると考えられている。そのため、同級生や先輩との対話や活動を通じて様々な課題を解決できるように指導することが求められる。

　以上をまとめると、知識や理論を看護実践に活用できる看護師を育てるためには、看護実践の場面を教材化し、その教材世界のなかで学習者が自ら考え、活動するように授業を設計することが大切である。そして、こうした授業設計のなかに、他者とコミュニケーションを図りながら、自分なりの看護実践を生み出す（表現する）活動を含めていくことが授業づくりでは求められる。

4-1 学生が生き生きと学ぶ授業づくり
導入
主体的な学習につなげる「仕掛け」

1 わかりやすい授業を支える「授業設計」

本書では、学生や新人看護師に対し、習得した知識や理論を活用する教育・指導が重要であると述べてきた。そして、そうした教育・指導をする場合には、授業に活動を取り入れ、看護に関する問いを立て、学生が能動的に考える授業を展開することが必要であると指摘した。

それでは、こうした授業を展開するために、どのように授業を設計したらよいだろうか――。

看護師を養成する大学や専門学校には、学生に教えるべき内容が体系的に用意されている。それが、複数の出版社が刊行している教科書や、各学校で用意しているシラバスとなって体現されている。

筆者はそうした体系（教科書やシラバス）をゼロベースで考え直さなければならないと訴えたいわけではない。むしろ、学生がそうした体系を効果的に身につけていく「方法論」が重要であると考えている。すなわち、大教室ですべての学生が黒板に向かって座り、一人の教員が解説や説明を中心に一斉教授するという教育方法を改め、複雑かつ多量の情報を学生個人が自分なりに理解していくことができるようにするために、教員はどのような工夫をすべきか、という点を検討することが求められている。

こうした授業の工夫を、教育方法学では授業設計とよんでいる（参考Ⅰ-3）。これは文字どおり、教員が授業をする前に考え、計画するものである。

> **参考Ⅰ-3 授業設計の流れ**
> 1. 1コマの授業を通じて、学生に考えてもらいたい内容を「問い」にして提示する。
>   ➡導入
> 2. 「問い」に対する回答を導いていくことができるような活動と、教員の教授方法（解説なども含めて）を考える。
>   ➡展開
> 3. 活動と教授を組み合わせ、授業終了時に新たな知識や考え（あるいは実践力）として習得させたいことを考える。
>   ➡まとめ

このとき、学生の興味を喚起する授業の導入を行うために教員が考えなければならないことは、大きく次の3点に集約できる。

❶問いを立て、❷活動をとおして自発的に考えながら教授を受けられるようにし、❸新しい認識（価値、技術）へと高めていく、というものである。

2 授業の流れをつくる「導入」の工夫

看護専門学校の研究授業の際に学習指導案を拝見すると、導入（つまり授業展開の最初のところ）に"今日は〇〇について学ぶことを説明する"と書かれているものが多い。もちろん、このような書き方がいけないということではないが、授業の導入とは、学生がその日の授業のテーマを理解し、意欲的に授

第Ⅰ章 考える看護学生を育む授業づくりの基盤

業に参加する構えをつくることを目的としたものであるという点をふまえると、ひと工夫する必要があるだろう。特に、学生が主体的に学ぶために、授業に関係する問いを立て、活動をとおして学生に考えさせるということが授業設計の原則であるとしたら、もう少し考える余地があろう。

たとえば落語では、導入に用いられる話を「枕」とよぶが、「枕」は、その後の話につながる身近な話題から始まることが多い。子どもが登場する話をしようと思ったら、「枕」の話題としては、"最近の子どもは〜"とか、"この前、子育てで悩んでいる親御さんと話したんですが〜"というように、観客になじみのある話題から切り出し、その後の話により親しみがわくよう導入する。古典落語のなかには、観客になじみのない昔の言葉や人物（職業）などが多く登場するが、その話のキーワードになるものを、身近なエピソードを交えてあらかじめ解説しておくこともあるという。

さて、落語の「枕」にあたる話題は、授業の導入の考え方と一致する。たとえば、児童虐待について話をするのであれば、"1年間に児童相談所に寄せられる虐待通告は何件くらいだと思いますか？"と問いかけてみる。あるいは、児童虐待がここ10年で急激に増加している様子を示したグラフを見せて、"どうしてこんなに急激に増加しているのか考えてみよう"と投げかける。こうした問いを立てた授業では、学生はその問いに対する自分なりの考えや答えを見つけ出そうと、その後の教員の話を積極的に聞こうとするものである。

さらに学生に興味をもってもらう工夫として、導入にクイズを使う方法もある。このとき、学生が日常生活や看護場面をイメージしやすいように、可能な限り具体的な状況を描いたほうがよいことは言うまでもない。ただし、それは単に興味が出るように話題を提供すればよいというものではなく、次の展開につながる話題でもある必要がある。

先にあげた児童虐待を例にクイズを考えると、**表Ⅰ-1**のようになる。

授業の導入としては、これらを学生に提示し、それぞれの設問に対して"児童虐待に該当する可能性があるものに○を、児童虐待とまではいえないと思われるものに×をつけなさい"と指示するなどが考えられる。学生はとにかく、授業の冒頭に何の予備知識もなくいきなり問われたのだから、いわば感覚で解くことになるだろう。一方で、教員の側は、次なる授業展開を意識して意図的にこの問いを作成している。すなわち、**表Ⅰ-1**のクイズはそれぞれ、**1**：ネグレクト、**2**：心理的虐待、**3**：性的虐待、**4**：身体的虐待を意識して作成しており、4題すべて「虐待」に該当する可能性があり、すべて○が正答とな

表Ⅰ-1 児童虐待を考える「導入」としてのクイズ

Question	○ or ×
1. 両親はパチンコが大好きで、毎日のように夕方から夜にかけて出かけてしまう。リビングのテーブルの上に夕食代500円を置き、"これで夕食を買いなさい"と子どもへのメモが残っている。	
2. 教育熱心な両親で、成績が悪いと"一晩中、寝ないで勉強しなさい"と子どもに勉強させている。それでも成績が上がらないと"お前なんか生まれてこなければよかった"と、子どものこころを傷つけている。	
3. 義理の父が中学生の娘の入浴を毎晩のように覗く。娘はやめてほしいのに、母親は知らんぷりをしてやめてもらえない。しだいに娘は思いつめるようになり、リストカットをした。	
4. 言うことをきかない子どもに対し、親はたたいて説教するので、子どもの身体があざだらけになっている。親はしつけのつもりでやっているが、子どもは親が怖くて表情がなくなってきている。	

導入：主体的な学習につなげる「仕掛け」 4-1

る。もちろん授業では、いくつ正答したのかを評価することが重要なのではなく、○つけた人には、"なぜそれが虐待といえるのか"と、再び問いを続けていくことが大切である。

このようにして授業を展開すると、学生はクイズを考えるなかで（あるいは、教員から立て続けに問われるなかで）、虐待には様々なタイプがあることを実感し、それぞれのタイプにはネグレクトなどの名称が付いていることを学ぶことができる。そして、こうした具体的場面を想像させながら、どこまでの行為が虐待で、どこまでなら許容できるのかといった、虐待の定義や判断基準の解説へと移っていくのである。

似体験教材として市販されている）。さらに、バリアフリーについて学ぶ時間があるならば、授業の初めの約10分を使って、実際に毎日使っている校舎を題材にし、廊下は車椅子がすれ違える幅が確保されているか、車椅子の人が使用できるトイレはあるかなど、観点を決めてプチ調査を行わせ、グループごとに調べてきたことを発表し合うのも一つの方法である。

このように、学生に対する問いの提示方法は、落語の「枕」のような話題やクイズだけでなく、身体的・感覚的に体験したり、調査したりすることも含まれる。

3 「導入」として効果的な方法

もちろん、導入として効果的な方法はクイズだけではない。大切なことは、その日の授業で用意した教材（世界）のなかに、学生が自然と入ることができるということであり、それを実現する方法であればどのようなものでもよい。

たとえば、解剖学や生理学などの分野では、自分の身体を使ってプチ実験、プチ体験をしてみることも効果的である。具体的には、右腕に力を入れて、いわゆる力こぶをつくらせて、拮抗している上腕筋のはたらきに意識を向けさせたり、"なぜ肘関節は曲がるのか？"という問いを投げかけ、解剖学の用語を使ってどのくらい答えられるかを試してみるのもよいだろう。

また、白内障など高齢者に多い病気について学ぶときには、白濁シートを付けたゴーグルを装着し、高齢者の目の見え方について擬似的に体験する方法も考えられる（こうした教具は、高齢者・障害者擬

4 究極的な「問い」としての「事例」

以上の点をまとめると、導入とは、学生の興味と学問的知見（科学の体系）とをつなぐ役割を果たすものといえる（図Ⅰ-7）。すなわち、授業の導入は、学生に学問的興味を喚起させるものであることが最も重要であるとともに、そこから授業の展開にうまくつながるようなものであることも求められる。

こうした学生の欲求と、看護師養成に必要な学問的知見を最も効果的に結びつけることができるのは、看護場面を題材にした事例であろう。授業を行ったことのある教員であれば、授業中に自身の看護実践について話しているときは、学生がとても集中して聞いていたという経験のある人は多いことだろう。また、"本を読んでまとめてきなさい"という課題を出しても、うまくレポートが書けない学生が、患者さんとのやりとりについてはとても生き生きとした日誌を書いてきた、という経験も多いのではないだろうか。

これらはすべて、学習者である学生（や新人看護

図 I-7 導入がもたらす効果

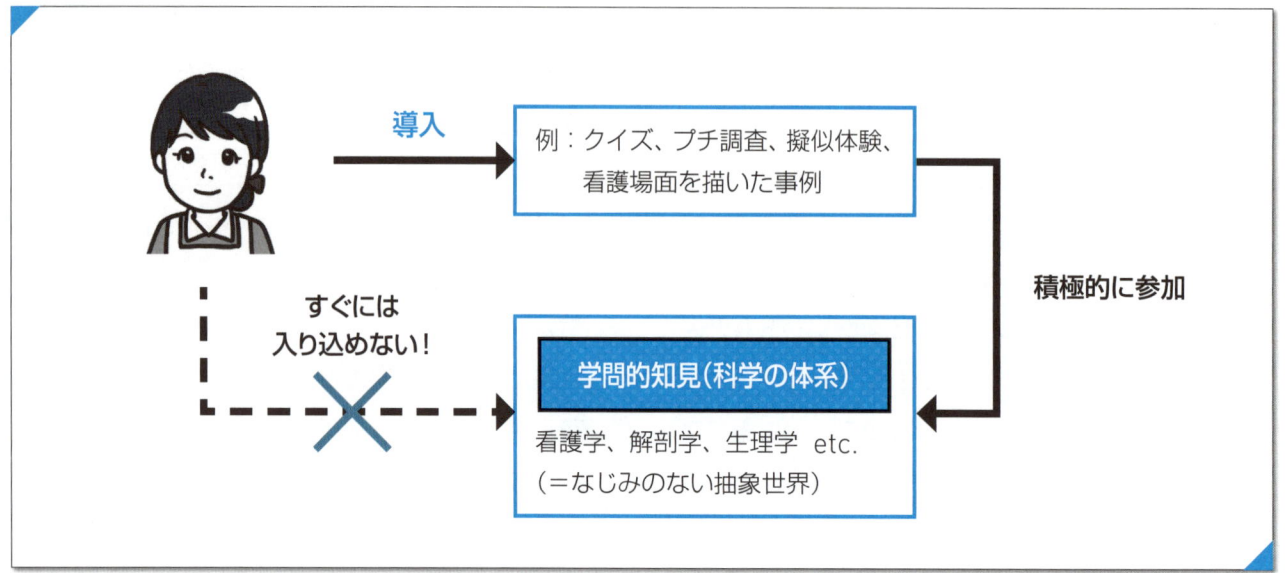

師）は、自分の体験やイメージがあれば主体的に学習に取り組もうとするという姿勢の表れである。もちろん、看護師として一人前の仕事をするためには、理論と実践を自ら結びつけて考える力をもっていなければならないが、現代はこうした力を教員が意図的に高めていく工夫が必要な時代なのである。

そのため、抽象的な内容を学習する授業ほど、看護場面を用いた事例を導入として用いることが重要となる。これは、"今日の授業をよく聞いていないと、こうした問題に直面したときに困る"という意識をもつことにもつながり、学習効果がいっそう高まるはずだ。

参考 I-4 は、筆者が非常勤で訪れている看護専門学校で教育学を教える際、最初に学生に提示する事例である。もちろん、こうした事例は架空のもの（筆者が作った登場人物とストーリー）であるが、学生は"もし、自分がNICUで働くことになったらどうするか"という臨場感をもって取り組むことができ、その後の教育相談（つまり、患者へのはたらきかけ）の原理・原則を学び取ろうとする。

教育学の学問体系において、教育相談という領域は最近になって注目されたものであるため、多くの教育学者は最初の授業で「教育相談」を取り上げることはない。筆者も教育学部の学生を対象にした講義であれば、教育相談を取り上げるのは後半以降にするだろう。しかし、看護を学ぶ学生に"教育学は看護に役立つ"という意識を最初にもってもらうため、つまり目的意識をもって授業に臨んでもらうためには、初回の授業の導入で教育相談の事例を取り上げ、患児の母親と看護師のやりとりを考える授業であることを伝えるのが最善なのではないかと考えている。

この事例の特徴として、"私は～"という一人称の主語で書き始めることで、学生が患児の母親から実際に相談を受けているという感覚をもつことができるようにしている。また、NICUの現場をイメージできない学生がいるかもしれないことから、写真やイラストを添えて臨場感が出るよう、資料作成においても工夫をしている。

こうした演出（導入）があるからこそ、学生は"自分だったら母親に、何をどのように話すだろうか"と、真剣に考えはじめるのである。もちろん、その後の展開のなかで患児の母親の周辺情報を適切に把握するため、ワークシートを作成しておき、産後うつのリスクについての解説は事前に十分に行っている。さらに授業のなかでは、隣の人とペアになって、

導入：主体的な学習につなげる「仕掛け」 4-1

参考 I-4　導入としての事例の一例（教育相談の意義と方法）

【NICUの現場から】
（事例は架空のものです）

　私は双子の女の子を出産しました。常位胎盤早期剥離により、2人は妊娠35週で産まれ、早産で低体重の状態でした。しかも次女のN子は新生児仮死の状態で産まれたため、すぐにNICUのある近くの総合病院に搬送されました。N子は産まれてすぐに人工呼吸器を付け、鼻や喉のあたりからいくつものチューブが出ていて、とても痛々しい状況でした。私は毎日、N子のために病院に行きますが、保育器越しに"お母さんだよ"と声をかけるだけしかできません。本当は抱っこしたり、ミルクを飲ませたり、母親らしいことをしてあげたいけど、看護師さんたちは"もう少ししたらできるようになりますからね"と言うだけです。N子の世話はすべて看護師さんたちがやってくれていて、私は見ているだけなので、この頃、自分の子どもではないように感じてしまうこともあります。

　産まれてきた2人の子どものために、私がもっとがんばらなければならないことは頭ではわかっているのだけど、何だか元気が出ません。

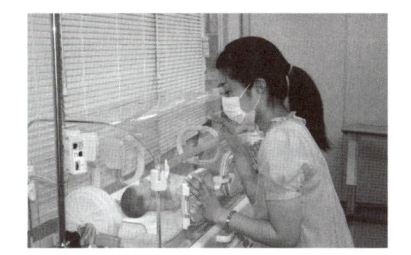

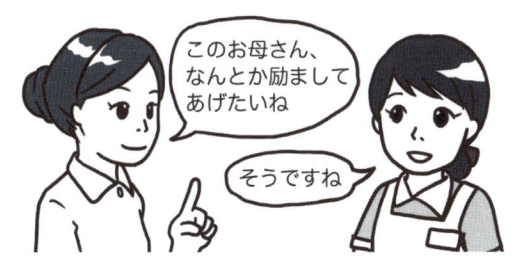

> このお母さん、なんとか励ましてあげたいね
> そうですね

でも、その前に……母親の心理的状態をしっかり把握しよう！

母親の特性	家庭環境や地域・職場の状況
●性格（成育歴なども）	●パートナーとの関係（育児参加状況なども）
●妊娠・出産の経緯	●親戚や地域の環境
●気分の浮き沈みの周期など	●働いている場合、職場の理解状況

母親の心理的状態をふまえて、ロールプレイをしてみよう！

母親：**何だか元気が出ません。**
看護師：
母親：
看護師：
母親：

31

"母親の悩みに看護師が答えてみよう"といったプチロールプレイを行う時間もとっている。こうした活動をとおして、学生には教育相談のなかで学んでほしい共感的理解やフィードバックについて考える機会を与えている（**参考Ⅰ-5**）。

以上のように、導入に事例を組み入れると、90分の授業が、ある一つのストーリーとして構成される。学習者である学生（や新人看護師）は、こうした教材という架空の世界のなかで考え、看護実践の方法を考えることが可能になる。人間の成長・発達には、こうした虚構場面で試行錯誤したり考えたりすることが、習得した知識を活用し応用するためにとても重要であるといわれている。看護師を養成する機関や研修においても、こうした授業展開を工夫することで、知識や技術を応用する力を育てていくことが求められるだろう。

参考Ⅰ-5 ロールプレイをとおして何を学ぶか

留意点
単に理想的なやりとりを練習するだけのロールプレイとならないように気をつける。

指導のポイント
- 母親と看護師の立場が変わると感じ方が違うということを実感できるようにする。
- そのために、少人数（2～4人程度）のグループで母親と看護師の気持ちを考えながらシナリオを考える（時間があれば、いくつか紹介する）。
- 最後に教員から母親に話すときに大切な点を伝え、それをふまえてロールプレイをする（場合によっては、ほかのグループの内容や教員の話を聞き、自分たちのグループのシナリオを修正する時間をとることも必要）。

4-2 学生が生き生きと学ぶ授業づくり
展開
生活的概念から科学的概念へ導く「問い」

1 人は、生活のなかから概念を形成する

　前節では、授業の導入において、学生の学問的興味を喚起するような問いを立て、授業内容に深く入り込めるように工夫することが必要であると指摘した。そして、その方法として、クイズやちょっとした体験活動、あるいは事例を有効に活用することが効果的であると述べた。

　ここでは、こうして学問的興味をもって授業に臨んでいる学生に対し、どのように授業を展開すれば、新しい知識や看護技術、あるいは看護観を育てていくことができるかについて考えてみたい。特に、確かな知識や理論を習得し、看護実践に結びつけていくことができる授業展開の方法を中心に論じていくこととする。

　こうした点を論じるにあたって、最初に、人はどのようにして知識や概念を獲得していくのかについて整理してみたい。

　ロシアの教育心理学者ヴィゴツキーは、「生活的概念」と「科学的概念」という考え方を用いて、人がもつ知識が普遍的なものへと変化するプロセスを論じている。まず、人が最初にもつ知識というものは、その人の生活や環境に影響を受けると指摘している。

　たとえば、幼児が形が大きいものほど重いと思っていることなどがその一例であるが、これを「生活的概念」とよぶ。生活的概念には、多分にその人の思い込みが含まれている。学生や新人看護師の例で言えば、"自立とは何か？"と尋ねると、多くの人が"何でも自分でできる（ようになる）こと"と感覚的に答えることだろう。これは、生活的概念によって形成されている思い込みの一つであるといえる。

　こうした生活的概念は、その人がそれまで経験してきたことがベースにあり、体系的ではない経験に加え、個人的な感情（思い）が重なり、個々人のイメージとなって定着しているものであると考えられる。"自立＝何でも自分でできること"と答える学生や新人看護師は、自分が成長する過程で、親や教師から"大人になるためには、自分のことは自分でできなければならない"という教育を受けてきたから、そのような概念（イメージ）が生活のなかで形成されたのだと考えられる。

2 生活的概念を変化させる「教授」

　しかし、"自立＝何でも自分でできること"と定義してしまうと、看護の分野では不都合が生じる場面も多い。たとえば、筋力が徐々に落ちていく高齢者は、時が経つにつれて自分でできることはどんどん少なくなってしまう。これでは高齢者は、どんどん自立できなくなっていく、ということになってしまう。

　また、重症心身障害児として生まれてきた子どもは、10年、20年と成長していく過程で、自分でできるようになることはほとんどないかもしれない。

33

しかし、どんなに障害が重くても、好きな味や好きな感触が少しずつわかるようになり、楽しい活動を意識するようになるものである。こうした変化を自立としてとらえなければ、重症心身障害児の生活や人生は無為のものとなってしまう。

こうしたことをふまえ、障害者福祉の分野では、"自立とは、サービス（社会資源）を活用しながら、自己実現を図ること"と定義されている。もちろん、学生や新人看護師を育ててきた親や教師が、自分のことは自分でしなさいと教育したことが間違っていたというわけではない。親や教師には"自分でできることを増やして、社会に出たときに自己実現してほしい"という思いがあって、そのような指導をしてきたのだろう。そう考えると、そうした生活経験から"自立＝何でも自分でできること"と思い込んだ学生や新人看護師も、決して間違っているとは言えない。

大切なことは、若い人たちは、そうした思い込みのなかで活動や実践をしているのだととらえ、そうした概念をより普遍的な概念＝「科学的概念」へと変化させていくことである。

それでは、思い込みを多分に含んだ生活的概念を、より普遍的な科学的概念へと変化させていくにはどうすればよいのだろうか。この場面においては、周囲の大人からの教授が重要であるとヴィゴツキーは述べている（図Ⅰ-8）。

たとえば、先の自立の考え方を学生や新人看護師に問う場面であれば、"自立＝何でも自分でできること"と述べる人に、"それでは、高齢になって介護が必要な状態になったら、その人は自立していないと考えるの？"と再度問いかけてみる。すなわち、学生や新人看護師が抱いてきた考え方では整合性が保てない事実に遭遇させ、再び考えさせるのである。

もちろん、最終的には"自立とは、サービス（社会資源）を活用しながら、自己実現を図ること"という定義を「説明する」ことが必要であるかもしれない。しかし、あくまでも学生自身がもっている生活的概念では解決し得ない事実をふまえ、学生自らが概念を転換しなければならないと意識するなかで、学習を進めることが大切である。

図Ⅰ-8 生活的概念の形成と「教授」

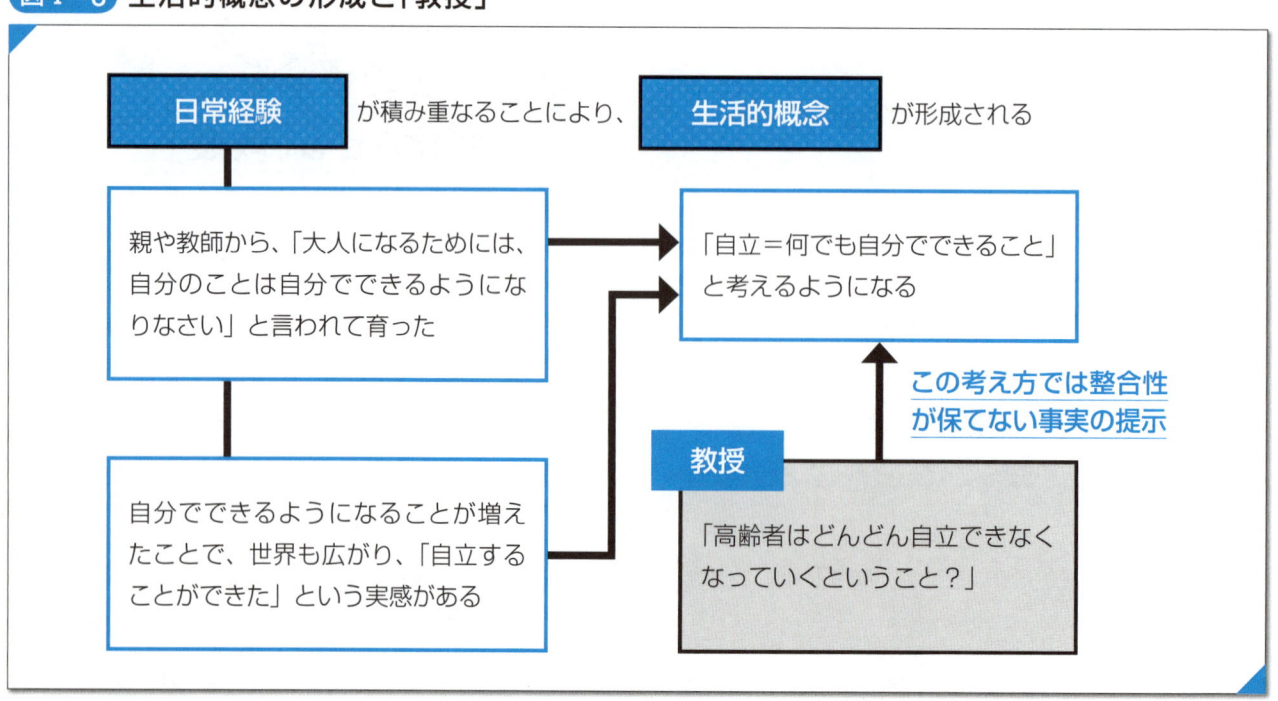

日常経験 が積み重なることにより、生活的概念 が形成される

- 親や教師から、「大人になるためには、自分のことは自分でできるようになりなさい」と言われて育った
- 自分でできるようになることが増えたことで、世界も広がり、「自立することができた」という実感がある

→「自立＝何でも自分でできること」と考えるようになる

教授：「高齢者はどんどん自立できなくなっていくということ？」

この考え方では整合性が保てない事実の提示

3 科学的概念を形成する授業展開

　以上のような教授をとおして、生活的概念を打ち崩し、確固たる概念＝科学的概念へと変化させていくことが教育の目的の一つである。そのため、教員には、そうした概念形成ができるような授業展開が求められる。

　このとき、科学的概念を形成するための授業展開には、いくつかのポイントが考えられる（図Ⅰ-9）。その一つは、問いを立てたときに、学生や新人看護師が現在もっている生活的概念を表現させることである。たとえば、学生に"幼児はなぜおもらしをするのか？"と問いかけたら、どのように答えるだろうか。日常的な感覚や経験で答えてよいと伝えれば、学生は"我慢できないから"と答えるのではないだろうか。

　==授業では、こうした生活的概念を引き出したうえで、その答えでは解決し得ない新たな問いを立て、再び学生に考えさせることが必要である。==たとえば、

図Ⅰ-9　科学的概念を形成する授業展開の一例

導入

- 授業の最初の「問い」
  Q「幼児はなぜおもらしをするのか？」

  ↓

- 日常的な経験 ▶▶▶ 生活的概念を語る
  A「我慢できないから」

  ↓

- 展開につながる「問い」
  ＝生活的概念を変化させようとするきっかけとなる反証材料（事実など）の提示
  Q「幼児は気持ちのうえでは我慢しようと思っているのではないか？」

展開

- 新たな「問い」
  Q「なかなかおむつが取れないのですが、どうしたらよいですか？」「おむつが取れるまでは布おむつと紙おむつ、どちらがよいですか？」と親から聞かれたらどう答えるか？

  ↓

- 新たな「問い」を考えるための4つの「問い」（学習活動）
  Q「子どもがおむつを使わなくなるのは何歳頃か？」
  Q「排泄はどういうメカニズムで行われているか？」
  Q「トイレットトレーニングはいつ、どのように始めればよいのか？」
  Q「紙おむつと布おむつは、どちらが赤ちゃんにとってよいのか？」

まとめ

授業の最初の「問い」に対する自分なりの答えを考えてまとめ、表現する時間をとる

"幼児は気持ちのうえでは我慢しようと思っているのではないか？"と再び質問してみたら、学生はどのように答えるだろうか。

こうした問いをクラス全体で共有したところで、本題である「子どもの排泄のメカニズムと指導」へと話題を移していく。このとき、"なかなかおむつが取れないのですが、どうしたらよいですか？" "おむつが取れるまでは布おむつと紙おむつ、どちらがよいですか？"と親から聞かれたらどう答えるかなどといった、実際の場面を想定して授業を展開することも大切なことだろう。

相模原看護専門学校で教鞭をとっていた山﨑道子先生は、小児保健論の授業において「子どもの排泄のメカニズムと指導」を講義するときに、"子どもがおむつを使わなくなるのは何歳頃か？" "排泄はどういうメカニズムで行われているか？" "トイレットトレーニングはいつ、どのように始めればよいのか？" "紙おむつと布おむつは、どちらが赤ちゃんにとってよいのか？"という4つの問いを立て、これらを一つずつ学生と考えながら講義を進めていくように授業を展開した（図Ⅰ-9、表Ⅰ-2）。

このように、子どもの排泄のメカニズムと指導にまつわるいくつかの問いと、それに対する学習活動を経て、まとめの段階では、最初に考えた問いに戻り、再度、自分なりの考えを整理してまとめ、表現する時間をもつとよいだろう。すなわち、最初の問いに対する生活的概念に基づく答え（幼児は我慢ができないからおもらしをしてしまうという考え）が、授業を経てどのように変化したかに注目させるように授業を展開していくことが大切である。

表Ⅰ-2 小児保健論の学習指導案（「展開」部分）

学習内容	学習活動
Ⅰ．小児の排泄の特徴	Q「子どもがおむつを使わなくなるのは何歳頃か？」 ・この点について何人かの学生に答えさせ、さらに1～5歳から正しいと思う年齢に挙手で答えてもらい、学生の関心を高める。 →どのような過程を経て排泄に関する発達が遂げられているかを、発達段階に沿って説明する。
Ⅱ．排泄の神経伝達メカニズムの発達	Q「排泄はどういうメカニズムで行われているか？」 ・「人体の構造と機能」で学んだ神経伝達のメカニズムを想起させ、反射による排泄と随意的排泄の違いを解剖生理学の知識をふまえて再認識する機会とし、知識の定着化を図る。 ・それらの知識を根拠に、排泄の自立過程について概説する。
Ⅲ．排泄行動の自立過程	Q「トイレットトレーニングはいつ、どのように始めればよいのか？」 ・これまでの授業内容からトイレットトレーニングは何歳頃から始めるのが望ましいと考えるか、何人かの学生に質問し、次の課題へとクラス全体の関心を移させる。
Ⅳ．排泄にかかわる問題	Q「紙おむつと布おむつは、どちらが赤ちゃんにとってよいのか？」 ・学生に調べてきた紙おむつと布おむつの長所・短所などを発表してもらい、賢い使い方について母親に保健指導できるよう方向づける。

※山﨑道子先生（前相模原看護専門学校）が作成した授業案を筆者が一部改変。授業はⅠ～Ⅳを60分で進める計画となっている。

展開：生活的概念から科学的概念へ導く「問い」 4-2

4 重層的なカリキュラムを組むことの重要性

　このように、自らもっている生活的概念では対処しきれない事実や実践（経験）に直面し、それを修正していく過程のなかで適切な教授が行われると、"ああ、そういうことだったのか"とわかる瞬間がある。こうした"わかる"を通過した概念は、確かな知識・理論として定着することが多い。そして、様々に変化する状況のなかでも、基本軸を崩すことなく科学的に判断することができる概念となる。

　ただし、こうした科学的概念は、単に経験を積んだだけで身につくものではなく、一方で教授を受けたから形成されるというものでもない。ある程度の経験の蓄積のうえに、試行錯誤や多少の困難を乗り越えて、"わかった"と感じる瞬間を繰り返し体感することが必要である。そのため、先の「子どもの排泄のメカニズムと指導」に関する授業において、"紙おむつと布おむつのどちらがよいか"という問いに答えることができるようになったとしても、それを即座に臨床で活用できるわけではないかもしれない。

　なぜなら、看護実践では状況や文脈など、様々な要素を考慮しなければならないからである。たとえば、"紙おむつと布おむつ、どちらがよいか？"と尋ねてきた母親に対し、小児保健の視点から答えるのであれば、むれやすく不快に感じやすいのはどちらか、外出の際に適しているのはどちらか、などといったことを話せばよい。

　しかし、相談してきた母親の状況や文脈をよくとらえると、（子どもの）祖母から"紙おむつは肌に悪いからやめなさい"と言われていることなどがわかったとする。こうした状況のなかで、看護師が冷静に、客観的な事実だけを話すことがよいことなのかどうかについては、議論の分かれるところである。

　特に、こうした母親の多くは、紙おむつの利点・欠点についてはすでに熟知していることも多い。それでもなお、看護師に尋ねてみたいと思っている何かがあると考えれば、紙おむつの利点・欠点を述べるのではなく、（子どもの）祖母とどのように意見を調整するかについて話したほうが、母親の気持ちに寄り添った適切な応答であるといえるだろう。

　このように考えると、同じ排泄の自立をテーマにした問いであっても、状況や文脈が異なれば、看護師の対応も異なるものである。そのため、一度の授業で取り扱った内容が"わかった"からといって、それで終わりにすることは好ましいことではない。むしろ、看護師として仕事を続けていくうえで頻繁に遭遇するテーマについては、科目を変え、状況を変え、様々な角度から考えておくことが必要である。

　そうした意味では、一人の教員がたとえば90分×15コマの授業を担当するだけで学生に看護実践力（あるいは既習知識を活用・応用する力）をつけることには限界があると考えたほうがよいだろう。小児看護学の領域であれば、入学から卒業までの間に、その領域のなかで用意されているテーマを洗い出し、看護師になったら頻繁に遭遇する諸問題については、複数回取り上げたり、いろいろな角度から検討できるようにカリキュラムを再構成することが求められる。

5 実践のなかでの学びと理論を結びつける「問答」のすすめ

　もちろん、ここでいうカリキュラムのなかには臨地実習も含まれる。核家族社会かつ少子社会においては、小さな子どもや高齢者との触れ合いの経験が極端に少ない学生もいることだろう。そうした学生に看護専門学校での指導をとおして実践力を身につ

37

けさせ、一人前の看護師として卒業させようとするならば、1年生のときから小児病棟や高齢者施設を訪問し、触れ合う経験（ヴィゴツキーの理論でいえば「生活経験」）を蓄積することも重要であるかもしれない。それは、こうした経験の蓄積がなければ、どんなに授業展開を工夫して、看護師としてよく問われる質問を学生に投げかけたとしても、科学的概念へと高まっていくことは期待できないからである。

その一方で、新人看護師の指導においては、この逆のことが言える。日々、患者と触れ合う仕事をしていれば、その病棟にいる患者の特性については感覚的にわかるようになるだろう（これが「生活経験」となり得る）。しかし、そこで形成される概念は、思い込みや誤りを多分に含んだ生活的概念である。

そのため、病棟で新人看護師を育てていく際には、その人の考えや実践を素直に表現させたうえで、"○○の場合はどうする？" "△△のように考える人もいるよ" というように、思い込み的に形成された「生活的概念」を "やんわりと打ち崩す" 問いかけを先輩看護師らが繰り返し行っていくことが重要である。こうした対話をとおして知識や理解を確かなものにしていけば、患者が変わっても、あるいはほかの病棟に異動しても、看護師として大切にするべき基本的知識や理解を応用・活用して職務を遂行することができると考える。

確かに、患者の病状に影響するような重大なことについては、"こうしなさい" "これはしてはいけない" というように、直接的な指示を明確に出すべきであろう。しかし、患者と接するうえでの考え方や、状況に応じた実践方法というものは、その時々の状況をふまえて、先輩看護師らと問答を繰り返していくなかでしか形成され得ないものである。そのため、確かな知識や理論に基づき実践を展開することができる看護師を育てるためには、様々な場面を利用して、試行錯誤を繰り返しながら問いに対する自分なりの答えを少しずつ修正していくことができる教育環境（学校・職場の雰囲気）がとても重要であると考える。

4-3 学生が生き生きと学ぶ授業づくり
グループワーク
協働的活動で「コンピテンス」を育てる

1 21世紀の学力＝コンピテンスを育てる

　ここまで、近年の学生に不足しがちなのは、変化する状況のなかで対応する力であり、習得した知識を活用したり応用したりする力であると指摘してきた。こうした学力は、「コンピテンス」とよばれ、21世紀を担う子どもたちが習得すべきものであると考えられている。

　20世紀、すなわち現代の子どもの親の世代が育ってきた時代は、学力といえば知識や技能の習得というイメージが強かった。そして、知識は大学を総本山とする学校に集積されていて、教師から学生へ必要な知識や技能が全般的に伝達されるという図式で教育が行われていた。20世紀という時代は、こうした「スキル」を多く獲得している子どもほど成績が良く、将来有望であると考えられていた。

　ところが20世紀の終盤になり、コンピュータが普及しはじめると、この図式も崩れ出した。特にインターネットが普及した1990年代には、学校や図書館に行かなくても、あるいは本を読まなくても情報が手に入る時代が訪れた。その一方で、大量の情報が氾濫するようになり、精選された良い情報だけが学校で伝達されていたかつての時代とは異なり、自分で情報を取捨選択しなければならなくなった。こうした情報を自らの視点で収集し、取捨選択しながら活用する力は「リテラシー」とよばれ、「スキル」に変わる新しい学力として注目された。

　さらに21世紀になると、自分が知りたい情報だけをインターネットから探していた時代は終わり、チャットやツイッターなどが普及し、インターネット上で双方向のコミュニケーションが可能となった。これは、自らが発信したことを何万人もの人が読み、それに対し反応することができるということである。こうしたツールを使いこなす若者には、自分が何げなくつぶやいたり書き込んだりしたことが、その後、どのような反応となって返ってくるかを常に想像することが求められているということである。

　このように、現代は常に変化する状況をとらえて、自らの立場や役割を遂行していかなければならない時代であり、こうした学力を「コンピテンス」とよぶ（**図Ⅰ-10**）。

2 コンピテンスは他者との協働活動のなかで育つ

　それでは、21世紀の学力である「コンピテンス」は、どのようにすれば育つのだろうか。ここで注目されているのが、協働的な活動＝**グループワーク**である。グループワークの主たる目的は、"他者と経験を共有すること"であるが、グループワークをとおして「それらの経験を構造化しやすくなると同時に、経験に関する他人の分析と自分自身の分析を比較することで、経験のとらえ方を新しく発見できる」[1]と考えられている。

　ベテランの教員や看護師に言わせれば、こうした

第Ⅰ章 考える看護学生を育む授業づくりの基盤

図Ⅰ-10 「スキル」から「コンピテンス」の時代へ

スキル
生きていくために必要な知識や技能の獲得
➡学校にあらゆる情報が集まっていた時代

リテラシー
獲得した知識や技能を活用する能力
➡インターネット社会の到来！
　学校は知識や技能の活用方法を教える場に

コンピテンス
変化する状況のなかで自らの役割を果たす
➡複数の場所から同時に情報が与えられ、最も有効な方法でそれを使いこなす

状況のなかで「自分にできることは何か？」と考えること
＝他者の視点をもって実践することが苦手な若者が増えている！

　グループワークは21世紀に始まったものではなく、これまでにも非公式に、当たり前のように行われてきたものであろう。たとえば、うまく実践できずに落ち込んでいる若い看護師がいれば夕食に誘い、ざっくばらんに話をしながら"こんなふうにしてみたらうまくいくかもよ"とさりげなくアドバイスをして帰る、などというコミュニケーションは日常的に行われてきただろう。

　あるいは、夜勤のときに患者の話をしたり、家族に説明する書類を一緒に作ったりするなかで、対応のコツのようなものを先輩から伝授された、という経験のある方も多いのではないだろうか。

　筆者はこうした非公式（インフォーマル）の、さりげない関係づくりが見直され、盛んになるのであればとてもよいと思っている。しかし、核家族社会の現代では、勤務時間が終了したらすぐに帰宅しなければならない人も多くなり、後輩を夕食に誘う余裕などないのが現状であろう。また、夜勤の人員配置は厳しく、若手看護師とゆっくり話ができるほど余裕のある職場が本当に少なくなった、というのが現代の特徴であろう。

　そうしたなかでは、もともと人とつながることが苦手な若手看護師が、わからなくなったときに近くにいる先輩看護師の技術を自然に盗んで成長していくことができる環境ではなくなってきた。むしろ、わからなくなったときにわからないままにして、問題がどんどん大きくなっていくケースも多いのが実情だと推測できる。

　これは、その問題に対処できる知識を有していたとしても、患者との関係において、あるいは先輩との関係において、その知識を使いこなすことができないことからくるものである。こうした点を考慮すると、これまで非公式に伝達されてきた看護のコツのようなものを、これからは看護専門学校の授業や新人看護師の研修会をとおして、ある程度フォーマルな形で、"こうすれば他者と協力しながら実践をつくり出していくことができる"と、教えていくことが必要なのではないかと考える。

　すなわち、学生や新人看護師への教育・指導においては、グループワークを授業のなかに意図的に組み込み、他者とやりとりするなかから一つの実践を生み出していくプロセスを経験させていくことが重要となる。

グループワーク：協働的活動で「コンピテンス」を育てる 4-3

3 グループワークの進め方

グループワークには、次の2つの要素が含まれていることが重要である。

- 相手の意見を聞きながら、自分の意見を出して一つの実践をつくり上げること
- グループで考えた実践を患者に提供したときにどうなるか（どうなったのか）を考えること

そのため、グループワークを行うときには、まず適当な規模のグループをつくることが重要である。自分の意見と相手の意見を短時間で交流させるには、5人前後の小集団編成が最も適した規模だと考える。ただし、小集団にすれば、そのなかで自分の意見がしっかり言えると決めつけるのは早計であろう。実力のある先輩が常に討論をリードしてしまい、後輩が何も言えないでいるというようなグループワークは避けたほうがよい。

その一方で、若い人たちだけでグループを編成すると、活発な意見交換は行われるかもしれないが、グループとしてどのように考えるかという整理やまとめをすることが難しくなるかもしれない。そうした点を考えると、与えられた課題をある程度、解決していくことができる力をもったリーダーがいるということも重要なこととなる。こうした意味では、自由に討議できる雰囲気を確保しつつ、経験や年齢、性別などの異なる人たちが同じグループで討議するということがとても大切になる。

看護専門学校の学生集団では、学びの過程がほぼ同じであるので、リーダー不在のグループができてしまうことが多い。こうしたグループは、多くの時間を与えても"どうしたらよいかわからない"という結論しか出せないこともあるだろう。そのため、教員がグループ間を巡回し、早い段階でちょっとしたアドバイスを加えて、事態を打開する指導的役割を果たすことが求められる。

グループワークをするときに、あらかじめメンバーを教員のほうで編成することができるのであれば、社会人経験のある学生と、高校からストレートで進学してきた学生とを混合させるなどということも検討する価値はある。グループワークというものは"異質な他者とぶつかり合うなかで、最も効果が高まる"といわれており、自由に討議する雰囲気さえ醸成されているのであれば、「考え方の異なる人たち」をむしろ同じグループにするほうが学習効果は高まる。

以上のように考えると、看護専門学校の授業では3年生にチューターとして参加してもらい、1年生のグループワークを部分的に手伝うなどという授業が展開できると効果的だろう。すなわち、3年生は1年生を指導し、教員は3年生を指導するというような重層的な指導構造をグループワークのなかでつくることができれば、様々な経験や考え方を段階的に共有することができると考える。

4 まずはパンフレット作りから

グループワークを成功させる秘訣は、参加者がどれだけその活動にのめり込むことができたかにあると筆者は考えている。つまり、グループで検討する課題が、看護師としてとても重大な課題であり、かつ実践的であるかどうかが重要な点であると考える。

そうした観点に立つと、どのような場所で看護をするにしても、看護師として必要な力を身につける演習課題を考えることが重要である。たとえば、筆者はある看護専門学校の教育学の授業で、グループでパンフレット作りを行ったことがある（図I-11）。

41

図I-11　パンフレット作りをとおして学ぶ

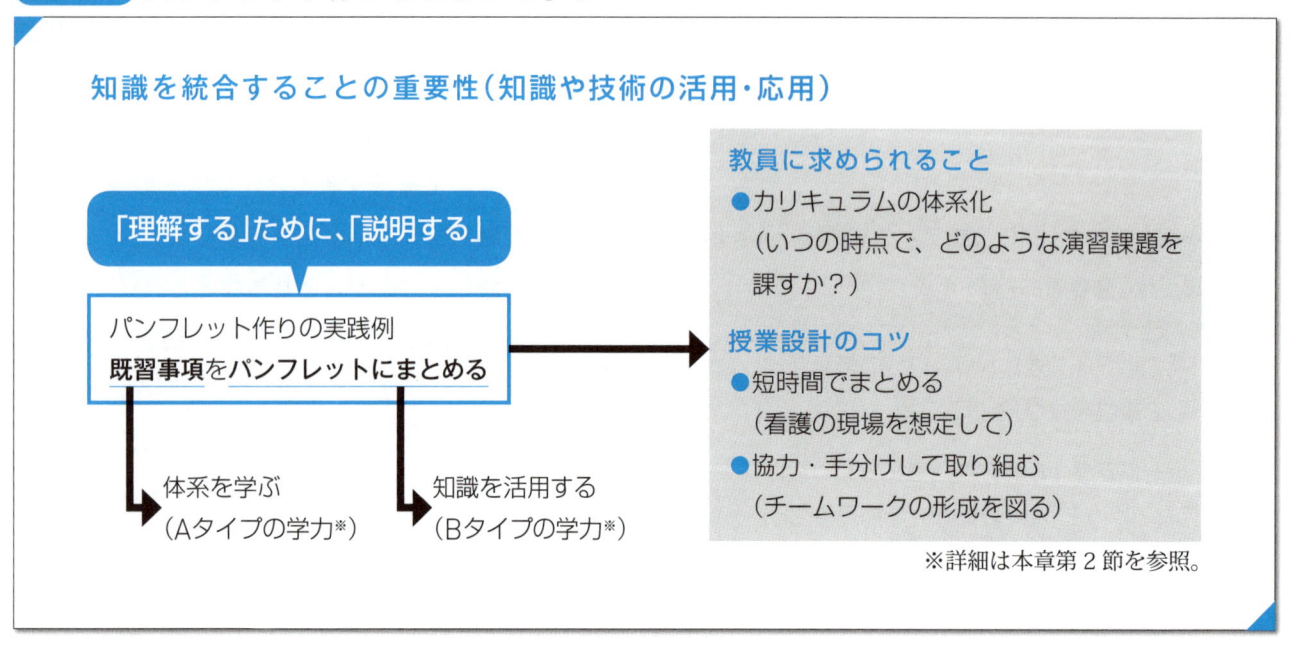

知識を統合することの重要性（知識や技術の活用・応用）

「理解する」ために、「説明する」

パンフレット作りの実践例
既習事項を**パンフレットにまとめる**

→ 体系を学ぶ（Aタイプの学力※）
→ 知識を活用する（Bタイプの学力※）

教員に求められること
- カリキュラムの体系化
  （いつの時点で、どのような演習課題を課すか？）

授業設計のコツ
- 短時間でまとめる
  （看護の現場を想定して）
- 協力・手分けして取り組む
  （チームワークの形成を図る）

※詳細は本章第2節を参照。

　この授業は、ある患者を想定し、その患者に対して病状や治療過程を説明したり、退院時に日常生活上の注意点をまとめたりするものであった。パンフレット作りの際のテーマについては、現場の課題がリアルに反映されるように看護専門学校の教員に協力してもらい、次のような課題を与えた。

小児編
- 糖尿病患児への食事指導
- 気管支喘息患児への薬剤の吸入指導

成人編
- 骨粗鬆症予防のための食事指導
- 塩分制限のある患者の食事指導
- 禁煙に向けた指導
- 乳がん術後患者の患側保護の指導

　学生や新人看護師は、パンフレット作りをとおして、それまで習得した知識や技術をより確かなものにするだろうし、さらには、専門用語をあまり使わず患者にわかりやすい言葉を用いるといった、患者に合わせた看護実践力を身につけるために必要なことも体験できるだろう。

　パンフレット作りのグループワークを看護専門学校の授業で行ったときには、あらかじめグループ編成をしておき、翌週の授業でパンフレットを作ることを予告し、グループごとにどのような資料があるとよいかを話し合い、分担して資料を持ち寄るように指示した。

　このような準備をしたうえで、実際の授業では紙や画用紙、ペンなど、共通して使いそうなものを用意し、30〜60分程度の時間でパンフレットを作成させた。もちろん、そのあとに展示をしたり、皆の前で実際に患者に説明する模擬演習をした。

　さらに学生には、"とても忙しい看護の現場では、作成に多くの時間はかけられない"ことや、"何度でも利用できるように、特定の患者さんにだけ使えるものではなく、同じ症状の患者さんには共通して使えるものを作るように"といった諸注意をしたうえで、演習課題に取り組ませた。

　もちろん、授業中に各グループを巡回し、学生だけでは打開できないでいるところはアドバイスをして回るようにしている。このとき、"これ、とてもいいね"など、学生のアイデアで実際に使えそうなところを強調することも大切にした。

　筆者の授業は「教育学」であるので、こうした演

習に取り組む際にも、看護学や医学的な視点からパンフレットを作らせるのではなく、あくまでも教育学的に"パンフレットを読み、説明を受ける患者にわかりやすい内容や表現の方法"を視点にして取り組ませた。そのため、グループ間を巡回して指導する際には、"気を引くようなイラストがあるといいね"とか、"もっと子どもにわかる言葉を使えないか"など、小・中学校の教師が普通に実践している、人に伝えるときのちょっとしたコツをアドバイスするように心がけている。

しかし、これが看護学の授業であれば、"こういう患者さんには、もっとこうした情報を伝えなければならない"とか、"ここは患者さん自身に考えてもらえるようにしたほうがよい"など、看護場面をよりリアルに想定した指導をするべきだろう。特に看護専門学校においては、学生にとって看護師としての先輩である教員が指導しているという強みを活かし、グループワークに取り組むとよいだろう。

5 グループワークの時間をどのように確保するか

看護教育の現場では、膨大な医療・看護の情報を効率的に伝達することで精一杯という実感をもっている教員も多いことと思われる。ましてや医療現場で新人看護師にグループワークに取り組ませる余裕などない、と実感している指導者もいるかもしれない。

筆者はそうした声があることを十分承知したうえで、それでもグループワークの重要性を強調したい。もし、グループワークを行うまとまった時間がとれないのであれば、10分程度のちょっとした時間に小規模のグループワークを行うというのも一つの方法である（図Ⅰ-12）。

たとえば、筆者は現在、看護専門学校で15時間程度（90分の授業を7.5コマ程度）いただいて教育学の授業を行っている。実際には、90分の授業を

図Ⅰ-12 グループワークの時間を確保する

グループワークを取り入れたら、授業時間が足りなくなる？
➡ 大イベントを時々行うよりも、
　ちょっとした活動を数多く取り入れるほうが学生の学びは定着する！

たとえば…

ある教育学の授業

テーマ	学習内容	活 動
教育相談※1	産後うつの母親への対応	各自で考える
子どもの発達※2	車椅子を乗り回す患児への対応	グループ討議
障害者・高齢者の自立	新しい薬を飲まない認知症患者への対応	グループ討議
試験	高度難聴者への説明	各自で考える

※1 教育相談の演習は本章第4節の1、※2 子どもの発達の演習は本章第3節で紹介した。

2コマ連続でさせていただいているが、その授業のなかでは、必ず1回は何らかの演習課題を取り入れるようにしている。

もちろん、グループワークにばかり時間を割いて、大切なことを解説する時間が少なくなってもいけない。そうならないために、以下のような点をふまえて、綿密な計画を立てて行っている。

- 今の学生が有している知識やスキルはどのようなものか
- これから提示するグループワークの課題は、学生がちょっとがんばってアイデアを出せば取り組めるものであるか
- グループワークの課題を円滑に遂行するために用意した教具は適切か

当然のことながら、こうしたグループワークの課題に取り組む場合には、教員の側にそれなりのエネルギーが必要になる。なぜなら、グループワークで課される問いには、明解な答えが用意されていないことが多いので、それを指導する教員は学生からどのような質問や答えが返ってくるか予想できない。そのため、教員は学生からどのような応答があっても適切に指導する準備をしていなければならないからである。

しかし、知識というものは能動的な活動をとおして初めて自分のものになるということを念頭におき、看護専門学校の授業を構成することが重要なのではないか。すなわち、学生に定着させたい知識や技能がある場合には、いかにして演習（グループワーク）をはさみながら授業を展開するかがこれからの看護教育で求められるのではないだろうか。少し極端な言い方をすれば、これだけは身につけておいてほしいと教員が思う「最低限のスキル」こそ、演習（グループワーク）で取り上げ、実践的に話し合う時間を設けることが重要であると考える。

教育方法学では、グループワークの課題をどのように設定するかを考えることも、教師の「指導力」に含まれると考えられている。特に、21世紀の学力である「コンピテンス」を育てることを要求される時代には、様々な知識や技能を解説し、伝授する力をもち合せていることが求められるだけでなく、演習（グループワーク）を企画し、それをとおして「学び方を学ぶ」ことができるように指導することも大切である。こうした企画を自分の授業のなかで、あるいは同じ分野の他の教員たちと、さらには学校全体で計画的に実践することが「コンピテンス」を育てる教育方法であると考える。

4-4 学生が生き生きと学ぶ授業づくり
技術指導
「憧れ」→「型」→「型くずし」

1 「技術」を指導する、とはどういうことか

　ここでは、看護師に必要な知識をどのように定着させるかという点ではなく、看護師の技術はどのようにして習得されるのかという点を考えてみたい。

　看護学生や新人看護師に技術を習得させようとしたら、一方的な講義をしてすむということは考えにくいだろう。看護専門学校では、実際の病室を再現した演習室を設けて技術指導をしていることを考えると、やはり技術というものは、実際に身体を動かしながら自分なりの方法をみつけていくようなものだといえよう。

　こうして習得する技術は、日常的にはコツと表現されるものでもある。たとえば、包帯をきれいに巻く技術であれば、たくさんの患者を相手にしながら上手な巻き方がわかってくるというものであり、どのくらいのきつさで巻けばよいかといったことはコツにあたる。また、小児がんや心臓病などで入院してきた子どもと関係を築くことなども、知識ではなく技術にあたり、やはりこれにも子どもの心をつかむコツのようなものがある。

　以上の点をふまえると、技術の習得というものは、ある程度、繰り返し実践しながら、徐々に熟成されていくものであると考えられる。そのため、学生や新人看護師といった熟成期間の短い人たちには、十分にコツをつかみきれずにいる人も多く、技術面で課題を抱えていることも多いだろう。

　とはいえ、こうした人に対して、"技術は身体で覚えるものだから、繰り返し練習しなさい" という指導の仕方では不十分である。なぜなら、技術やコツを覚えるプロセスにも必ず「認識」は関係しており、多くの技術的熟達者もその裏にある「原理」を理解しているはずだからである。ただし、このときの「認識」というのは、単に "知っている" というレベルの知識とは異なり、また単に "考える" という営みでもなく、それを身をもって習得できなければならない。

　このように考えると、技術を指導する際には、実際に身体を動かしながらも「原理」を常に意識するといった、身体的な習熟と認識・理解の両面をとらえる必要がある。この意味で、技術にも指導が必要なのであり、教員の力量が問われるところである。

2 「コツ」を習得するまでのプロセス

　以上の点をふまえ、技術習得のプロセスを明示すると次のようになる。

　たとえば、あるプロ奏者の演奏を聞いてとても感動し、"自分もあんな演奏をしてみたい" と強く思ったとする。しかし、自分が実際に演奏してみると、同じような音がどうしても出ない。自分とプロ奏者との間にどのような違いがあるのかと分析的に考えながら、その一方で、自分の奏でたい音を探っていく。

45

こうした「練習（身体と認識の双方向のやりとり）」を繰り返していくなかで、少しずつ自分のイメージする音に近づいていくのが芸術的な発達である。このとき、良い指導者は、学習者とプロ奏者との間の違いを分析し、整理して学習者に伝えたり、あるいは"もう少し、「ボン」と強く出せないか？"など、学習者の演奏を全体的にとらえ、改善の方向性を示す言葉を投げかけたりするだろう。

以上のような「身体と認識の双方向のやりとり」を学術的にまとめると図Ⅰ-13のように示すことができる。まず、"自分もあんなふうになりたい"という全体的なイメージをもち、それを「憧れ」として強く意識することが必要である。

そのうえで、「憧れ」の技術を習得するために、憧れている人のまねをしながら「型」や「形式」を学び、その技術を構成している要素を習得する。その一方で、最終的には技術全体として統合しようとするが、このとき、"こんなふうにしてみたらうまくいくのではないか"と自分なりに工夫したりして、試行錯誤が繰り返される。

このように、単なる模倣から抜け出し、「型くずし」ができると、自分なりの「技術」＝コツをつかんだという実感をもてるようになるのである。

3 技術指導の「マニュアル」を作り、練習した成果を実習で試す

以上のように技術の習得過程を考えると、学生や新人看護師に技術を指導する際、指導者が何をすべきかが明確になる。

まず指摘できることは、デモンストレーションの重要性である。技術指導においてデモンストレーションとは、単に方法を見せればよいというのではなく、"自分もあのように看護してみたい"という「憧れ」を喚起するようなものでなければならない。もちろん、技術的に優れているという意味での「憧れ」であるが、学習者に見せる姿に"すごい""美しい"といったポジティブな評価が連動するように見せることが大切である。

こうした技術のデモンストレーションは、DVDなどの教材として市販されているものを活用するのもよい。ただし、技術的に熟達している看護師の「技」

図Ⅰ-13 自分なりの「コツ」をつかむまで

憧れ	型、形式	型くずし
モデルとなる先輩や実践の存在（過去の偉人の業績などでもよい）	「憧れ」に近づこうと「型」や「形式」を模倣する。しかし、すぐにはできない	ある程度できるようになった段階で、いろいろと工夫しはじめる
憧れている先輩看護師や教員の熟練した技術を見る機会をもつ	理想像と今の自分の状況の違いを分析し、その違いを意識しながら繰り返し練習する	自分の特徴（身体的・認識的な個性）をふまえ、自分なりの方法をみつける＝「コツ」をつかむ

技術指導：「憧れ」→「型」→「型くずし」 4-4

（これは、正確かつ美しい技として見える）を、DVDなどをとおして視聴するときには、DVDを視聴しながらこの技術のどこがどのようにすばらしいのかについて、教員が語ることが大切である。

　良いデモンストレーションを見て、自分なりのイメージをつくったら、今度は実際の演習に入る。このとき教員に求められることは、演習の場面やシナリオをどこまでリアルに設定するかということである。たとえば、ベッドメーキングや包帯法などの具体的な手順がある程度明確なものについては、写真を加えて手順書（マニュアル）を作成するのもよいだろう。なぜなら、技術の練習は授業で一度体験するだけでは不十分であるので、空いた時間に何度も繰り返し練習できるようにすることが必要だからである。そのため、"○曜日の△時から△時は□□室を開放するので、技術練習に使ってよい"というように、放課後などに学生同士で練習できるような学習環境を整えることも必要である。

　こうした看護技術は、ある程度目に見える形でとらえられるので、点数化して評価（成績をフィードバック）することができる。もちろん、患者への応対の仕方などは、たとえばお辞儀をするときは頭をここまで下げるなどと決めて、それを守れたかどうかというように形式的な評価（点数化）をするだけでは、コツの習得に至らないことも多い。

　その一方で、手順どおりに正確にできるようになることも技術習得においては重要なことである。そのため、手順どおりにできたかどうかについては点数化して評価し、学生自身に自分の課題を意識させることは技術の向上に結びつくと考える（**表Ⅰ-3**）。時にはこうした手順の正確さを競う取り組みを学内で行うことなども、学生の学習意欲を高めることにつながるかもしれない。

　加えて、患者に対する応接でいえば、さわやかさや明るさなども重要な要素である。こうした点については、複数の教員が得点をつければ、多少の差は

表Ⅰ-3 「技術」をどのように評価するか（評価すべき観点）

項目	評価の観点
手際の良さ ※チームワークの良さを含む	●時間が速い ●準備から実施までの流れがスムーズ 　　　　　　　　　　　など
技術の正確さ	●きれいな形に完成している ●守るべき点に漏れがない 　　　　　　　　　　　など
患者への接し方	●慌てているように感じさせない ●不安を和らげる声かけや触れ方ができている 　　　　　　　　　　　など

生じるものであろう。こうした多少のあいまいさを含む技術指導についてはむしろ、ある一人の教員の評価だけで行うのではなく、複数の人で評価し、多様な見方をフィードバックすることが必要である（こうした複数の人からの評価を受けることは、実際の看護現場で同じ応接をしても好む人と嫌う人がいるということを学ぶ機会にもなる）。

　近年では、世の中にある様々な技能をマニュアル化し、正確に、かつ美しく（このなかにはその分野の崇高な哲学なども含まれる）実践することを競う大会が開催されている。それは、技能五輪とよばれるもので、国際大会なども開催されている。

　技術の習得については、こうした練習を重ねていくことが重要であるが、ただ練習をこなしているだけでは自分なりのコツをつかむことは難しいのも事実である。そのため、学内で習得した技術を臨地実習で実践してみるということも、とても大切な経験となる。病院などのリアルな看護現場で、学校の授業で練習してきたことを実践すると、不測の事態や様々な制約に直面し、そのなかで何とか工夫しようとすることだろう。

　一例をあげると、学校の授業では、学生同士で包帯を巻く練習をしていたが、小児看護学の実習では

第Ⅰ章 考える看護学生を育む授業づくりの基盤

子どもの小さく細い腕に包帯を巻くのがとても難しかった、などがある。実習でこうした体験をしてきた学生に、そのなかでどのような工夫をしたのか、子どもに包帯を巻くコツはどこにあったのかをていねいに振り返らせることで、「型くずし」＝コツの習得に一歩近づくのだと考える。

このように技術指導は、学生の"やってみたい""できるようになりたい"という気持ちに支えられて、「型（マニュアル）」に沿って模倣し、実習などの実践場面で応用しながら、自分なりのものにしていくこと（「型くずし」）が必要である。指導者は、技術の習得がままならない学生や新人看護師をみかけたときに、こうした技術習得のプロセスをふまえて指導を進めていくことが求められる。

4 「技術」を支える理念や原理に注目させる

このように、技術指導では、単なるスキルを繰り返し練習させればよいということではない。むしろ、技術の裏にあるその分野ならではの哲学や相手に対する思いやりをしっかり理解しておかなければ、その技術を使いこなすことはできないだろう。

たとえば、障害児の保護者と最初に話をするときには、「お子さんの障害」という言い方は避けたほうがよい場合がある。筆者が障害児の保護者と教育相談などで話す場合には、"もしかしたら、障害受容がまだ十分ではないかもしれない"と考え、「障害」という言葉を使わずに「お子さんが苦手なこと」という表現を使うようにしている。これは、教育相談の技術の一つであるが、この技術を使いこなすためには、その裏にある教育相談の「理念」や「原理」に注目しなければならない。

すなわち、教育相談というものは、相手が気持ちよく話をすることが大前提であり、話を聞く側には"相手の状況や立場を徹底的に想像すること"が求められる。そのため、最初の面談のときは「お子さんの苦手なこと」という表現を使い、3回目くらいから「障害」という言葉を使いましょう、というような単純な図式で技術を指導しても、うまく相談を進めることはできないのである。

このように、状況に応じて自らの対応を変化させることも技術の一つと考えるならば、学生の指導においては、授業のなかに実際の場面を再現して技術を習得させていくことがとても重要となる。

（専）京都中央看護保健大学校では、地域看護学の授業のなかで、新生児訪問の場面を教室に再現して授業を展開した（授業展開の詳細については、**参考Ⅰ-6** [2] を参照）。そこでは、4人1グループとなり、それぞれが保健師役、母親役、父親役、観察役を演じた。学生たちは、多少照れながらも、立場の違いによって、同じことを言われても（言っても）感じ方や伝わり方が異なることを実感していた（図Ⅰ-14）。

看護技術を狭義にとらえると、この授業では、新生児訪問のために家庭を訪れた保健師が、新生児に対して何をしなければならないか、そして母親や父親に対して何を尋ね、どのような話をすればよいか、

図Ⅰ-14 実際の場面のなかで学ぶ目的、意義

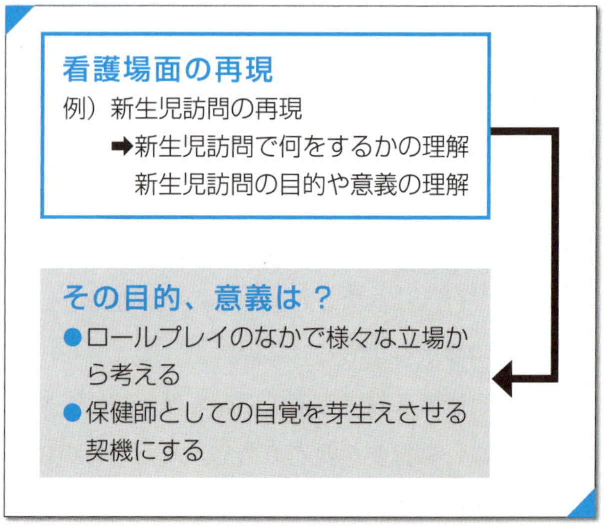

看護場面の再現
例）新生児訪問の再現
　→新生児訪問で何をするかの理解
　　新生児訪問の目的や意義の理解

その目的、意義は？
- ロールプレイのなかで様々な立場から考える
- 保健師としての自覚を芽生えさせる契機にする

技術指導：「憧れ」→「型」→「型くずし」 4-4

参考Ⅰ-6 地域看護学の学習指導案

学習目標
1. 保健師・母親・父親・観察役になること（ロールプレイング）により、新生児訪問の保健指導を体験することができる。
2. 新生児訪問の保健指導体験を振り返ることができる。
3. ［発展目標］新生児訪問の保健指導技術（ポイント）の理解が深まる。

構成	分	学習内容と活動	指導方法と留意点
展開1	20	新生児訪問の保健指導の実際をロールプレイング（1回目）	1）4人1グループで第1回授業で事前に決定した役柄でロールプレイングする（保健師役、母親役、父親役、観察役）。 2）「保健師」「母親」「父親」「観察者」のネームホルダーを着用する。 3）母親役・父親役には母子健康手帳と情報カードを持たせる。 4）母親役・父親役は、保健師役から情報収集されたときや、保健師役へ伝えたいと感じたときに情報カードの内容を手渡す。 5）保健師役は訪問用具一式を準備する。 6）講堂にマットを敷き、マンションの部屋を設定する。玄関および洗面所は貼り紙。新生児は人形。 7）観察役は情報カードを持ち、椅子に座り観察する。 （配置図：父親役／新生児（布団）／母親役／観察役／玄関（保健師役）／洗面所／●母子健康手帳 ●バスタオル ●タオル ●おむつ ●着替え）
展開2	5	1）個々に振り返り、フセンに記載（1回目）	1）個々に振り返りのポイント（役柄ごとに設定）をもとに振り返らせ、フセンに記載し、講堂の黒板に役柄ごとに貼る。 **ロールプレイングの個々の振り返りの視点** ●保健師役の振り返りの視点 ・対象者の反応や心の動きをとらえたと思うか。 ・タイミングやペース、カウンセリングスキル（うなずき、リピート、言い換え、支持など）の面接技法を意識して行うことができたと思うか。 ・対象者の主体的な気づきや目標設定ができるようなかかわりができたと思うか。 ・ロールプレイングをとおして、自分の面接技術の癖を発見できたか。 ●対象者役（母親役・父親役）の振り返りの視点 ・安心して面接を受けることができたか。 ・自分のことをよく理解してもらえたと思うか。 ・面接を受けるうちに行動変容に向けて前向きな気持ちになれたか。 ・目標設定は無理に決めさせられた・押し付けられたという気持ちを抱かなかったか。 ・取り組むことが明確になり、今日からやってみようという気持ちになれたか。 ●観察役の振り返りの視点 ・保健師役の振り返りの視点を用いて、それができていたと思うか、思わないか。また、どうしてそう考えたのかを客観的に評価する。
	10	2）クラス全体で振り返りをする（1回目）	2）役柄ごとにうまくいった内容とうまくいかなかった内容、難しかった内容などを整理し、クラス全体へフィードバックする。
	5	3）対象者の追加情報提供	3）対象者の情報（特に社会的な情報）を追加し、再度ロールプレイングを実施するよう促す。

出典／野村ユカリ，他：研究授業報告；地域看護学 対象別地域看護論Ⅰ―新生児訪問指導の実際を教材にして，京都中央看護保健専門学校紀要，17：83-96, 2010. より引用改変.

といった手続きの習得が目的の一つとなるだろう。

しかし、新生児訪問は、不安を抱える親に会いに行くようなものであり、親の不安の程度を表情などから読み取り、相手が必要としている話をすることが保健師に求められる。こうしたことを看護技術として広くとらえ、学生にこうした技術を学ばせるのであれば、新生児訪問をする際の心構えや目に見えない（さりげない）配慮などを学生に考えさせることも技術指導に含まれてくる。

たとえば、部屋に入ったときに、座る場所によって親に与える圧迫感のようなものが変わってくるかもしれない。あるいは、子どものことばかりでなく、母親が育児ストレスを抱えているように感じたら、"もう少し大きくなったら、お子さんはおうちの方にみてもらって、お母さんが一人で外出することができるようになりますよ"などと、さりげなく助言するなども保健師の技術の一つであろう（もちろん、このときに、この家は子育てに関して夫や祖父母から協力を得られる、ということを感じ取っていなければならないが）。

このように、確かな技術を習得するためには目に見えない理念や原理を十分にふまえていることが大切である。そのため、技術指導の場面では、習得すべき行動ができたかどうかを評価するだけでなく、演習として設定した文脈や流れのなかで、どのようなことを考え、看護を進めていくかという思考のプロセスが重要となる。こうした意味において、技術指導というものは、自らの行為を常に振り返り、意識しながら状況に応じて自身の対応を変化させていく力を身につけさせることであるといえる。

4-5 学生が生き生きと学ぶ授業づくり
教材開発
「生活性」と「虚構性」の意図的な融合

1 教材とは、教育的価値の高い文化財

前節では、看護学生や新人看護師が習得した知識や技術を活用し、実践力を高めていくことが大切であると指摘した。

こうしたとき、理論や技術を習得できるようにするために用意された事例や活動は、**教材**としてひとくくりにすることができる。教育方法学において教材とは、「大人と子ども、あるいは子どもと子どもがつくりだしている教育関係の中に登場し、教育の媒介となるすべての文化財」[3]と定義されていて、**教具**とは区別してとらえられている（教具とは、「物化された教材」と定義されている）。

つまり、教具が教育のために使用する物や道具など具体物であるのに対して、教材はそれよりも広い概念で、必ずしも目に見える物というわけではない。この定義に従うと、看護に関係する素材はすべて教材になるということであり、あらゆる看護実践が教材として活用できるということになる。

ただし、どんな文化財でもよいから手当たりしだいに事例や実践を学生に紹介すればよいかというと、決してそうではない。むしろ、次世代に引き継ぎたい内容を意図的に、そして系統的に伝達していくことが教育であり、教材選定においては教育的価値の高い内容（素材、文化財）を選択することが重要となる。

たとえば、幼稚園の先生が絵本などを読み聞かせる場合には、時代を越えて、人間にとって普遍的な内容が多く含まれるものを取り上げることだろう。こうした絵本などのなかに詰まっている教育的要素は、次世代にも引き継ぎたいと教師たちが考える、価値のあるものなのである。

このようにみると、学生に対する授業や新人看護師に対する研修会などで活用されるべき教材とは、先人たち（最も直近でいえば、先輩看護師）が、次世代を担う学生や新人看護師に"このことを伝えたい"と強く思う、教育的価値の高い事例や看護活動を集積したものであると考えられる。

2 教材の「生活性」と「虚構性」

それでは、どのようにすれば価値ある看護実践や理論を教材化することができるのだろうか。

ここでは、まず教材論の中核でもある「生活性」と「虚構性」という考え方に注目してみたい。すなわち、教材とは、生活と密接に関連するものであるが（生活性）、その一方で、すべてを現実と同じように再現しなければならないというものではない（虚構性）。教材開発においては、この両者を融合させる工夫が求められる。

たとえば、（専）京都中央看護保健大学校の阿形奈津子先生は、成人看護学（リハビリテーション期の看護）の授業で導尿の演習教材を自作した（**参考Ⅰ-7**）[4]。この授業では、学生に"「生理的狭窄」

第Ⅰ章 考える看護学生を育む授業づくりの基盤

> **参考Ⅰ-7** 導尿のコツをつかむための教材開発の工夫

（身体の）構造の理解と連動して実践できるよう、リアルな感覚が体験できる教材を活用したい。リアルな感覚とは、「導尿」を実施する際、カテーテルを尿道口から挿入し、尿道を通って膀胱に達するまでの道のりのなかで、手先に感じる生理的狭窄部を体感してもらうことである。カテーテルを挿入するとき手先に止まる感覚がある。実践者は、手から伝わった止まる感覚と、"なぜ止まるのか"の理由を頭の中でつなぎ合わせることで、「生理的狭窄」を体感し、理解するのである。

これまで使用していた教材「男性導尿用モデル」では、使用できる人数の限界と、手先に伝わる感覚が実際のそれと少し異なるといった違和感があった。そこで、学生が演習で繰り返して使える数を確保し、よりリアルな感覚に近い教材を作成し、学生が体感をとおして解剖学的な構造のイメージ化と実践とのつながりについて気づき、それが安全で安楽な技術につながっていくことが理解できるような教材の工夫をしたいと考えた。

教材開発にあたり、安価であることや手に取りやすい物品であることを考え、ペットボトルを活用した。尿道の硬さや屈曲したときの感覚、カテーテルのすべりの程度など、試行錯誤を繰り返し、チューブの種類や潤滑剤の量などを工夫した。また、生理的狭窄の微妙な感覚を演出するために輪ゴムをかけるなどの工夫をした。

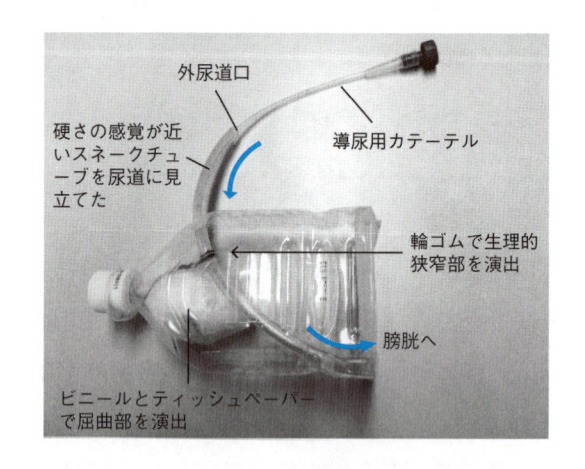

（図：ペットボトルを用いた自作導尿教材）
- 外尿道口
- 硬さの感覚が近いスネークチューブを尿道に見立てた
- 導尿用カテーテル
- 輪ゴムで生理的狭窄部を演出
- 膀胱へ
- ビニールとティッシュペーパーで屈曲部を演出

出典／阿形奈津子：研究授業報告；成人看護学 リハビリテーション期の看護，京都中央看護保健専門学校紀要，17：49-59，2010．より引用改変．

の解剖学的な構造をイメージさせながら、導尿のコツを教えたい"というのが授業のねらい（＝教育的価値）であった。そして、それを学生に伝えるためにペットボトルを利用して導尿用の教材を自作した。

看護師を目指す学生にとって導尿の方法は、"知っておかなければ臨床で困る"と思える、とてもリアリティのあるテーマであろう。そうしたなかで、人間の身体の内部を視覚的に理解しながら実演できるペットボトルの教材は、学生にとって「生活性」のある教材であると考えられる。

しかし、この教材は、厳密に言えば人間の身体の構造をすべて忠実に再現したものではない。むしろ、導尿のコツをつかむために必要なところだけを残し、それ以外の部位を捨象した虚構物である。学生は、こうした虚構物をとおして（あるいは、虚構物だからこそ）、目に見えないところの構造を理解することができ、コツをつかみやすくなるのである。

このように考えると、教材とは、すべての事実を忠実に再現したものではなく、授業のねらいに即して改変していくものである。つまり、"教員が教えたいこと"をそのまま伝達することが教育なのではなく、また、看護の現場を直接的にたくさん経験していれば実践力が身につくというものでもなく、教材を媒介とした思考活動をとおして初めて、真の意味で"わかる"という状態に至るのである。

もちろん、こうした授業を展開するには、教員は常に"何を教えたいのか"を具体的に明確にしていかなければならない。しかし、それだけではなく、"教

教材開発：「生活性」と「虚構性」の意図的な融合 4-5

"えたいこと"を伝える媒介物＝教材としてどんなものが適切であるのかを考え、生活（看護師であれば、看護実践）のなかから学生が理解しやすいものは何かを常に探し続けることが大切である。

小・中学校の教師たちは、子どもたちに伝えたい内容を適切に反映しているものをネタとよび、常にネタ探しをしている。すなわち、おもしろい授業を展開しようと思ったら、旬なネタを探したり、あるいは100円ショップなど、素朴な物がたくさん置いてある店を訪ねて学習者になじみやすい素材がないかを探すというように、ネタ探しに余念がない。

3 教材の「幅」と「解釈・加工」

教材には「生活性」と「虚構性」といった、一見すると正反対とも思える要素が同時に存在している。これを両義性というが、教材開発では、両義的なものをどのようにして融合するかが問われてくる。つまり、どこまでリアリティを追求するか（生活性）という点と、どのように現実を改変してわかりやすくするか（虚構性）という点を折り合わせることが教材開発の際に求められている。

こうした検討を進める際に大切なのが、教材の「幅」と「解釈・加工」という考え方である。すなわち、良い教材とは、学習者の能力差（幅）に合わせて解釈され、加工されたものである（図Ⅰ-15）。

たとえば、学校教育の現場では、粘土や水を使った教材があふれている。これは、粘土や水といった素材が人間形成に不可欠なものであり、そのため、どのような能力・年齢の子どもにも「幅」の広い教材として利用できることを示している。看護教育の分野でこうした素材を求めるならば、生命や健康に関連する内容がそれにあたるのではないだろうか。解剖学や生理学といった身体の構造やメカニズムを学習する科目であれば、発熱（体温）や頭痛といったあらゆる病気につながる身体的な異常（症状）については、様々に解釈し、加工することができる。

（専）京都中央看護保健大学校では基礎看護学の授業において、身体内部で生じていることを学生に

図Ⅰ-15 教材観とは――解釈と加工のプロセス

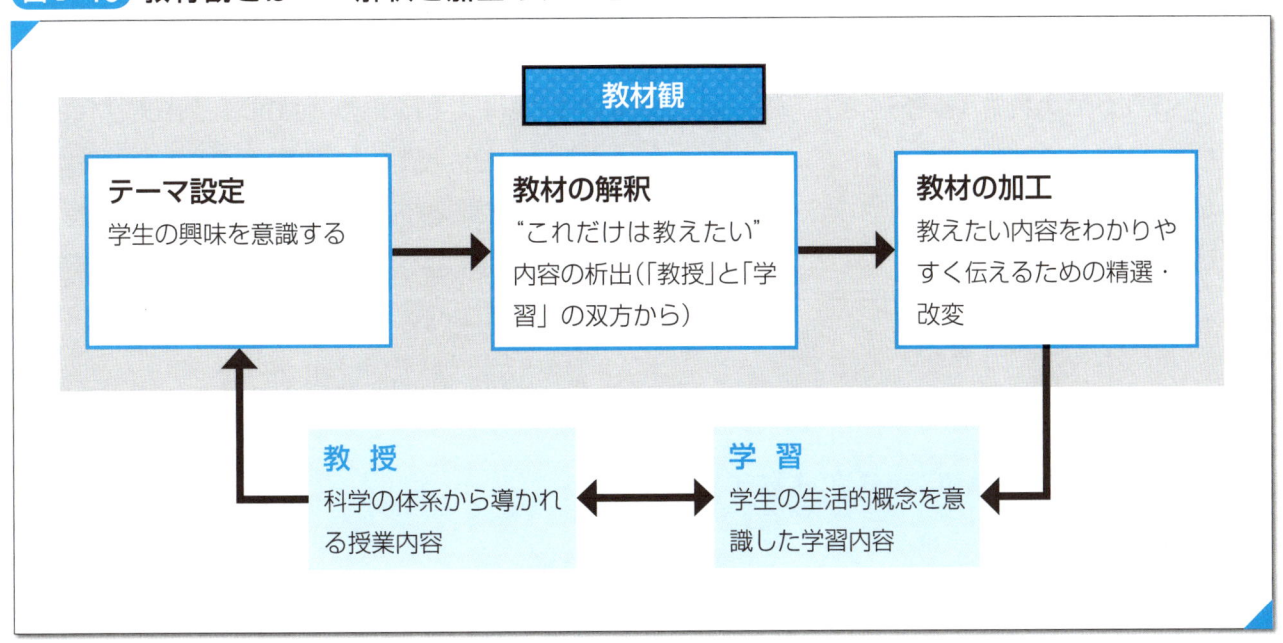

【教材観】

テーマ設定
学生の興味を意識する
　→
教材の解釈
"これだけは教えたい"内容の析出（「教授」と「学習」の双方から）
　→
教材の加工
教えたい内容をわかりやすく伝えるための精選・改変

教授
科学の体系から導かれる授業内容
　⇔
学習
学生の生活的概念を意識した学習内容

第Ⅰ章 考える看護学生を育む授業づくりの基盤

理解してほしいと考え、それを可視化する授業を展開した。その授業では、以下のような事例を教材にして、発熱している患者の看護について学生に考えさせる授業を行った。

> 小泉さんは72歳の女性です。昨日から基礎看護学Ⅰ-2）の実習が始まり、学生の阿部さんが受け持っています。今朝、阿部さんが訪室したところ、小泉さんは「さっき体温を測ったら、37.2℃ありました」と話していました。阿部さんは、小泉さんにどのような看護をしたらよいでしょうか。

もちろん、実際の看護場面では、これよりももっとたくさんの情報が入手できるだろうから、この情報だけで看護の展開までを考えさせることは避けるべきであろう。この授業のなかでは、学生に発熱（体温）に注目させ、考えさせたいという教員の意図があるので、このくらい簡潔な状況設定のほうが、問題を焦点化して考えることができるのである。

特に、この授業の対象は1年次生であったので、病室の小泉さんの様子を詳細に記述した事例を示したら、授業の核心とは異なる情報に振り回され、発熱（体温）に注目させるまでに大幅に時間を割くことになってしまう。こうしたことから、学生に最初に提示する内容は、この事例のように「加工」され、簡素化された内容のほうが考えやすいといえる。

そのうえで、この授業（**参考Ⅰ-8**）[5]）を計画した荒巻富美先生は、発熱のある小泉さんに対して看護師が考えるプロセスを、次の3つに分けて学生に示した。

> 1. 小泉さんの状態を予測する
> 2. 37.2℃という体温が小泉さんに及ぼす影響はどのようなことか
> 3. 小泉さんに対する看護の方法はどのようなものか

臨床で働く看護師は、確かにこうした3つの視点で考えながら、どのような看護が必要かを判断するだろうから、この授業は看護師の日常（生活性）を再現したものであるといえる。しかし実際は、こうした視点を別々に考えているのではなく、瞬時に総合的に検討しているはずである。この意味では、学生に前述の3つの視点を別々に考えさせ、統合するところまで教員がお膳立てをするような授業の展開は、やはり現場の状況とは少し異なる「虚構」であるといえる。

仮に、この授業の対象が3年次生であったとしたら、もう少し雑多な情報をあえて交えながら、発熱（体温）に注目させる事例を提示してもよいかもしれない。あるいは前述の3つの視点を別々に考えさせるのではなく、"次の3つの点をふまえて看護を考えなさい"というように、課題を提示することが望ましいかもしれない。

これらは、いわば学生の成長段階に応じて教員が教材を改変する必要があるということを示している。こうしたことが可能となるのは、発熱（体温）といった素材が看護を考えるうえではとても「幅」の広いものであり、かつ看護の展開を分節化しやすい特徴をもつものであるからだと考える。

以上のように、教材開発には先人が築き上げてきた看護実践のエッセンスを解釈し、それをわかりやすく伝えるための素材（ネタ）を探し、学習者の到達度をふまえて授業者が加工するといったプロセスがある。逆に考えると、優れた教材開発の裏には、こうした授業者の不断の努力があり、わかりやすい授業を展開するうえでは、まさに教材開発こそが授業者の腕の見せどころなのである。

教材開発：「生活性」と「虚構性」の意図的な融合 4-5

参考 I-8 小泉さんの看護を考える

フィジカルアセスメント（バイタルサイン）；体温の異常と看護

本時の目標
1）現象を手がかりに推論し、検証するプロセスを理解することができる。
2）検証した結果、導き出した結論が、現在身体内部にどのような変化をもたらしているか理解することができる。
3）今後の予測ができる。
4）1）～3）をとおして、どのような看護が必要かを考えることができる。

事 例
小泉さんは72歳の女性です。昨日から基礎看護学 I-2）の実習が始まり、学生の阿部さんが受け持っています。今朝、阿部さんが訪室したところ、小泉さんは「さっき体温を測ったら、37.2℃ありました」と話していました。阿部さんは、小泉さんにどのような看護をしたらよいでしょうか。

思考のプロセス①

手がかり（今、見えていること）
・小泉さんの「さっき体温を測ったら、37.2℃ありました」という言葉
・72歳、女性
・学生の阿部さんが基礎看護学実習 I-2）で受け持っている

その人の状態の予測（推論）
➡ 熱があるかもしれない
➡ その他
・ちゃんと測れていただろうか
・汗などかいていないか
・室温はどうだろう
・掛け物はどうか
・本人の訴えなので、まだ事実かどうかわからない

その人の状態を確認するために行うこと（検証）
・熱があるかどうか、もう一度測らせてもらう（学生が測定する）
・どのように測定したか確認する……問診
・汗をかいていないか確認する……触診
・室温、掛け物を見て、うつ熱（熱の放射の妨げになっていないか）を確認する
・触わってみる（熱感がないか、冷感がないか）……触診
・"さっき"とはいつか確認する……問診
・顔色はどうか（紅潮、蒼白などがあるかどうか）……視診
・カルテを見る

説 明
これらの確認がSデータとOデータを一致させていく作業であること、クリティカルに物事を考えていくプロセスになっていること、漏れのない確認につながっていることを説明する。

参考 I-8（つづき）

▼

思考のプロセス②

37.2℃という体温は、小泉さんの身体にどのような影響を及ぼしているか

ヒントの言葉
① 基準値から考えてみよう
② 37.2℃という体温は、通常の小泉さんの体温からどのくらい逸脱しているだろう？
③ 体温が1℃上昇すると代謝はどうなるだろう？

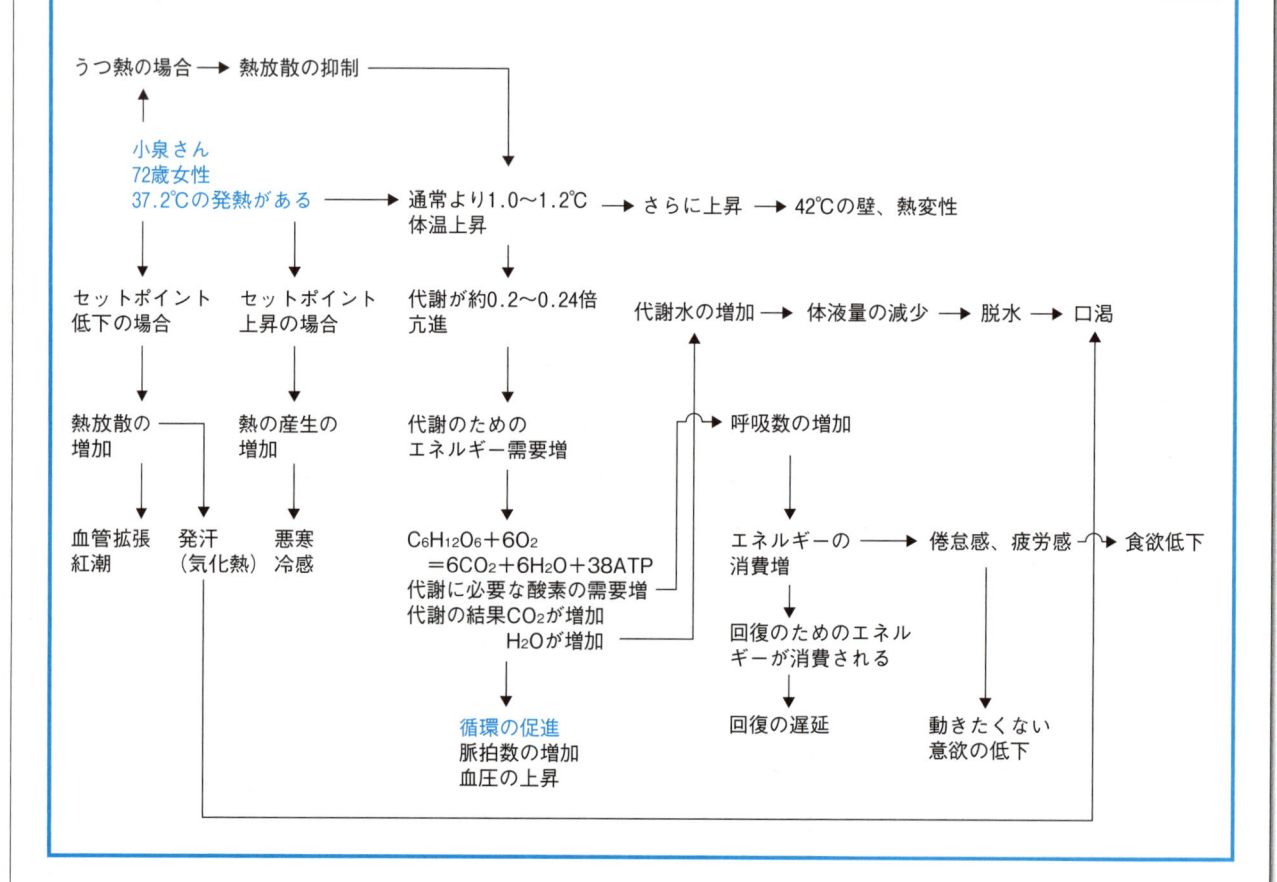

```
                    うつ熱の場合 → 熱放散の抑制 ─────┐
                         ↑                          │
    小泉さん                                         │
    72歳女性                                         ↓
    37.2℃の発熱がある ──→ 通常より1.0〜1.2℃ → さらに上昇 → 42℃の壁、熱変性
         │                 体温上昇
         ↓          ↓         ↓
    セットポイント  セットポイント  代謝が約0.2〜0.24倍    代謝水の増加 → 体液量の減少 → 脱水 → 口渇
    低下の場合      上昇の場合      亢進                      ↑
         ↓          ↓         ↓                           │
    熱放散の       熱の産生の   代謝のための              呼吸数の増加
    増加           増加         エネルギー需要増               ↑
         ↓          ↓         ↓                           │
    血管拡張   発汗  悪寒    C₆H₁₂O₆＋6O₂             エネルギーの → 倦怠感、疲労感 → 食欲低下
    紅潮       (気化熱) 冷感   ＝6CO₂＋6H₂O＋38ATP       消費増
                             代謝に必要な酸素の需要増          ↓
                             代謝の結果CO₂が増加         回復のためのエネル
                             H₂Oが増加                   ギーが消費される
                                 ↓                          ↓                  ↓
                             循環の促進                  回復の遅延           動きたくない
                             脈拍数の増加                                    意欲の低下
                             血圧の上昇
```

思考のプロセス③

どのような看護をするか（発熱がある人全般に対して）
➡ エネルギーの消耗を最小にするために、安静を促す。
➡ これからの経過を予測するために観察をする。

・体温上昇時：セットポイントの上昇により、セットポイントに達するまで体熱の産生が増すので、体熱の放散を抑制する方向ではたらきかける。保温（掛け物調整）、冷感による苦痛があれば温罨法

・体温下降時：セットポイントが元に戻っているので、体熱の放散を促す方向ではたらきかける。掛け物を調節する。熱感があればクーリング、汗を拭く、寝衣交換

・生活への配慮：環境調整（ナースコール、水分・コップなどを届く範囲に置く）、食事の工夫（エネルギーに転換しやすいもの）

出典／荒巻富美，他：研究授業報告；基礎看護学 共通技術Ⅲの授業研究—身体内部で起こっていることを可視化するプロセス，京都中央看護保健専門学校紀要，16：17-27，2009．より引用改変．

5 授業改善の糸口を見出す研究授業の進め方

1 研究授業は何のために行うのか

　ここまで、教育方法学、特に教授・学習論や教材論を基礎に、授業づくりの方法を様々な角度から紹介してきた。しかし、これまで紹介してきた方法を自分が担当しているすべての授業に反映させようとしたら、授業改善を果たすためとしても、かなりの時間を要するものとなってしまうだろう。また、自分一人で授業のネタ探しから、学生の学習状況に合わせた教材開発までやろうと思ったら、考えなければならないことが多すぎて、授業づくりの過程がとても苦しいものになってしまう。

　こうした問題を解決するために、自らの授業改善の契機にもなり、他の教員と授業づくりの経験やテクニックを共有することを目的とした研究授業を実施することが有効である。

　教育方法学では、授業研究と研究授業を明確に分けて議論してきた。授業研究とは様々な授業を調査・分析し、その特質を研究的に明らかにすることである。一方、研究授業とは、研究的な視点をもって授業に取り組むことをいう。そのため、研究授業はふだんどおりの授業を公開するものであるが、そのなかでそれまであまり実践してこなかったことをいくつか試験的に実践し、参観者から意見をもらって授業改善の効果を検証するものであるといえる。

　ただし、研究授業は自分の授業の特質を見つめ直す契機とするものでもあるため、研究授業に取り組む場合、必ずしも新しい授業実践の方法を試すことばかりが大切というわけではない。ある教員が日常的に行っている授業を別の教員たちが見て、"○○の点を大切にして授業をしよう"というように、授業づくりの基本的事項を定期的に確認し合うような研究授業であっても、学校全体の授業力の向上に貢献するだろう。

2 授業の構造を考えながら研究授業を行う

　研究授業に取り組んでみようと思ったら、"どのような授業を見せたらよいだろうか"と悩むことだろう。こうした悩みをもった教員に対して筆者は、その時々の流行りの授業スタイルを追究するのではなく、授業の基本構造をふまえた授業展開ができているかどうかを確認する研究授業を行ってほしいとアドバイスしている。

　たとえば、"学生にとってわかりやすい授業とはどのようなものであるかについて、研究授業をとおして考えてみよう"というテーマで研究授業に取り組んだとする。そこで研究授業の担当となった教員が"学生が興味をもつような導入と発問を考えてみたい"と思ったなら、授業の導入と発問に関してちょっとした工夫を加えた授業を考え、他の教員に参観してもらい、意見交換するというようなものでよい。

　また、"板書などで要点をしっかりまとめられて

図Ⅰ-16 わかりやすい授業の流れをつくる

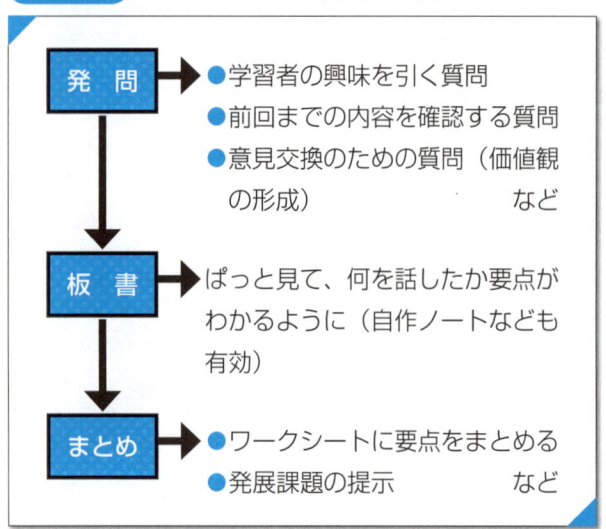

発問
- 学習者の興味を引く質問
- 前回までの内容を確認する質問
- 意見交換のための質問（価値観の形成）　など

↓

板書
- ぱっと見て、何を話したか要点がわかるように（自作ノートなども有効）

↓

まとめ
- ワークシートに要点をまとめる
- 発展課題の提示　など

いろいろな学習指導案

- **「導入-展開-まとめ」の学習指導案**
  一斉授業を意図的・効率的に展開していくために考案された指導案の形式
- **習熟度別の指導案**
  学習進度に応じて指導内容を分けることを意図したもの
- **チームティーチングのための指導案**
  T2*、T3*にも意図的な指導を展開してもらうためのもの
- **かかわり方を中心に描く指導案**
  活動場面に応じたかかわりや、学習者の「つまずき」に対する授業者のかかわりのパターンを記述する

＊授業の進行役とは異なり、学習者の側に立ち、必要に応じて個別的な指導を行う2人目、3人目の授業者

いるか""病院実習などでの看護実践につながるような発展的・応用的なまとめができているか"など、研究授業ごとに視点を変えて取り組むことができれば、研究授業をとおして授業づくりの基本的な事項を全教員で体系的に確認していくことができるだろう。こうした地道な取り組みを続けていると、「わかりやすい授業」（図Ⅰ-16）を学内すべての教員が当たり前に行うことができるようになる。

このように研究授業は、一人の教員がすべての授業に関して緻密に学習指導案を立て検討することは時間的に無理があるので、他の教員の授業実践から学び、自らの授業を改善していくシステムを学内でつくり上げるものであるといえる。

3 授業構想を学習指導案に表現する

学習指導案とは、授業者の授業構想を書面で表現することであるが、その書式については特に決まったものがあるわけではない。むしろ次に示すように、授業の特性に応じて、授業者が学習指導案自体を考案し、表現しようとするのが理想的である。

ただし、学習指導案を考えるだけで多くの時間と労力を消費してしまうのは本末転倒である。そのため、典型的な授業については学習指導案の形式がある程度決まっている。こうした書式は、学校の教師たちが何となく"こうした形式が表現しやすい"というところから作られてきたものである。看護専門学校において、学習指導案を構想・作成していく際は、そうした基本型をふまえるのがよいのではないだろうか（学習指導案の基本型と書き方については、第Ⅱ章に詳述しているので参照してほしい）。

こうした形式で学習指導案を書いて、授業を効果的に展開していくことができるのは、「導入-展開-まとめ」がはっきりしている一斉授業（教員が前に立って学生に知識や理論を考えさせる形態）であろう。一方で、チームティーチングを採用している授業や、学習が遅れがちな学生への授業も、研究授業で検討することでより効果的な指導が可能となるだろう。

筆者は、小・中学校や特別支援学校の教師と共同し、これまで様々な学習指導案を考案してきた。た

とえば、複数の教師が一つの授業のなかで指導するチームティーチングを取り入れた授業では、授業を進行している教師（T1）ではなく、学習者を直接サポートすることができる2人目（T2）や3人目（T3）の教師の教授行為が重要であると考え、学習指導案の一部をT2、T3に記述してもらったことがある。

また、学習者の習熟度に合わせ、学習進度に応じて授業中に課題を複数用意し、学習者に選択してもらうような展開を考えた授業では、発展コースと基礎コースという2つの学習指導案を展開部分に並列して記述した。さらに、学習が遅れがちな学習者に対する学習指導案では、授業の内容でつまずきやすいポイントを示し、そこをどのように指導するかを別紙に詳述するというような学習指導案を作ったこともある。

このように、研究授業の学習指導案の形式は、授業のねらいに応じて様々なものが考えられる。究極的には、ねらいの数だけ工夫された学習指導案の形式が存在すると言っても過言ではない。要するに、学習指導案というものはあくまでも授業の構想を表現する手段であり、この点を明確にするために授業者がアレンジする余地が残されているということである。

4 研究授業後の協議会の進め方

研究授業を狭義にとらえれば、"学習指導案を書き、だれかにその授業を見てもらって、授業について意見交換をするもの"と考えられる。しかし、研究授業の最終的な目的はすべての教員の授業改善であり、それをとおして学校全体の授業力のレベルアップを図ることである。このように考えると、研究授業後に学校全体の授業が少しでも変化することをねらって研究協議を行うことはとても大切である。

すなわち、研究授業はやりっ放しで終わるのではなく、次につなげるための「話し合い」が重要になる。そのため、研究授業を実施したあと、その授業を参観した教員が集まり「協議会」を開くことが望ましい。こうした協議会を開催すると、"この授業はもっとこうすればよかったのではないか" "この授業で学生にどんな力が身についたのか"というように、授業者を詰問するような場となってしまうことが時々あるが、本来、協議会の目的は参加者それぞれが、自分自身の授業を見つめ直すことである。

筆者は、初めて研究授業を行う看護専門学校で授業後の協議会に参加するときには、最初に協議会の主旨やねらいを次のように確認している。

- 研究授業後の協議会では、授業者が次の授業で何をどうすればよいかを考える際に参考となるような建設的な意見を述べ合うこと。
- そのためには、自分がこの授業をするとしたらどうするか、という当事者の視点から発言すること。
- 研究授業後の協議会の究極的な目的は"実践の共有"であり、そのため、自分の授業や実践の経験をふまえ、過去の成功例や失敗例を語りながら、授業者の参考となる意見を述べること。

こうした原則に加えて、研究授業を行った授業者に対しては、それまでの授業準備の労をねぎらうとともに、"授業には完成という状態はない"ということを伝えるようにしている。つまり、"この授業では○○について工夫したところ、△△の点についてはよかったが、□□の点については課題として残っている"というように自己評価してほしいと伝えている。

こうした協議会の大まかなルールを示したうえで話し合いを始めると、非常に建設的な意見が出され、

第Ⅰ章 考える看護学生を育む授業づくりの基盤

授業者から"授業づくりは大変だったけど、研究授業をしてよかった"という声が聞かれることが多い。研究授業後の協議会で効果的にアドバイスをするために、どのような観点で協議をすればよいかは**参考Ⅰ-9**を参照してほしい。

以上のように、最初の研究授業の協議会では授業者を守るルールを作り、セーフティネットを示すことが重要である。そうでなければ、研究授業後に多くの教員から批判ばかりされ、とても嫌な記憶となって残ってしまうからである。

一方、そうしたセーフティネットが形成され、授業者が安心して研究授業を進めていくことができるようになったら、協議会において皆で共通して検討する「視点」を立てることが重要である。たとえば、前回の研究授業では一斉指導の方法について皆で意見交換をしたので、次の研究授業では技術指導を取り上げてみよう、というように分野やテーマを絞った検討をするとよい。

もちろん、"話し合い活動を取り入れた授業をつくる"とか、"事例をとおして看護理論を学ぶ"など、これまで述べてきた現代の若者が苦手な側面をどのように伸ばすかということも研究授業の視点となる。

参考Ⅰ-9 研究授業後の協議会での効果的なアドバイスの観点

1．学生が興味をもって参加できる授業となっているか？
- 看護場面に即した話題が提供できているか？（看護場面や事例が組み込まれているか？）
- 具体的な活動が授業のなかにあるか？
- テーマ設定が学生の興味に即したものになっているか？
- 学生の生活（日常性）とかけ離れた話になっていないか？

2．学生が授業を理解できる授業展開となっているか？
- 質問はスムーズな流れのなかでわかりやすく行えているか？
- 板書（資料・配布プリント）はわかりやすいものであるか？
- 授業の目標設定は適切か？（学生は、授業の最後で何を学んだかを意識できているか？）
- 他の授業との関連について言及しているか？
- 授業のなかに活動（ディスカッション、調べ学習、プチ実験など）があるか？
- 学生がワークシートを記入しているときなどに個別的な指導（机間指導）ができているか？
- 学生が身につけるべき知識や技能が明確に示されているか？（宿題や次の授業までの予習課題が明確になっているか？）→ 学生が自分なりの課題をもって授業に臨んでいるか？

3．教育課程のなかでの本時の位置づけは適切であるか？
- 既習事項や学生の関心（モチベーション）などを総合的に考えて授業のねらいや教材が考えられているか？
- 国家試験や臨地実習に臨むうえで有意義な授業内容・展開となっているか？
- 前の授業と次の授業のつながりを考えたうえで、本時の授業が学生の理解・技術の習得に役に立つものであったか？

＊上記の観点は、すべて一つの授業に含まれていなければならないというものではありません。このような観点からアドバイスの内容を検討してみてください。

5 研究授業を基軸とした学校改善を

　研究授業は専門分野ごとに行うこともある。たとえば子ども（あるいは高齢者）の看護をテーマに研究授業を実施したら、参観者から"学生は子ども（あるいは高齢者）のイメージが湧いていないから、この授業の前に子ども（あるいは高齢者）と触れ合う経験を積んでおく必要があるのではないか"という意見が出されたとする。こうした指摘はそのままにせず、その分野あるいは学校全体のカリキュラム改善へとつなげていくことが必要である。

　しかし、学生が子ども（高齢者）のイメージをあまりもてていないからといって、その授業のなかで子どもや高齢者の施設などへ訪問するのがよいのかについては、大いに検討すべきことであると考える。なぜなら、学生を学外に連れて行き、看護の対象者と触れ合う活動を計画するのはとてもエネルギーのいることだからである。また、一人の授業者が、一つの授業のなかで、そうした体験・経験を用意したとしても効果が高いことばかりではない。そのため、分野ごとに、あるいは学校全体で効果的な体験・実習の体系を考えていかなければならないのである。

　このように、研究授業には、学生にどのような発問の仕方をすれば考える力を育てられるかなどといった「日々の授業改善」の方法を検討する側面もあれば、学校全体の実習の位置づけを考え直すといった

図Ⅰ-17　授業評価の2つの視点

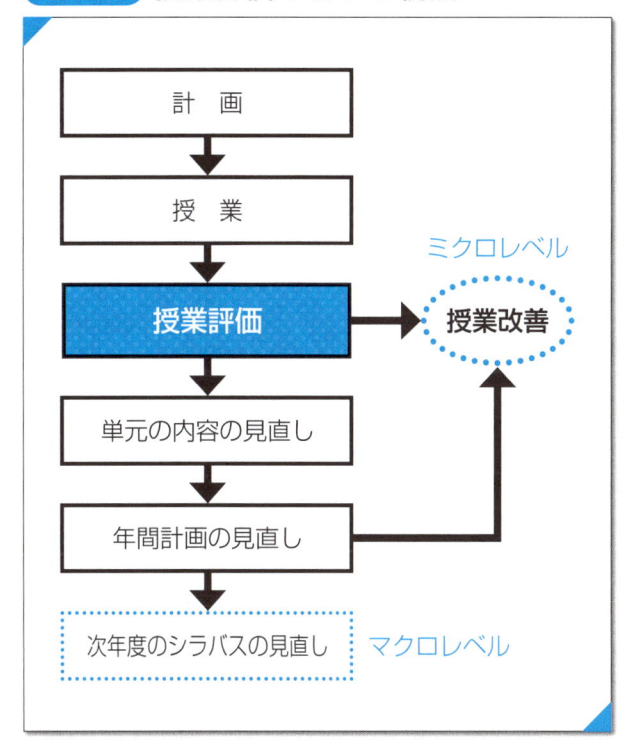

計　画　→　授　業　→　**授業評価**　→　授業改善（ミクロレベル）
授業評価　→　単元の内容の見直し　→　年間計画の見直し　→　次年度のシラバスの見直し（マクロレベル）

「カリキュラム改善」を図る契機とする側面もある。前者をミクロレベルの授業評価、後者をマクロレベルの授業評価とよぶならば、研究授業とはこうしたミクロとマクロの2つの視点をもって総合的に進めていくものであるといえる（図Ⅰ-17）。この点において、研究授業は学校改善（いわゆるFD；faculty development）につながるものなのである。つまり、研究授業をとおして個々の教員の授業力を向上させていくとともに、学校全体のカリキュラム開発を進めていくことができる。筆者は、こうした学校改善に熱心な学校で学んだ学生は、看護師に必要な様々な知識や技術を"知らず知らずのうちに"身につけていくものと考える。

6 判断力を育成する事例検討の方法

1 表面化しない「意味」を考える

　これまで、多くの看護専門学校で実施されている数十人の学生に対して1人の教員が一斉に指導するスタイルの授業を、意図的・組織的に改善していく方法を紹介してきた。なかでも前節では、研究授業（一斉指導の学習指導案の立案）とその後の協議会のもち方について述べた。

　しかし、現職教育を含めると、必ずしもこうした一斉指導の場面で学習することばかりではない。特に、知識を活用・応用できる看護師を育てることが求められている現代においては、学生のうちから事例を分析し、状況のなかで自分のとるべき行動を考え、判断することができなければならない。こうした理由から、看護教員や新人看護師を育てる指導者は、効果的な事例検討の方法を知っておく必要がある。

　事例検討会（カンファレンス）で重要な点は、行動だけではなく、表面化しない「意味」を考えさせることである。たとえば、あまり外出したがらない高齢の入院患者に対して、1日に1度くらい外の空気を吸ってほしいと思ったとき、どのように声をかけるだろうか――。学校で習った知識をそのまま入院患者に伝えるのであれば、気分転換や日光浴といった効果を伝え、"外に出てみましょう"と言うことになるだろう。もちろん、1年生が基礎看護学などの授業で学んだ知識を使って患者に話をしてみるという設定の授業であれば、気分転換や日光浴など、外に出ることの効果について説明することができればよいかもしれない。しかし、本格的な実習で経験を重ねている最終学年の学生や、すでに現場で働いている新人看護師のトレーニングでは、そうした声かけを考えられるだけでは不十分であろう。

　このとき、経験のある看護師は、単に患者の身体的な側面ばかりでなく、どんなことが好きで、どういう言い方をすれば受け入れてくれるのかという点を考えながら、外出を勧めるのではないか。たとえば、看護師に"たまには外出しませんか？"と言われると、"大きなお世話だ"と、かえって反発する人もいるだろう。こうした患者を相手にした場合、静かな所で本を読むのが好き、などといった本人の好みをふまえ、天気の良い日に"外は静かでいいですね"と言ってみる。こうした言葉かけをさりげなく何度かしていくうちに、患者のほうから"（外に出たいから）車椅子を貸してくれ"と言ってきた、などという事例は多くあるのではないだろうか。

　知識を活用したり応用するのが苦手な学生や新人看護師は、"外は静かでいいですね"という一言を導き出すまでに、"いつも世話になっている看護師さんを困らせたらいけないな……"とか、"部屋にいるといろいろな人が話しかけてくるのは嫌だな……"といった患者の気持ちを読み取り、タイミング良く声をかけることが困難なのだろう。こうした学生や新人看護師には、状況のなかで患者とどのようにコミュニケーションをとったらよいかを考える習慣をつけることが求められているのだと考える。

　以上のような、自分と相手の双方の思いをつなぐ

力を他者性とよぶが、学生や新人看護師と事例検討会を行う際には、他者性の成長を促す指導が重要である。具体的には、看護師と患者の関係やコミュニケーションを考えられるよう、板書やワークシートなどに吹き出しを設けて双方の「思い」を整理させるなど、事例検討をとおして表面に表れない「意味」を考えるトレーニングが必要であると考える（図Ⅰ-18）。

2 看護について「語り合う」関係を築く

他者性を育てることを主眼とした事例検討会を進めるうえで大切なことは、語り合う関係を築くことである。そのため最初のうちは、初歩的なことでも相談できる、という雰囲気をつくることが重要となる。

すなわち、ベテラン看護師にとっては当たり前の看護の方法を、叱るのでもなく、教えるのでもなく、"私だったらこうするかな"というようにさりげなくアドバイスしていくことができれば、学生や新人看護師も少しずつ「考える」ことができるようになるだろう。そのため、事例検討会の主たる目的は先輩と後輩の「経験の共有」であるといえる。

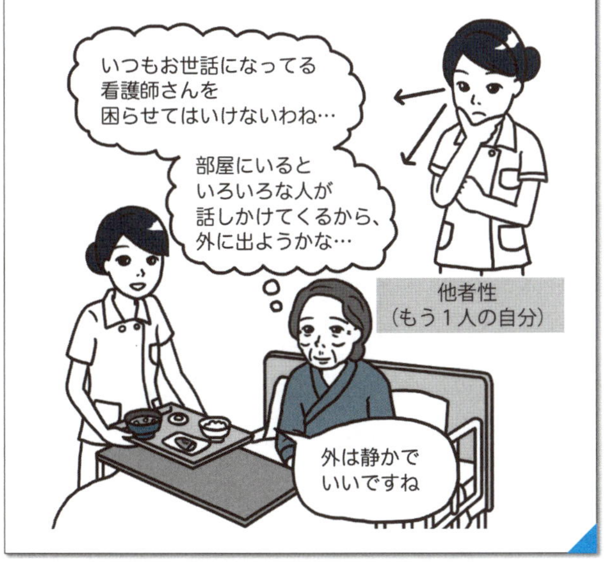

たとえば、ターミナル期の患児を受け持ったとき、保護者から"最期まで生きる希望をもたせたいから、子どもにはターミナル期であることは伝えないでほしい"と言われたとする。

一方、患児は"私はもうすぐ死ぬことはわかっているの。でも、お母さんとお父さんを悲しませたくないから、病気が治ったら○○するの、と言っているんだ"と話していた。このように、保護者と子どもの気持ちを両方聞いてしまった看護師は、どうすればよいかわからなくなってしまうかもしれない。

こうした場面で看護師はどのように応対するのがよいだろうか――。おそらく、そこには具体的に、△△のように行動すればよい、という唯一絶対の答えは存在しない。先輩看護師が学生や新人看護師に指導できることは、"大切な人の前では本当のことを言わないことがあるのよ"というように、保護者と患児の発言の「意味」を語ることではないだろうか。そして、"死と向き合っている人（患者、家族）は、私たちの想像を超えたところで結びついている"ということや、"何をしたらよいかを考えるのではなく、患者とその家族の話を聴くというだけでも看護になる"というように、目に見えない意味や価値を伝えることなのだろう（図Ⅰ-19）。

このように、事例検討会においては、答えを求めるのではなく、先輩と後輩が「語り合う」ことが大切である。そのためには前述のように、まず参加者が自由に意見を言うことができる雰囲気をつくることを心がける必要がある。時には、意見を述べた人を否定しない、というルールを事例検討会の最初に明示することも必要であるかもしれない。

図Ⅰ-18 見えない「感情」や「意味」を考える

第Ⅰ章 考える看護学生を育む授業づくりの基盤

図Ⅰ-19 見えない「意味」や「価値」を伝える

看護師の前だけで本音を語る保護者と患児

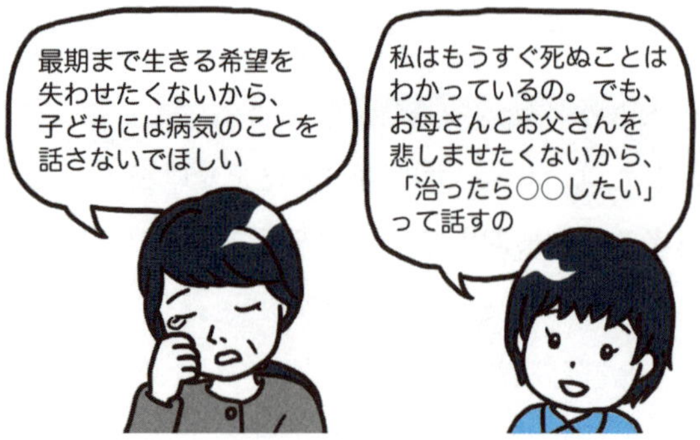

「最期まで生きる希望を失わせたくないから、子どもには病気のことを話さないでほしい」

「私はもうすぐ死ぬことはわかっているの。でも、お母さんとお父さんを悲しませたくないから、『治ったら○○したい』って話すの」

→ 死と向き合っている人（患者・家族）は、私たちの想像を超えたところで"結びついている"

大切な人の前では本当のことを言わないことがある

→ "聴く"ことだけでも看護になる

3 病室でのコミュニケーションを「文化的実践」ととらえる

　看護実践について共通の土俵に立ち、そこで一つの事例と向き合って語り合うことが大切なのは、病棟で働く先輩看護師と新人看護師の関係だけではない。教員と学生であっても、基本的にはその関係をつくることが必要である。つまり、看護師の先輩である教員と、看護師にこれからなる学生が、対等とまではいわないまでも、共通の土俵で「語り合う」ことが重要である。

　それは、看護師になったときに、先輩とどのように語り合ったらよいかを学生のうちから学んでおくことが重要であるから、という理由もある。しかしそれ以上に大きな理由は、「答えのない問い」を考え続ける実践者を育てることが求められている時代だからである。すなわち、病室で展開される患者と看護師のコミュニケーションを想定し、複数の対応

のなかからベターなものを選択できるように育てることが、看護師という職業には不可欠なのだと考える。

　そもそも、コミュニケーションというものは、単に人と人とが「やりとり」するというだけのものではなく、文化的な意味や価値を再生産する役割を務めると考えられている。そのため、ある状況のなかでコンフリクト（矛盾・葛藤）に直面したときに、人は言葉（コミュニケーション行為）を介して人と人との間で「行為調整」を行う[6]。もちろん、コミュニケーションを言語行為に限定することは避けなければならないが、自分の立場や役割、また置かれている状況のなかでどうふるまうかを考え、それを言語化することが看護実践において重要であることは疑いないだろう。

　看護専門学校の授業であれば、看護師になったときに直面したら困りそうな事例を学生に提示し、"あなただったらどうする？"と問いかけてみることで、看護実践を「言語化」し、他者とコミュニケーションをとることができるように指導していくことが可能だろう。

　たとえば、病室で看護師のすることすべてに文句を言ってくる患者を例にして考えてみよう。具体的な行動レベルで対応策を考えたら、"どうしたら文句を言わなくなるか"という点ばかりに注意がいってしまい、選択の幅のない、融通の利かない実践となってしまう。そうならないようにするためには、"どうしてこの患者は文句ばかり言ってくるのか"という患者の置かれている状況や立場などに着目して考えることが大切である。

　具体的には、患者が文句ばかり言う裏に、看護師と話が合わない、という理由があるのなら、患者と同じくらいの年齢の看護師から、どういった話題であれば共通した会話ができるのかをアドバイスしてもらうことが有効であるかもしれない。これは世代の特徴が関係していることでもあり、その世代が形

成してきた「文化」のなかで話をするということが求められている。

　一方で、見舞いに来ない家族への不満から看護師に八つ当たり的に文句を言っているのであれば、そうした患者への対応は、カウンセリングに近いものが求められるだろう。そして、話を受容的に聴くなかで、患者が家族や地域といった「生活文化」のなかで窮屈な思いをし、ストレスをためていることを理解することが求められる。

　このように、患者が文句ばかり言う背景にも、本人の性格というだけでは説明がつかない様々な「状況」や「文化」が関係している。看護師には、このように患者を多角的な視点から見つめ、対応することが求められている（図Ⅰ-20）。こうした状況や文化的な特徴をとらえて、自らの実践を考えていくことを「文化的実践」とよぶならば、教員は看護実践を考える事例検討をとおして、文化的実践者として成長させることができるように学生を指導していかなければならないだろう。

　以上のような事例検討は、看護実践研究としてみた場合には、質的研究に属するものである。行動レベルあるいは視覚化できるデータに基づきながらも、患者と看護師の人間関係の形成や発展のプロセスに注目して、質的に分析する方法を学ぶことが事例検討会においては必要であると考える。

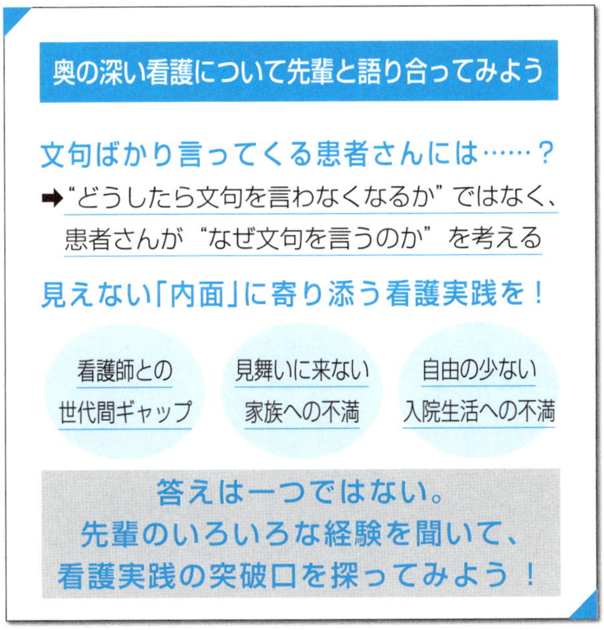

4　複雑な状況のなかでの判断力の育成

　教員と学生という関係性であっても、事例検討のなかで自由に意見を述べられるような雰囲気をつくることが大切だということは、先に述べたとおりである。ただし、学生は臨地実習の機会以外では、実際に患者と接して葛藤する場面に直面するのではなく、あくまでも架空の事例と向き合うことになる。こうした理由から、学生に対する事例検討は、事例をみたときにどこに注目し、どのようなプロセスで検討を進めていくのかという点が指導の中心となることも考えられる。

　（専）京都中央看護保健大学校の齋間博子先生は、母性看護学の授業のなかで、妊娠中絶の事例を教材化し、カンファレンス形式で行うグループワークとワークシートにより考えを導く授業を展開した。特に、事例検討をとおし、考え方の違いや類似性を認識し、そうしたなかで問題解決の方向性を見つけ出していく過程そのものを学生に学習させようとした（詳細は**参考Ⅰ-10**[7]に示す）。

　この授業では、事例そのものから学ぶ展開にはなっているが、教員の側でワークシートを作り、「身体的」「心理・社会的」の二側面から事例を検討するように方向づけられている。こうした「型（あるいは枠組み）」に基づき検討を進めていく方法が採用されるのは、実践経験の少ない学生に対する事例検討の特徴であると考えられる。

図Ⅰ-20　「語り合う」ことで、状況や文化的特徴をふまえた看護実践を模索する

奥の深い看護について先輩と語り合ってみよう

文句ばかり言ってくる患者さんには……？
→ "どうしたら文句を言わなくなるか"ではなく、患者さんが"なぜ文句を言うのか"を考える

見えない「内面」に寄り添う看護実践を！

- 看護師との世代間ギャップ
- 見舞いに来ない家族への不満
- 自由の少ない入院生活への不満

答えは一つではない。
先輩のいろいろな経験を聞いて、看護実践の突破口を探ってみよう！

第Ⅰ章 考える看護学生を育む授業づくりの基盤

参考Ⅰ-10 事例検討の学習指導案

構成	分	学習内容	指導方法と留意点
展開1	6*	●ここは京都中央看護保健病院のカンファレンスルーム ●女性外来と女性病棟のスタッフが集まっている ●各事例に1名ずつ受け持ち看護師役と、各グループの発表看護師役を決めておく 「本日外来受診された2事例※の患者カンファレンスを今から行います。皆さんと看護の方向性を話し合い、看護者側のかかわりを統一していきたいと思います。 受け持ち看護師の○○さんと○○さんから簡単に患者紹介をしてもらいます」 説明 事例を簡単に紹介 【事例】Cさん、17歳（高校2年生）、女性、妊娠11週 　・パートナー：19歳（社会人） 　・産むか産まないかで迷い、母親と相談目的で来院	▶本日の授業展開については前回の授業でガイダンスし、病棟で受け持ち看護師が患者紹介をし、皆で看護の方向性を統一していくことを目的とすることは確認できている ▶授業展開をカンファレンス形式で行うこと、司会進行は教員が行うことを伝える ▶各グループの代表看護師を紹介する ▶各事例の受け持ち看護師とした学生2名に患者紹介をしてもらう
展開2	6* 30* 10*	指示 グループごとに対象理解・看護の方向性について板書してもらう 指示 各グループに、事例について討議内容を発表してもらう ▶発表3グループ　各5分 指示 質疑応答 ▶司会役は学生の意見を聞き板書する	▶学生の板書は進行がスムーズにいくよう、あらかじめホワイトボードに記入の枠（身体的特徴、心理社会的特徴）を書いておく。ホワイトボードを3台使用する ▶"○○看護師のグループ"などと、なるべくイメージを臨床に近づける
展開3	10	説明 教員によるまとめ 事例からの学び→学生の書いた板書を利用し説明 　医療現場では、本人選択の意思を最優先して検討し、対応や援助を行うことを原則としている。特に妊娠の問題については「産むこと」を選択しても、「中絶すること」を選択しても、当事者である女性には何かしらの問題が残ることが多い 【10代での妊娠の結果起こり得る問題の模式図】 妊娠→望まれた妊娠→家族および周囲の協力→あり→結婚・自立 　　　　　　　　　　　　　　　　　　なし→中絶→パートナーとの別れ・不信感→自尊感情の低下あるいは自立 　　→望まれない妊娠→出産→学業中断（退学）→就職の機会の減少→経済的困窮→離婚・再婚の繰り返し→幼児虐待 　　　　　　　　　　→中絶→パートナーとの別れ・不信感→自尊感情の低下→非行との結びつき（酒、たばこ、ドラッグ、家出、売春など）	▶なるべく各グループからの意見を引き出し、活発な意見交換ができるよう配慮する ▶思春期女性の身体的特徴、心理・社会的特徴をまとめる ▶望まれない妊娠をどうするのか、意思決定ができていない女性をどう支えるのかが重要であることを強調する ▶学生の板書（対象の身体的特徴、心理・社会的特徴）をまとめた後に、左記の模式図をホワイトボードに貼り説明する

構成	分	学習内容	指導方法と留意点
展開3（つづき）		[身体的] 初診の遅れなどからも十分な産科管理が受けられない状況が多く、日常生活に留意すべきことが理解されていない結果として、低出生体重児の出生や妊娠高血圧症候群や貧血を生じやすい Cさんの場合 妊娠11週なので、早く意思決定をしないと初期中絶の時期を過ぎ、中期中絶に至ると心身に及ぼす影響が増すことになる [心理・社会的] 思春期女性が子どもを産むと決意するとき、学業の継続の有無、進学、結婚、親になることの意思決定を同時に求められる。 思春期の心理発達課題は、自我の確立であり、自分自身の価値観をつくり上げ、同世代の人々との交流を通じて自分自身を受容していく時期である。また、親子関係に必要な他者との親密さや、他者に対する感受性など、他者との関係を確実にする能力は思春期後半に発達する	▶思春期の心理的発達課題である自己発見をするこの時期に、女性である自己、男性である自己を肯定的に受け止められないと、自尊感情が損なわれる→性行動のゆがみ→安定した女性像（母親像）・男性像（父親像）が形成されず、将来の人生設計に多大な支障をきたす→自分を心身ともに尊重できないと、ひいては子どもを産み育てる母性を否定していくことにつながることを伝える

※実際の学習指導案では2事例を示しているが、ここでは1事例のみに省略し掲載している。なお＊の時間数は、2事例を扱った場合の所要時間となっている。
出典／齋間博子：研究授業報告；母性看護学―女性のライフステージ各期の看護, 京都中央看護保健専門学校紀要, 18：87-97, 2011. より引用改変.

　この授業では、事例検討をとおしてグループで討議し、意見を共有し合い、看護方針を考え、表現するといった「コミュニケーション・スキル」の育成に重点が置かれていたため、臨床で行われるカンファレンス形式で授業を展開することを試みた。このように授業を展開すれば、臨床で行われている「型（あるいは枠組み）」のなかで検討を進めていく方法を学ぶことができる。そして、学生は"自分だったらどのように看護するか"という点を考えなければならなくなるだろう。

　もちろん、学生が事例検討をする方法についても、唯一絶対の方法があるわけではない。そのため、学生の関心やコミュニケーション能力などを見きわめながら、常に試行錯誤し、事例検討の方法をリニューアルしていく姿勢をもつことが必要である。すなわち、看護教員や新人看護師を育てる指導者は、学生や新人看護師の実態に合わせて自らの経験を事例化する力量を深め、事例検討をとおして看護実践をイメージさせる工夫をすることが求められる。これは、経験豊富な指導者の技やコツを意図的に、そして体系的に伝授していくことにつながるものである。こうした先人が築き上げてきた看護の極みを後輩にしっかりと伝えていくために、教員は事例を精選し、看護実践を「自ら考える」看護師となるまでの道筋を想定しながら、学生と「対話」することが求められている。

7 理論と実践を往還させる授業づくりとカリキュラム開発

1 「異質な人たち」で学び合う授業の効果

　前節において、事例を分析する力を育てるには、先輩看護師（教員）と新人看護師（学生）が、自由な雰囲気のなかで「語り合う」ことが重要であると指摘した。これは、たとえ架空の事例であったとしても、学生のうちからある状況のなかで、"自分だったらどのような看護をするか""こういう場合はだれと連携し、だれに助けを求めたらよいか"と考えるトレーニングをしていくことが、看護師の専門性を高めることにつながるからである。

　こうした現場での判断力や実践力を高めるためには、一人で勉強するだけではなく、他者とのコミュニケーションが重要であることも同時に指摘した。しかし、そのときどのようにコミュニケーションをとればよいのかについてはあまり具体的に言及していなかった。そこでここでは、どのようにしたら、集団のなかで、あるいは協働的な活動をとおして、「考え、判断する」力が身についていくのかについて述べていきたい。

　まず、学校教育が集団のなかで行われる意味について考えてみたい。それは、個別指導を可能にする予算や人的・物的資源がないからではない。そういった教育条件の問題からではなく、集団のなかで学んだほうがより確かな学力を身につけることができると考えられているからである。すなわち、人間の認識や技術というものは、異質な要素が混ざり合ったほうがより確かなものになる。たとえば、同じ会社の人たちだけでいつも話しているよりも、異業種の人と食事をしながら会話したほうが経営戦略のヒントが多く得られるなどという話はよく耳にすることである。

　小・中学校でも、勉強のできる子どもが勉強のできない子どもに教える時間を設けることで、勉強のできない子どもは教師以外の人から学ぶチャンスを与えられ、勉強のできる子どもは他者に教えることであいまいに理解していた箇所を明確にすることができる。このように、「異質な人たち」で学び合う効果は様々なところで指摘されている。

　看護専門学校では、小児看護学の時間に子育て経験のある学生がその大変さを語るなど、若い学生に刺激を与える場面は多いことだろう。その一方で、高校を卒業したばかりの学生は、たとえばパソコンが得意なら、それを使って看護日誌を管理する方法を社会人学生に紹介したりするなど、それぞれに強みがある。こうした多様な人たちを交わらせることで、様々な困難に対処できる力が身につくのだと考える。

　前節で紹介した先輩看護師（教員）と新人看護師（学生）の「語り合い」も、（世代の差があるという意味で）とらえ方によっては異質な者同士のコミュニケーションであるといえる。こうしたかかわりを通じて自らの看護実践を見つめ、それまで「常識」と考えていたことをとらえ直し、修正していくことができるように、コミュニケーションを積み上げていくことが看護教育に求められている。

2 異質な人と触れ合う体験から学ぶこと

習得した知識の活用・応用が苦手な学生や新人看護師は、異質性のある人とかかわる機会が少なかった可能性がある。特に、親や教師から勉強は一人でするものだと教わり、放課後に遊ぶ友だちもいつも固定された数名の仲良しグループであったなら、子どもの思考は揺さぶられることが少なく、"何となくそうだ" と思っていることを再確認したり、疑ったりするチャンスがあまりない。

こうした、いわば「経験不足」の学生は、自分の考え方と少し異なる人とコミュニケーションをとらなければならない場面で不安を感じ、そうした状況を避けて通ろうとする。そのため、高齢者や子どもなど、世代の違う人とうまくつながることができないことも多い。世代の違う人を受け入れようとがんばっている看護師であっても、たとえばパソコンはもちろん携帯電話すら持っていない高齢者に、"病院の連絡先はホームページに掲載しています" など、自分の常識で話を進めてしまうことも多い。

こうした現状をふまえ、（専）京都中央看護保健大学校の岡田由岐子先生は、小児看護学の「健康な子どもの理解」という授業のなかで、近隣の保育所の子どもたちに遊び場を提供するという演習を行った。

具体的には、授業の前半部分（第1〜6回）で小児の成長や保健、家族の機能などについて講義し、基本的な事柄について学習したうえで、第7〜10回の授業では、保育所の園児（4歳児と5歳児）の様子をDVDで視聴しながら、健康な子どもは何ができて、どのような点に注意すべきかを具体的にまとめて学習した（各回の授業のポイントは**表I-4**[8]を参照）。そしてDVD視聴後、学生が小グループを編成し、遊びの援助計画を考え、最後に実際に園児を看護学校に招き、学生は園児たちと遊んだ（援助計画書は**参考I-11**[8]を参照）。

授業を計画した岡田先生は、こうした演習をとおして次の点を目標とした。

> 1. 4〜5歳児の成長・発達の特徴を理解できる。
> 2. 4〜5歳児にとってのごっこ遊びの意義を理解できる。
> 3. 4〜5歳児とコミュニケーションがとれる。
> 4. ごっこ遊びに積極的にかかわることができる。
> 5. 遊びに伴う危険予測ができ、回避行動がとれる。
> 6. 子どもとのかかわりを通じ、小児看護における子どもの特徴をふまえた援助の必要性を理解する。

表I-4 各回の授業のテーマとポイント

授業回数	場　面	テーマ	DVD視聴のポイント
第7回	朝の自由時間（4歳児）	遊び	子どもたちは何をしていたか（10個記載）
第8回	朝の自由時間・歌の練習（4歳児）	安全	子どもの行動で危険と思った場面はどこか（5個記載）。そのとき、どのように対応するか
第9回	けんかの場面（5歳児）	コミュニケーション	けんかの場面を見かけたら、どのように対応するか
第10回	朝の自由遊び（4歳児）	演習の導入	子どもとどんな遊びをするか

出典／岡田由岐子，他：研究授業報告；健康な子どもの理解—子どもとの遊びの演習を取り入れて，京都中央看護保健専門学校紀要，16：51-62，2009．より引用改変．

第Ⅰ章 考える看護学生を育む授業づくりの基盤

> **参考Ⅰ-11** 遊びの援助計画書

■ 遊びの援助計画【ボウリング】
■ グループメンバー：＿＿＿＿＿＿＿＿＿＿＿＿＿＿＿＿＿＿＿＿＿＿＿＿＿＿＿＿＿＿
■ 遊びの内容：＿＿＿＿＿＿＿＿＿＿＿＿＿＿＿＿＿＿＿＿＿＿＿＿＿＿＿＿＿＿＿＿＿＿

◎援助計画を考えるにあたっての全コーナー共通事項
教員は、基本的に学生の主体性を尊重し、以下の部分について助言する。
- コーナーは、○×○mの範囲とする。
- 1グループにつき子ども5人・子ども担当学生5人が来店することを念頭に置く。
- 店の看板と商品の値札（1品100円または50円）を必ず作製する。
- 物品を作製する素材を考える。
- 商品を作製するときは、4～5歳児の発達を考えたか、安全に留意したかを確認する。
- 遊びのルールの説明方法は、4～5歳児のコミュニケーションの発達を考慮したかどうか確認する。
- タイムスケジュールの組み立ては10分で展開できるように考える。片付け（次のコーナーへの移動準備）までを含めて10分間で展開できるように考える。
- 遊びに伴う子どもの反応を予測し、対応を考える。
- 演習の課題を明確化する。
- 必要な物品は次回の授業時に請求する。
- グループ間での役割を明確にし、各自が積極的に演習に参加できるようにかかわる。

■ 準　備

工　程	具体的な内容
必要な物品を決める	・ペットボトル　・空き缶　・ボール（やわらかい素材のものを選択） ・店の看板　・ルール説明表　・段ボール　・カラーテープ
物品の作り方を考える	・ペットボトルにカラーテープを巻いて、ピンに見立てる ・大小のペットボトルで作る
遊びの値段を考える	・50円/回×2回
遊び方を考える	・ピンの立て方を考える ・ルールと説明の仕方を考える ・担当の学生は、ピンの位置に待機しピンを立てる ・1人2回投げる ・倒れたピンの数で勝負を競う ・ピンが倒れたときの爽快感を感じ、友だちと競争したり協力したりする

■ 環　境
・商品台や物品の配置を考える
・当日の役割分担と担当学生の配置を考える

■ 考えられる子どもの反応
・興味を示さない
・自分の番が終わっても投げたがる
・なかなかピンが倒れずにイライラする
・ピンがたくさん倒れて興奮する

出典／岡田由岐子，他：研究授業報告；健康な子どもの理解─子どもとの遊びの演習を取り入れて，京都中央看護保健専門学校紀要，16：51-62，2009．より引用改変．

実際に演習で子どもと遊んだ学生を見て、授業者である岡田先生は、"ギリギリまで子どもを苦手としていた学生も、子どもの反応に引き込まれるように、これまで見せたことがない笑顔で子どもに接し、子どもとの交流が図られていた"と振り返っている。また、学生の振り返りのなかにも"大変だったが、良い体験だった"という記述があったという。そして岡田先生は、こうした授業をとおして、子どもの力や個別性、コミュニケーションのとり方など、体験によって改めて学生たちの子どもに対する理解が深まったと感じたという。

もちろん、こうした授業を進めるには、かなりの労力を要するものである。しかし、このような経験を意図的・計画的に積み重ねていくことが必要な時代である。すなわち、学校での授業が教室の中だけで完結するのではなく、学生の経験不足を補うような演習を効果的に取り入れることが求められる時代なのだと考える。

3 実践と理論を往還するデュアルシステム

筆者は、こうした直接的な触れ合いや体験が、学習者の真の理解を促進するものであると確信している。ただ同時に、そうした体験・経験は単発のものであっては大きな効果をもたらさないことも自覚している。先に例をあげた子どもと遊ぶ演習も、子どもの実態を理解したうえで、そして苦労して自分たちの企画を練り上げたうえで、子どもたちと直接触れ合ったからこそ、学生たちは"子どもへの理解が深まった"という実感をもつことができたのだろう。そうした意味では、「子どもに関する知識（理論）の学習」→「DVD視聴による実態把握」→「遊びの企画」→「子どもとの触れ合い（実体験）」という流れが意図的に設定された岡田先生の授業は、とても構造的で学生にとっては後々まで残る経験となったと考えられる。

一方、現場での学び（実体験）は基礎的な学習をした後でなければならないと決めてかかることはない。たとえば、子どもに関係する知識（認識や社会性の発達など）を学ぶために、演習で子どもとの触れ合い体験を先に行い、講義で後から理論を学ぶということも考えられる。

ここで言えることは、効果的な授業のあり方を考えると、いつ、どのような形で演習や実体験（実習を含む）を取り入れるかを考えなければならなくなり、これは、学校全体のカリキュラムと関係してくるということである。

たとえば、1年生の臨地実習のなかで、患者への生活援助を実施するプログラムを組んでいるのであれば、それに向けて必要な技術を習得するということは多くの看護専門学校で実践されているだろう。これは3年間（あるいは4年間）の大きな流れをふまえて作成されているカリキュラムであるといえるが、筆者はもっと短い期間で実践と理論を往還させる授業（カリキュラム）が必要であると考えている（図Ⅰ-21）。

短い期間（といっても半年程度）のなかで現場（実践）と学校（理論）を往復しながら技術などを高めていく方法を、デュアルシステムとよぶ。デュアルシステムというよび方は、もともと就労支援などの分野で使われるもので、職業訓練校などで理論や技術を学びながら、それを実際の工場や企業のなかで活用し、学校での学習を確かなものにしていこうとする実践をいう。語学留学などで行われる、午前中は学校で外国人講師から学び、午後からホストファミリーと遊びに出かけるといった英語の習得方法も、一種のデュアルシステムであるといえる。

第Ⅰ章 考える看護学生を育む授業づくりの基盤

図Ⅰ-21 理論と実践の往還的な指導＝実践力

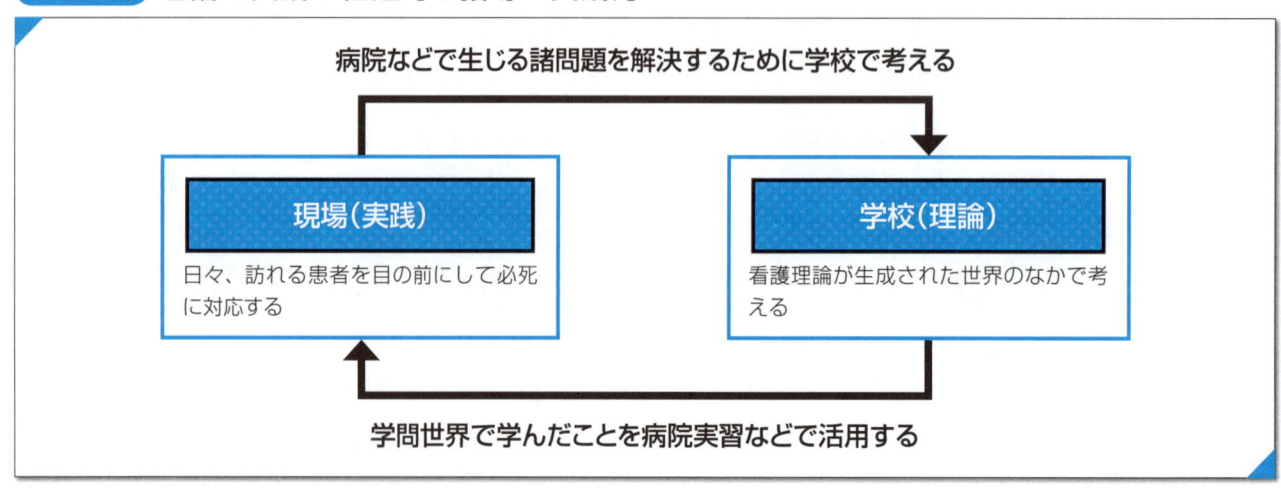

病院などで生じる諸問題を解決するために学校で考える

現場（実践）	学校（理論）
日々、訪れる患者を目の前にして必死に対応する	看護理論が生成された世界のなかで考える

学問世界で学んだことを病院実習などで活用する

4 デュアルシステムから得られるもの

　筆者は教育学部で「知的障害児の教育方法」という授業を受け持っている。この授業では、教育実習を前にした学生に実践力をつけてもらおうと、茨城大学教育学部附属特別支援学校と連携して、一部デュアルシステムを取り入れた授業を展開している（表Ⅰ-5）。具体的には、2コマ続きの授業を設定し、金曜日の午前中（90分×2コマ）の時間を確保して授業を展開している。

　学生は大学で4週間（180分×4回）にわたって理論を中心とした講義を受け、その後、附属の特別支援学校で2週間（180分×2回）、授業観察を行うというように、教育理論と現場での子どもの観察を交互に繰り返す授業を実施している。このとき、大学での講義内容は、その後の授業観察の際に活用できる情報を多く入れ、講義の随所に"特別支援学校で子どもを観察するときには、○○であるかどうかを見てくること"というように、具体的な観察の視点を解説するようにしている。また、特別支援学校で子どもを観察する際に授業観察シートを作成し、講義で学習した内容をふまえた観察の視点を明示さ せるようにしている。

　その後、この授業の後半では、観察した子どもに使える教材を作成する。どのような教材を作成するかについては、実習先の特別支援学校の担任教師から課題を出してもらっている。加えて、学生が特別支援学校でよりリアルに子どもを観察できるように、この授業が始まる前に、その後の教育実習で自分が担当する学級を決定するといった工夫も行っている。

　こうした「仕掛け」をすると、いずれ自分が教育実習で指導する子どもたちの観察をすることになるので、多くの学生は子どもと教師のかかわりについて詳細にメモを取り、コミュニケーション支援の実際や障害特性に応じた配慮の仕方などを具体的に学んで大学に戻ってくる。

　この授業が終わったのち、後期には「知的障害児指導法演習」と称した演習の授業を設定し、学生は観察した知的障害児を想定して読み聞かせの模擬授業をしたり、実際に特別支援学校の場所を借りて、実習先の子どもたちが楽しめる遊びを企画したりする実際的な授業を行っている。

　以上のような理論と実践を往還するデュアルシステムを授業のなかに取り入れると、学生は常に現場のことを念頭に講義を聞くようになる。また、実践現場で観察している際に、常に講義で学んだ知識を振り返っている。このように、様々な授業にその効

7 理論と実践を往還させる授業づくりとカリキュラム開発

表Ⅰ-5　デュアルシステムを取り入れた授業計画

授業回数	理論的な講義、観察の視点の解説	特別支援学校での観察および 特別支援学校で使用する教材作成
第1回	子どもの実態（発達・障害）を把握しよう	
第2回	授業づくりの基本と教科の特性を知ろう	
第3回	学習指導の計画を立てよう（年間計画・単元計画の立て方＝カリキュラム開発）	＜実践現場へ＞
第4回	題材設定の理由を書いてみよう（教科の特性に応じた授業づくりの方法）	
第5回		授業観察Ⅰ　子どもの実態把握（授業観察シート使用）
第6回	＜理論の整理へ＞	授業観察Ⅱ　教材と授業展開の工夫（授業観察シート使用）
第7回	授業展開・評価を考えて学習指導案を書こう（観察した授業のまとめを含む）	＜実践現場へ＞
第8回	教材・教具の原理と作成方法	
第9回		教材開発の実際Ⅰ（課題の提示：使用する状況などの説明）
第10回		教材作成のための児童・生徒の実態把握
第11回		教材作成の演習Ⅰ（グループごとに演習）
第12回		教材作成の演習Ⅱ（グループごとに演習）
第13回		教材作成の演習Ⅲ（グループごとに演習）
第14回	教材を活用する際の留意点（まとめ）	
第15回		教材開発の実際Ⅱ（特別支援学校教師との懇談会）

※この授業を受講した学生は、後期に「読み聞かせの模擬授業」と「子どもの遊び場づくり」の体験的な演習の授業を受講する予定となっている。

果が波及し、最終的には自信をもって実習に臨む足場が形成されるのではないかと考えている。

もちろん、上記のような教育学部のデュアルシステムが、看護専門学校にそのまま導入できるとは考えにくい。特に、患者の入れ替わりが激しい病院での実習では、年度当初に担当患者を決めるという授業の「仕掛け」は現実的ではないだろう。

しかし、たとえば15コマの講義のなかに病院での体験を意図的に組み入れることは、看護専門学校の授業でも可能である。そもそも知識というものは、関連する事象を結びつけて意味のネットワークを形成していくものである。このように考えると、学生が身につけるべき「実践知」とは、体系的な知識の蓄積だけでなく、それらの知識を実践と結びつけ、再構成することである。

知識はあるのに、実践でその知識を活用できない看護師が現場で大きな課題となっている時代なのであれば、学生に実践をふまえて知識を再構成する機会を意図的に与えることが必要であろう。そうした課題を解決するためには、ここで紹介したような実践現場と理論を効果的に往還させるデュアルシステムの授業づくりを検討することが求められているのではないかと考える。

8 「考える力」を高める PBLチュートリアル教育

1 「価値」を含めた問いを投げかける

　本節では、これまで紹介してきた授業づくりや指導方法をふまえ、自ら考え、判断し、問題を解決する能力を育てるために、指導者にはどのようなかかわり（問いかけ）が必要であるのかという点に焦点を当てて論じてみたい。

　まず、学生や新人看護師にはたらきかけるとき、価値を含めた問いをしているかということを振り返ってみてほしい。換言すれば、学生や新人看護師に"あなたはどうすればよかったのか"という行動的な点ばかり問いかけていなかったかを自問してほしい。

　たとえば、"成人女性の1日の平均的な摂取エネルギー量はどのくらいですか？"と尋ねたら、その答えは"1800kcal"などということになる。これは価値を含めた問いではなく、そのため答えは限定される。そして、こうした問いかけ方をしていると、"今まで2500kcalくらい食べていた人が、1800kcalに食事を制限するにはどうしたらいいか？"という問いにしか続かず、結局のところ"食事を我慢するしかない"という行動的に抑制する対応しか思いつかなくなってしまう。

　では、"1800kcalの範囲内で、おいしい食事を3食（朝・昼・夜）作るとしたら、どのような献立を考えることができますか？"と問いかけたらどうだろうか。今度は、同じクラスの同じ授業を受けているメンバーであっても、異なる答えが返ってくるだろう。ある学生は"デザートのフルーツは欠かせないから、主食をもう少し減らすべきだ"と言い、"フルーツで摂れるビタミンはすでに副菜でまかなわれているのだから、食べる必要はない"と言う学生もいるかもしれない。こうして献立を考えていくと、単に行動を制限するという答えではなくなり、生活や文化的側面を色濃く反映した答えが返ってくるのではないだろうか。

　このように、問いに価値を含めると授業に参加するメンバーの個性が出やすく、まったく同じ意見しか出ないということは少ない。そして、こうした問いが患者の側から発せられたとすれば、それは患者にとって最も関心の高いもの（価値のある問い）であるともいえる。こうした意味において、価値を含めた問いを投げかけるということは、学生や新人看護師が、きわめて実際的な問題を解決するプロセスを学ぶことができるものであるといえる。

2 集団で「考える力」を高める指導方法

　このように、同じ問いかけをしても様々な意見が出るように授業を展開することは可能である。これは一見、同質にみえる集団にも差異があり、それをあえて交わらせることで、柔軟かつ現実的な対応ができるようになるということを意味している。こうした授業の進め方を教育方法学では「集団思考」とよんでいる。

「考える力」を高めるPBLチュートリアル教育 8

（専）京都中央看護保健大学校の辻野睦子先生は、小児看護学「子どもの健康問題と看護Ⅰ」の授業のなかで、ワークシートを活用しながら集団で思考することができるように授業づくりを工夫した。そこでは、「物事に対する思考や行動のスタイルの異なるものが集まり、一つの学習集団を構成し、（中略）相互協力の学習によって一人では生み出すことができない個を超えた高い学習を得ようとする」[9)]ことをねらって、グループワークという形式で集団思考を実現しようとした。

こうした授業を展開するためには、単一の答えがあるような問いではなく、複雑かつ多岐にわたる情報から、"どのような看護が必要か"といった価値を含めた問いを立てる必要がある。そのため、小児看護学のなかで子どもの健康問題を一通り学習した後、「川崎病の子どもと家族の看護」というテーマを取り上げ、複合的・総合的な状況のなかで考えさせることとした（詳細は**参考Ⅰ-12**[9)]を参照）。

この授業は、2年次生（修業年限4年）の授業であるので、学生たちの自律的思考力を考慮すると、"どのような看護が必要か"を考える際に教員の側からガイドが必要な段階であろう。すなわち、事例を示し"あなたたちで考えて、看護方針を発表しなさい"というような到達地点がわかりにくい課題提示の仕方では、思考を十分に進めていくことができない段階の学生であると考えられる。

そこで、授業者である辻野先生は、ワークシートを使いながら一つひとつの症状に対する看護について整理したうえで、学問的な知識を引き出し、統合するように授業を展開した。こうした段取りをふんだ授業では、真の意味での実践力が身についたとはいえないかもしれない。しかし辻野先生は、他者とやりとりするなかで、それまで単発なものとしてある意味で記憶していた情報を、どのようにして結び

参考Ⅰ-12　「川崎病の子どもと家族の看護」の学習指導案（抜粋）

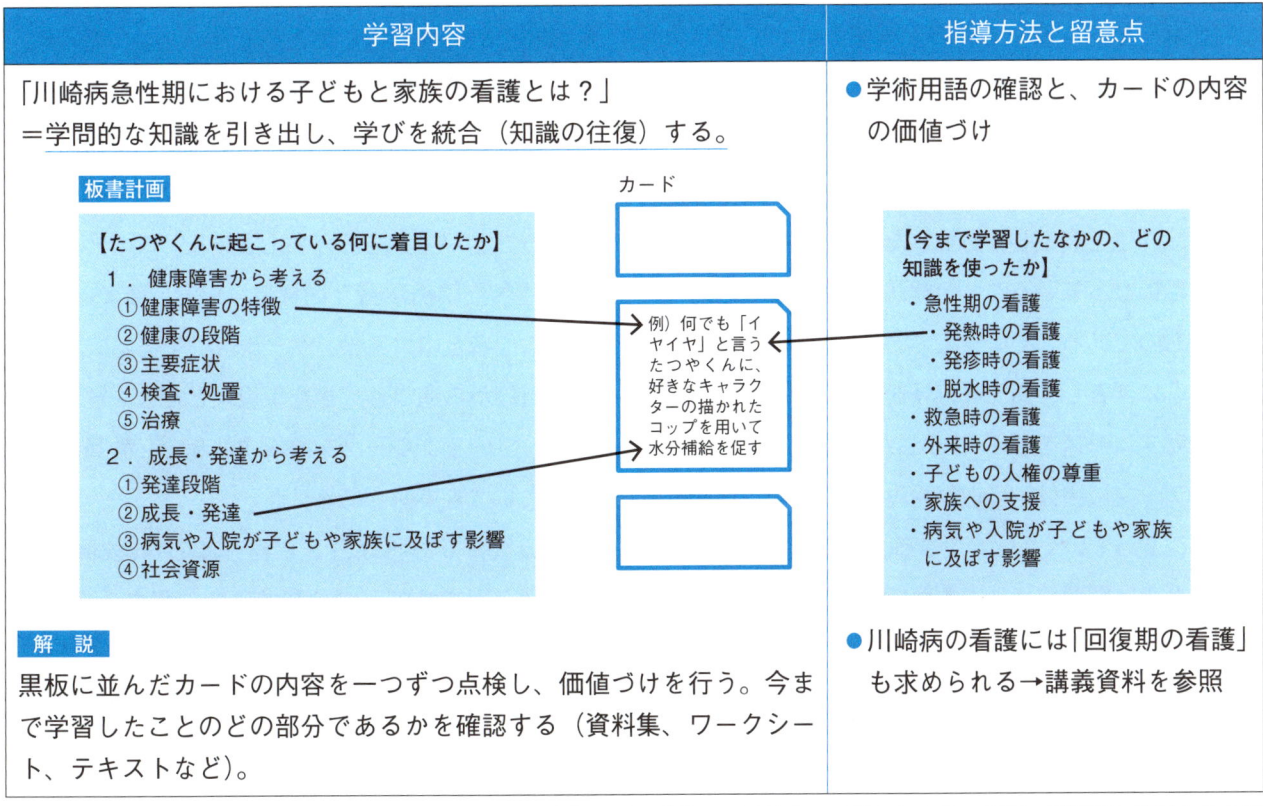

学習内容	指導方法と留意点
「川崎病急性期における子どもと家族の看護とは？」 ＝学問的な知識を引き出し、学びを統合（知識の往復）する。 **板書計画** 【たつやくんに起こっている何に着目したか】 1．健康障害から考える 　①健康障害の特徴 　②健康の段階 　③主要症状 　④検査・処置 　⑤治療 2．成長・発達から考える 　①発達段階 　②成長・発達 　③病気や入院が子どもや家族に及ぼす影響 　④社会資源 カード 例）何でも「イヤイヤ」と言うたつやくんに、好きなキャラクターの描かれたコップを用いて水分補給を促す **解説** 黒板に並んだカードの内容を一つずつ点検し、価値づけを行う。今まで学習したことのどの部分であるかを確認する（資料集、ワークシート、テキストなど）。	●学術用語の確認と、カードの内容の価値づけ 【今まで学習したなかの、どの知識を使ったか】 ・急性期の看護 ・発熱時の看護 ・発疹時の看護 ・脱水時の看護 ・救急時の看護 ・外来時の看護 ・子どもの人権の尊重 ・家族への支援 ・病気や入院が子どもや家族に及ぼす影響 ●川崎病の看護には「回復期の看護」も求められる→講義資料を参照

出典／辻野睦子：研究授業報告；小児看護学 子どもの健康問題と看護Ⅰ—川崎病の子どもと家族の看護；授業案の検討とその評価，京都中央看護保健専門学校紀要，18：99-106，2011．より一部改変．

第Ⅰ章 考える看護学生を育む授業づくりの基盤

つけるかということを学ぶことができ、同じ授業を受けてきた同級生が自分とは違う知識の統合の仕方をしているということを感じることが大切であると考えた。これは、「考え方を学ぶ」ということでもある。現場に出てから研修を積む現職教育と異なり、初期教育として展開されている看護専門学校の授業では、こうした学びがとても重要であると考える。

3 問題解決能力を育てるPBLチュートリアル教育

　以上のような事例をもとにした問題解決を超えて、さらに実践力を育てる授業へと発展させたいと思ったら、フィールドスタディやアクションリサーチなどの手法を取り入れることが考えられるだろう。近年、医学教育や看護教育においてはPBL（problem based learning；問題解決型学習）と称して自律的な問題解決能力を育てる教育が展開されているが、こうしたPBLも事例検討の先にある実践力を育てる授業方法の一つである。

　PBLの基本型は、少人数のグループに分かれ、自分たちで課題を設定し、討論したり、調べ学習をして、問題になっていることの解決方法を見つけ出すというものである。そのうえで、調べてわかったことを中心に発表し、周囲の意見を交えて新しい考え方や思考プロセスを学ぶ。こうした授業をとおして、様々なテーマに主体的に取り組み、学生の技術や価値観を改変していくことができると考えられている。

　このとき、問題解決能力を育てる授業として展開する場合には、学生に対して多角的に考えることを奨励していくことが大切である。そのため、答えが一つではない、看護の世界で重要な諸問題を見つけ出し、その問題を学生が調べ、討議しながら解決していくことができるようにテーマを見つけさせることができるかどうかが教員に求められる。つまり、「看護師としていつも悩むテーマ」のなかでも、調べたり話し合ったりすることで理解が深まるような問題を学生に提示できるかどうかが問われる。

　このとき、少人数での学び合いを促進していくために、答えが複数存在するような問いを立てることが大切である。たとえば、ターミナル期の問題を扱う場合には、"私はもうすぐ死んでいくのだから、どうなってもいいの"と投げやりな態度を示す患者にどのように声をかけるかなど、「生きる」という奥の深いテーマに向き合わせるといったことが一例である。

　このとき、事例検討会とは異なり、PBLでは単にどうすればよいのかを討議するだけではなく、そのように考える「根拠」についても大切にするように指導する必要がある。たとえば、ターミナル期の問題を取り上げるのであれば、緩和ケアの方法など、看護そのものについてのみならず、死を目前にした人の死生観など、考え方の根拠となる文献を探し、それをもとに検討することができるとよいだろう。

　このように、様々な根拠を持ち寄って、ターミナル期を迎えた人へのケアの方法を多角的に検討することで、与えられたテーマについて深く知り、深く考えることができるのがPBLである。このとき、前節で述べた協働学習と同様に、PBLが深まるのは、異質な他者とのコミュニケーションである。そのため、高校から進学してきた現役生と社会人経験者が混合しているグループを編成するなど、教員のほうで工夫すべき事柄もある。

　現職教育であれば、5年目程度の看護師と新人看護師を組ませて一つの課題に取り組ませるなど、経験のある者や比較的知識や技能の高い人がリーダーシップを発揮できるように進めると効果的である。こうした知識や経験のある人がリードして、学びを深めていく方法をチュートリアル教育といい、PBLとセットにして行う場合は「PBLチュートリア

ル教育」とよぶ。

　PBLでは、調べたことや討議したことはそのままにせず、最後に何らかの形でまとめさせるとよい。これは、自分たちが調べたり話し合ったりした経緯を、レポートのような形にしてまとめることでもよいが、現職教育や臨床現場を意識した調べ学習をさせるのであれば、実際に現場で活用できるパンフレットなどを作成することを目指して進めるのもよいだろう。

　もちろん、成果物を残すことが主たる目的ではなく、あくまでも、調べたり討議したりするなかで、それまで学んできた知識や技能がある一つの問題を解決するためのものとして統合することを目指すのがPBLである。そのため、時間内に成果物を残すことを目標としながらも、それ以上にしっかり討議させることが大切だと判断した場合には、中途半端な成果物となったとしても、話し合いの時間をしっかりとることが大切である。

4　看護教育におけるPBLチュートリアル教育の実際

　（専）京都中央看護保健大学校では、PBLチュートリアル教育とOSCE（objective structured clinical examination；客観的臨床能力試験）を取り入れ、看護実践能力を高める教育を実践している。具体的には、教員が問題状況を事例（シナリオ）にして示し、学生はそのなかから学習課題を見出し、学習計画を立てる。そして、その課題に対して主体的に問題を解決することを基本とした学習が展開されている（問題状況例は右上を参照）。

　同校では、こうした課題をおおむね90分の授業を5回程度で解決するように学習させる。ここでは、グループ討議をとおして既習の知識を確認したり、

問題状況例（抜粋）
- 28歳、女性。腰椎椎間板の変性（ヘルニア）で入院。「腰が痛くて動けない」という訴え。右下腿から足先にかけてしびれ感あり。
- 52歳、男性。心臓の循環障害（心筋梗塞）で入院。突然締めつけられるような胸痛があった。本人は「死ぬのではないかと思った」と言う。

学習課題を整理し、学習計画を立てる。その後、個人学習のなかで調べ、理解する。こうして調べたことは、のちにプレゼンテーションして自らの学習成果を他の学習者と共有するとともに、新たな学習課題をグループで見つけ出すという流れで授業を展開している。

　こうした実際的な学習を積み重ねた学生に対して、OSCEを行うことで実際的場面の臨床能力を評価すれば、看護専門学校で身につけた実践能力をある程度、客観的にとらえることができるのではないだろうか。前述の（専）京都中央看護保健大学校では、科目担当者が中心となって1か月前にはOSCEのシナリオを学生や模擬患者に配り、必要な学習会が行われている（OSCEの具体的な模擬患者の状況や試験における課題については**参考Ⅰ-13**[10]を参照）。

　OSCEでは**参考Ⅰ-13**[10]に示したような課題を学生に提示し、看護を実践させたうえで、具体的な基準に即して評価していく。たとえば、「安全で安楽な環境をつくることができる」という規準のなかでは、「不快となる物品や汚物の整理ができる／室内の換気ができる／おいしく食事ができるための配慮ができる（食事場所を尋ねるなど）」という点が評価基準として示されている。

　また、「患者の反応に対して必要な看護を考え、適切な援助を行うことができる」という規準のなかでは、「排泄・うがい・手洗いなど食前の準備ができる／必要な物品のセッティングができる（自助具

第Ⅰ章 考える看護学生を育む授業づくりの基盤

参考Ⅰ-13 OSCEの具体例

シナリオ（下線は、模擬患者が男性の場合に（カッコ）の内容に変更となる箇所）

患者	中看 花子（中看 花男） 58歳／診断名：脳内出血（左視床出血）／既往歴：50歳から高血圧症
入院までの経過	● 8年前（50歳）に、健康診断で高血圧症を指摘され、減塩食を指導されたが、家族の食事も一緒に作るので（中看花男 仕事で外食が多いので）、行動の変化ができなかった。 ● 3年前（55歳）、血圧が高く（170〜180/90mmHg）、降圧剤（レニベース® 2.5mg 1錠）を内服するようになる。その後、130〜150/70〜90mmHgにコントロールされるようになったため、半年前頃から降圧剤を飲み忘れることが多々あった。 ● 平成○年2月8日（2週間前）朝、ふとんから出ようとしたが、右半身の自由がきかず、同室にいた夫（中看花男 妻）に助けを求め、救急車を要請した。 CT検査の結果、左視床出血と診断され、緊急入院となった。入院時、右半身の不全麻痺と感覚低下が認められた。
医師の治療方針	● 手術適応はなく、内科的治療（血圧コントロール、エネルギー・塩分制限）を行う。麻痺に対してはリハビリテーション、感覚低下に対してはメチコバール® 3錠/日投与で対処する。
入院から現在までの経過	● 入院後、リハビリテーションを行っている。上肢は、ベッド上でゆっくりであるが動かすことができる。下肢は、手すりにつかまってベッドサイドで立位をとることができるが、時々不安定になるときがある。しびれが強く残っており、特に下肢は立っている感覚が鈍いという。 ・S情報：「高血圧と言われていたのに、薬をきちんと飲んでいなかったのでこんなことになってしまって……」「2週間リハビリしてもこんな状態で、しびれも強いし、本当に治るのか……」 ・MMT |		2月8日	2月15日	2月21日
---	---	---	---	---
上肢	右	2/5	2/5	2/5
	左	5/5	5/5	5/5
下肢	右	2/5	3〜4/5	4/5
	左	5/5	5/5	5/5	 ・血液検査（最終 2月21日）：RBC 480万/μL、WBC 6200/μL、Ht 43.3%、Hb 13.6g/dL、PLT 30.2万/μL、CRP 0.1mg/dL、TP 7.2g/dL、Alb 4.3g/dL、Na 140mEq/L、Cl 102mEq/L、K 4.3mEq/L、T-Bil 0.5mg/dL、AST 17 IU/L、ALT 10 IU/L、BUN 14.8mg/dL、Cre 0.8mg/dL、HbA1c 5.0%
家族構成	● 夫：59歳・会社員、本人：58歳・専業主婦（中看花男 妻：58歳・専業主婦、本人：58歳・会社員）、長女：24歳・会社員、長男：18歳・大学1年生の4人暮らしである。夫（妻）、長女のどちらかが毎日、仕事が終われば来院している。長男は学校の都合で、時々昼間に来院していることがある。 ・S情報：「みんなも会社や学校で忙しいのに、毎日だれかが顔を見せてくれるのでうれしいです。でも、家のこと（食事や掃除、洗濯）……、今まで私一人でしていたので、ちゃんとできているのか心配です。（中看花男 でも、仕事のことが心配です。）」
心理背景	● 趣味：特になし。楽しみは、夫（中看花男 妻）や友人との旅行やおいしいものを食べに行くことであった。

※学生の情意面にはたらきかけることができるよう患者の心理面がシナリオに触れられていることが望ましい。

ステーション課題

①食事／昼食時、中看花子さんより食事をしますとナースコールがありました。
　　　「食事ができるようセッティングし、退室してください」
　　　場面：車椅子に座っている。床頭台に食事が配膳されている。（車椅子座位での食事）

②更衣／午後2時、リハビリ後、中看花子さんより上着を着替えさせてほしいとナースコールがありました。
　　　「更衣（上着）の援助をし、退室してください」
　　　場面：ベッド上、仰臥位でいる（ベッド上での寝衣交換）

③排泄／午後2時、中看花子さんよりトイレに行きたいとナースコールがありました。
　　　「排泄ができるようポータブルトイレへの移乗の援助をし、退室してください」
　　　場面：ベッド上端座位でいる（ポータブルトイレでの排泄）

※課題の難易度が同じになるように、何度かシミュレーションを行い決定する。

出典／池西静江，石束佳子：京都中央看護保健専門学校編集資料；統合分野「総合看護の統合と実践」における客観的臨床能力試験（OSCE）の実際，2012, p.10-11. より一部改変.

8 「考える力」を高めるPBLチュートリアル教育

なども含めて）／食膳の氏名や食札の確認ができる／すべり止めを使用できる」などといった具体的な評価基準を設けて、点数化できるようにしている。

このように、これまで現場で経験的に学ぶものと考えられてきた臨床場面の能力についても、近年、学校という場で学び、ある程度の評価尺度を用いて客観的に把握する試みが進められている。もちろん、こうした学校での教育指導のみで、真の臨床能力が育つというものではないかもしれない。しかし、知識を体系的に指導することを主眼としてきた「学校」という場において、評価基準があいまいな「臨床場面」を取り上げて、評価する必要性が認識されてきたことは重大な変化ととらえるべきであろう。

こうした時代が到来した背景には、社会においてコミュニケーション能力や人間関係形成能力が求められるようになったことが大いに関係している。こうした能力の育成を広く「キャリア形成」としてとらえると、単に"OSCEで○○の能力を身につけることができた"という表面的な評価にとどまるのではなく、OSCEをとおして学生の臨床能力の課題がこのように鮮明になったという形で学生にフィードバックをしていくことが大切であろう。

そして、学生にはそうした課題を常に意識させて臨床現場（臨地実習）で学ぶように指導する必要がある。こうした意味において、PBLチュートリアル教育やOSCEは、看護師のキャリア形成に寄与する実践能力育成のための指導方法であり、新しい時代の能力評価の一つの軸となるものであると考える。

9 看護師の「他者性」の成長とキャリア形成

1 変化を許容できる素養を身につけること

　ここまで、現代の若者は知識を正確に覚え、それをすばやく正確に引き出すことについては得意であるが、状況のなかで知識や技能を活用したり、応用したりすることは苦手な人が多いと指摘してきた。そして、こうした若者を育てるためには、一方的に、あるいは一斉に知識や技能を解説するだけではなく、能動的な活動をとおして考え、判断させる指導が大切であると指摘してきた。

　こうした力は、複雑な問題に直面したとき、自分なりにその状況を打開する力である。もちろん、マニュアルがよく普及している現代においては、本などを読めばどこかに解決の糸口を見つけ出すことはできるかもしれない。しかし、「答えが一つではない問い（あるいは、明確な答えが存在しない問い）」に対しては、知識や技能の活用・応用ができなければどうすることもできなくなってしまう場面も多くあるだろう。

　このとき、とりあえず近くにいる先輩に相談することができれば、事態が深刻になる前に対処の仕方を教えてもらうことができるかもしれない。しかし、知識や技能の活用・応用が苦手な人ほど、人とつながることが苦手であることが多く、そのため、一人で問題を抱え込み、自分ではどうすることもできないと「自己判断」してしまう。こうした状況が長く続くと、"この仕事は自分には向いていない"と勝手に決めつけて、"今日で辞めたい"と、（周囲からすれば）唐突な結論を導いてしまうこともある。

　そうならないように、看護の現場では"わからないことがあったら何でも聞きなさい"と先輩看護師が気を遣って言うこともあるだろう。それを聞いて安心する学生や新人看護師は多いだろうが、今度は自分で調べればすぐにわかることも、"これはどうしたらいいですか？"と聞いてくる人が出てくる。その一方で、彼らに対して、"そのくらいは自分で調べなさい"と指導すると、どういうことを自分で調べて、どういうことを聞いたらよいのかがわからなくなり、精神的に不安定になってしまう人も出てくる。

　こうした指導上のジレンマは、看護師の世界だけではなく、どの分野においても共通している。ただし、看護師や教師といった、人を相手にする専門職では、他の分野よりも顕著にそうした問題が噴出しているように思われる。それは、人を相手にする専門職には、ここまで看護（あるいは教育）すればよいというものを示しにくく、その成果も数字では表しにくいことと関係していると考える。すなわち、病院の看護師や学校の教師が直面する諸問題は複雑なものばかりで、時には同僚同士でも意見が正反対となってしまう難しい問題も多く、変化を許容できる素養がなければ、どうしてよいかわからないと追い詰められる場面が多くなるのだろう。

　そのため、こうした専門職に就いている人たちは、問題を解決するために情報収集できるようにすることが大切である。その一方で、常に状況を判断して自分を変化させていくことが求められる。すなわち、

学生や新人看護師に指導すべきことは、看護師のなすべきことを一つずつ教えていくということばかりでなく、困難場面に直面したときにこれまでの自分を変化させて何とか対処できる、という力を育てることであると考える。

それでは、こうした自己変革を可能にする素養とはどのようなものであるのだろうか。

2 先輩から「わざ」を盗む力を考える

変化を許容できる素養を端的に述べれば、習得した「型」をそのまま実践するのではなく、状況に応じてその「型」を崩す力（「型くずし」）である。「型」と「型くずし」の関係は、わざの習得過程として認知科学の分野で研究されてきたものであるが、これを看護教育の分野に応用すると次のようになる。

たとえば高速道路で多重事故が発生し、多くの患者が運び込まれてきたときには、話ができる軽症患者にはけがの状況を詳しく聴くのではなく、"こちらで待機していてください"と言って重症患者を優先して治療することが必要だろう。

一方で、看護専門学校では"どんなに軽症の患者でもよく話を聴くように"と習うかもしれない。新人看護師は状況判断ができずに、多重事故でたくさんの患者が運ばれてきたときにも、軽症患者の話を十分すぎるくらい聴いてしまい、全体的に見ると迅速な対応ができなかった、という失敗はあり得ることではないだろうか。

こうしたとき、とても勘のいい新人看護師であれば、先輩看護師の対応の方法を瞬時に理解し、今、何が大切であるかを「想像」して、少しずつ自分のやり方を変えていくことができるだろう。こうした学習は「わざを盗む」などという言い方をして、昔から看護の世界でも大切にされてきたものではないだろうか。

人の優れたわざを盗むときには、次の3つのプロセスがあるとされている[11]。

> 1. 優れた人のやり方をまねる（型をまねる）
> 2. そのなかで優れた部分を抽象化してとらえる
> 3. 他人の型を離れて自分の型に変える
>
> ※本章第4節の4、図Ⅰ-13に詳述した。

たとえば、複数の患者を受け持っている新人看護師が一人の患者のところに頻繁に行きすぎて、ほかの患者の看護に時間をかけられていないという、次のような事例があるとする。

> 4名の患者を担当している新人看護師が、病状が安定しているAさんのもとを（先輩看護師からみると）不必要に訪れている。先輩看護師が「あなたはほかに3人の患者さんを受け持っている。同じ患者さんばかりを看護していては4人全員に目が行き届かなくなる」と指導をしても、新人看護師は「Aさんのもとへ行くのは、看護の必要性を感じているからだ」と言うばかり。Aさんを気にかけているのはわかるが、これではほかの3人の病状の変化を見逃してしまうおそれがある。仕事を全体的に見通せるようにするには、どう指導したらよいだろうか。
>
> **事実**
> ● 客観的にみて、Aさんを常時観察する必要性はない。
> ● Aさん以外の3人の患者のほうが看護の必要性は高い。

このとき、先輩から"患者さんに均等にかかわりなさい"と指示を受けたとする。こうした指摘を受けて、新人看護師が今度は時計を見ながら"○○さんのケアは△分まで"というように時間を決め、画一的な看護になってしまったということがあったと

する。

これは、先輩看護師の言ったことを字句どおりにしか受け取ることができず、「意味」のレベルで理解できていないことの表れである。なぜなら、看護師のわざとは、"一人の患者さんにはだいたい○○分間話をする"とか、"食事の提供は○○の手順で"などといった「具体的な行動」を超えたところにあるものだからである。

こうした看護のわざは、決して唯一絶対の解が存在するものではない。むしろ、状況の解釈は多様であり、同じ行動でもうまくいくときもあれば、失敗するときもあるというものであろう。先の例であげた表面的な行動をまねるだけの、知識の活用・応用が苦手な学生や新人看護師は、こうした多様な解釈が可能な問いに直面したときに、"同じようにやっているのにどうして自分はうまくいかないのか"と悩んでしまう。そうした学生や新人看護師に出会ったときには、"まねをするだけではだめなのよ"といったあいまいな指導をするのではなく、その行動の裏にある「意味」を考えさせるように指導することが重要となる。

3 患者と看護師の「ずれ」から看護実践を創造する

看護実践の意味を考えて行動する力を**他者性**の成長として解説した（本章6節参照）。看護師の「他者性」を育てるためには、周りがすべてお膳立てをして、失敗しないように配慮された環境で学ぶのではなく、困難な場面に直面したときに"何とかがんばってみよう"と思う環境で試行錯誤することが大切であると述べてきた。

これは、幼児が興味のあることに果敢に挑戦し、失敗のなかからどうすればよかったのかを振り返りながら、社会や物事の原理、意味、ルールを自分のものにしていく過程と同じである。

つまり、"○○したい"という思いをもっているが、"このままではうまくいかない"という状況のなかで、"何とかしなきゃ"という気持ちが芽生えたときに、人は自己変革しようとする。これを看護師の成長にあてはめて考えるとすると、「自分の思い」と「患者の思い」がずれたときに、"何とかしなければ"と思うのではないだろうか。

たとえば、薬を飲んでくれない子どもが入院していたとする。その子どもを担当している看護師は何とか飲んでもらおうと、褒めたり、叱ったりするだろう。しかし、子どもの気持ちに寄り添った対応でなければ、たいていの場合、看護師がかかわればかかわるほど、"イヤだ""飲まない"と言って両者の溝が大きくなっていくものである（図Ⅰ-22）。

もちろん、病状によっては、泣いても暴れても、薬は飲んでもらわないといけない場合もある。しかし、患者と看護師の信頼関係が大きく崩れる危険性のあるガチンコ勝負は、意図的・計画的に行うものでなければならず、可能な限り避けるべきである。

このとき患者と看護師の間の「ずれ」を意識して、双方が折り合える妥協点があるのかどうかを探ることが「他者性＝もう一人の自分」の役割である。

すなわち、"薬が苦いから飲むのは嫌だ"と思っている子どもに対して、看護師として"飲まないでいいよ"という妥協はあり得ない。しかし、"あなたは入院しているのだから、薬は飲みなさい。いつまでも治らないわよ"という言い方では、子どもの気持ちはおさまらない。そうしたときに、せめて"がんばって薬を飲んだら少しだけ遊んであげよう"と考え、"薬を飲んだら、少しだけ折り紙やろうよ"と誘ってみるなどが現実的な妥協点であり、状況をみながらそうした提案をすることができるかどうかが看護師に求められているのではないだろうか。

これは、看護師としての他者性（もう一人の自分）

図Ⅰ-22　看護師としての「他者性」の成長

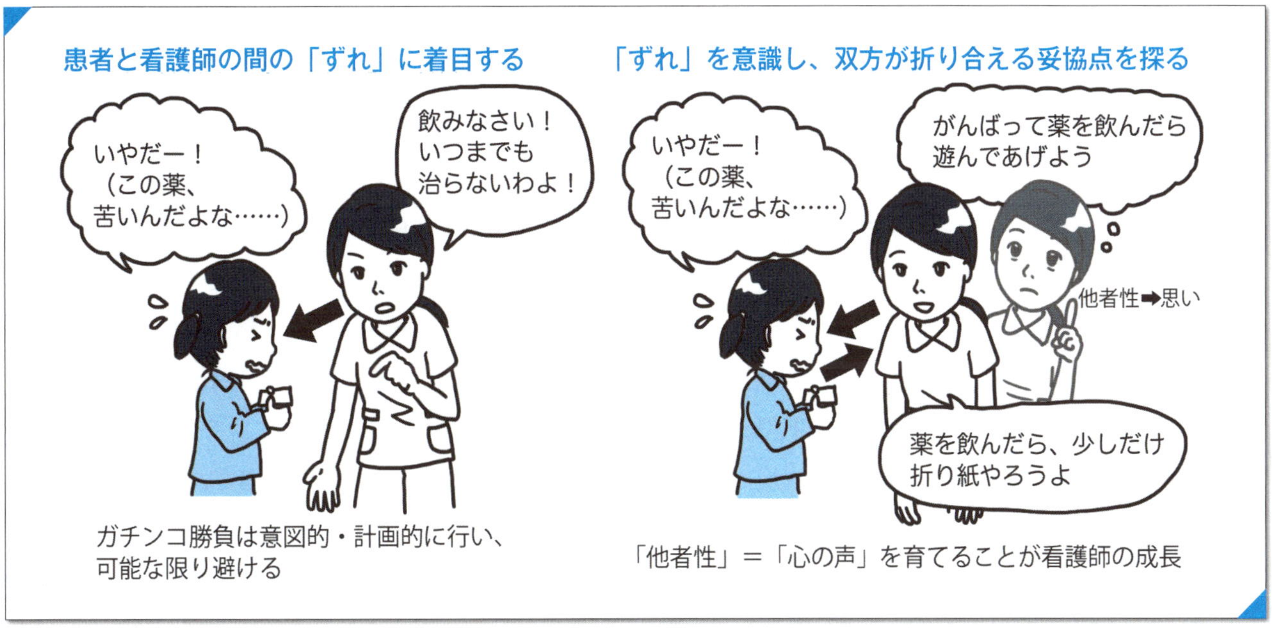

患者と看護師の間の「ずれ」に着目する
- いやだー！（この薬、苦いんだよな……）
- 飲みなさい！いつまでも治らないわよ！
- ガチンコ勝負は意図的・計画的に行い、可能な限り避ける

「ずれ」を意識し、双方が折り合える妥協点を探る
- いやだー！（この薬、苦いんだよな……）
- がんばって薬を飲んだら遊んであげよう
- 薬を飲んだら、少しだけ折り紙やろうよ
- 他者性→思い
- 「他者性」＝「心の声」を育てることが看護師の成長

の成長と関係がある。すなわち、患者が看護師の言うことを聞いてくれないとき、患者とガチンコ勝負を繰り返してしまう人であるか、うまく患者と折り合うことができる人であるかの違いは、「心の声」をどのくらい活用できるかどうかにかかっていると考えられる。

4　「心の声」の成長と看護師のキャリア形成

他者性の成長に必要な「心の声」とは、図Ⅰ-22に示した「思い」の部分のことをいう。つまり、心の中で"がんばって薬を飲んだら遊んであげよう"と思考しながら、次なる自分の態度や行動を決定する基礎となるものである。人は、困難場面に直面したとき、その状況のなかで最善の方法を導き出そうと考える際に、こうした「心の声」を活用しているといわれている。

「心の声」を成長させるためには、単なる国語力の高さが重要なのではなく、「状況を読む眼（視点）」が必要である。看護師として経験を積めば、状況を瞬時にとらえ、「患者の思い」に気をまわし、自分のすべきことを整理して、どのようにアプローチしていくかを考えることができるようになることが多い。これは、看護師が様々な経験のなかで「心の声」を成長させていることの証拠であり、看護師の「キャリア」としてとらえられる。

こうした意味で看護師のキャリア形成とは、長い道のりをかけて徐々にステップアップしていくものであると考えられる。もちろん、長い間経験を重ねていても他者性が育っていない看護師もいる。同じ経験をしているのに、キャリアが成長している人とそうでない人とがいるのは、自分なりの課題意識をもって患者と向き合い、患者とのかかわりを振り返ることができているかどうかの違いだと考える。

こうした振り返りを怠ってきた看護師には、いつまで経っても同じようなところでつまずき、年数を重ねるごとに"あの患者はおかしい""あの家族はだめだ"と、他者への批判・非難を口にして自分の問題としてとらえることができていない人も多い。その一方で、他者性や「心の声」を発達させてきた先輩看護師（看護教員）は、患者対応の場面のみな

らず、新人看護師や学生を指導するときにも、「心の声」を駆使することで、相手に合わせた適切なかかわりを生み出しているのではないだろうか。

5 看護師のキャリアを育てる指導方法

　そもそも「キャリア教育」とは、ニートやフリーターへの対策として登場したものである。現代の若者がニートやフリーターとなる背景に、社会のなかで自分はどう生きていけばよいのかをちゃんと考えられていない人が多いことが関係している。

　たとえば、就職率が高いからとか、何となく親や高校の先生に勧められて、といった理由で看護専門学校に入学してきた学生もいるだろう。こうした人たちは、体力的にも精神的にも厳しい今日の看護の現場で、自分を律してがんばろうという気持ちになれず、試行錯誤しながら「心の声」を育てることもできていないことが多い。そうしたなかで、ストレスのかかる仕事を任されたとき、ふんばりがきかずに早期に離職してしまうのではないだろうか。

　こうした点をふまえると、学生や新人看護師が自らのキャリアを形成していくために最初に必要なことは、看護のすばらしさやおもしろさ、奥深さを知り、"○○してみたい"という気持ちを芽生えさせることである。

　もちろん、やるべきことを知識やスキルとしてきちんと獲得していることも必要である。このためには、ある程度マニュアル化されたものの習得のための学習も並行して行うことは大切である。そのうえで、"○○したけど、うまくいかなかった。だから、次は△△してみよう"という、「心の声」を育てるようにはたらきかけると、「考え、判断する」ことができる看護師に育つのではないだろうか。

　もちろん、このときの試行錯誤には、失敗しても次は△△する、という行動的な側面ばかりでなく、"次もがんばるぞ"という気持ちや、"どうしたらうまくいくだろう"という不安な気持ちを、自分でどのようにコントロールするかという点も含まれている。

　以上のような自分の感情と行動を制御しながら、学生や新人看護師が自分なりのやり方を見つけ出すためには、指導者のはたらきかけがきわめて重要である。すなわち、学生や新人看護師が"どうすればうまくいくか"を考えることができるように、"相手が好きな話題であれば、患者さんは話をしてくれるかもしれない"というような具体的なアドバイスを与えることも必要である。

　しかしその一方で、別の機会では"もう少しさりげなく話しかけてごらん"というように少々、抽象的な言い方でアドバイスするというようなはたらきかけをすることも重要である（図Ⅰ-23）。

　これは、幼児が補助輪なしの自転車に乗れるようになるまでの過程に近いのではないだろうか。すなわち、ふらふらしながら運転（看護実践）している学生や新人看護師を、初めのうちは指導者が後ろから支えながら助けている。しかしあるとき気がついたら、自力で補助輪なしの自転車に乗れるようになっていた（自分なりの方法がわかってきた）、というような指導方法である。

　以上のように、指導者は具体と抽象の両方のアドバイスを与えて、"何となく、○○のようにすればうまくいくのかな"というように理解させていく指導が必要である（これが「コツ」の習得につながる）。こうした指導を行うためには、時間をかけて、時には相手の力を信じて「待つ」ということがきわめて重要になる。

　このように、学生や新人看護師のキャリア形成というものは、「意図的」ではあるが、「間接的」に指導するなかで形成されると考える。教育方法学の分野では、こうした指導者の「指導性」を、オーケス

図Ⅰ-23 具体と抽象、双方の視点ではたらきかける

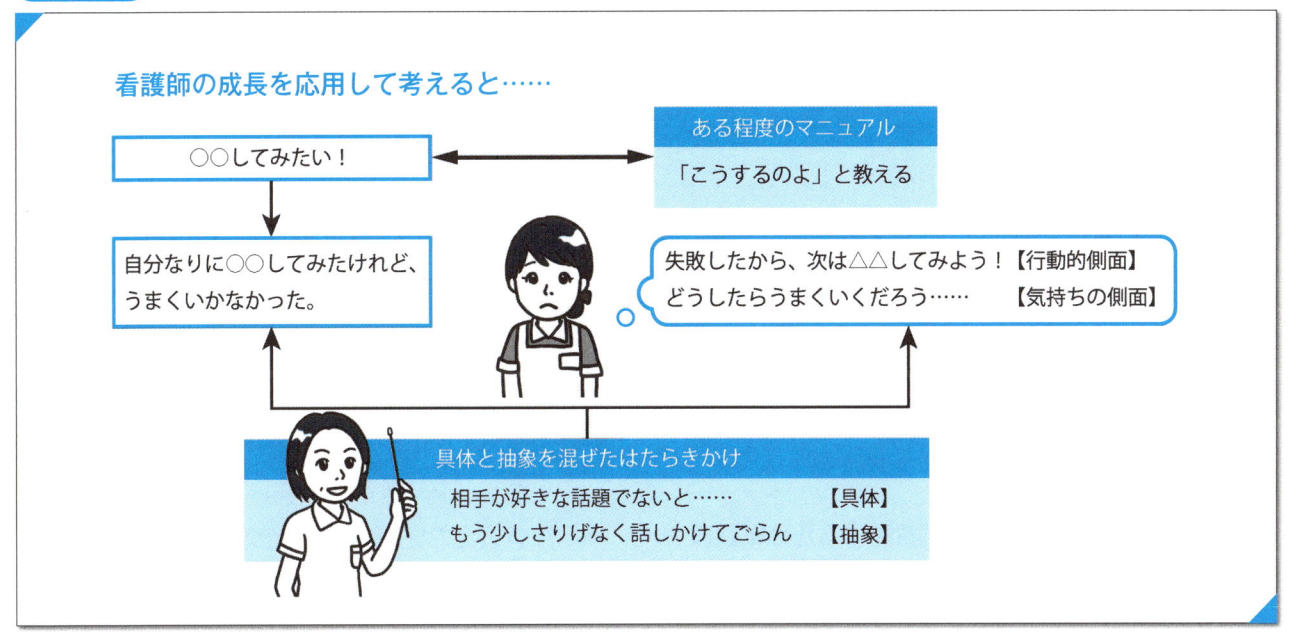

看護師の成長を応用して考えると……

- ○○してみたい！ ⇔ ある程度のマニュアル「こうするのよ」と教える
- 自分なりに○○してみたけれど、うまくいかなかった。
- 失敗したから、次は△△してみよう！【行動的側面】
- どうしたらうまくいくだろう……【気持ちの側面】

具体と抽象を混ぜたはたらきかけ
- 相手が好きな話題でないと……【具体】
- もう少しさりげなく話しかけてごらん【抽象】

トラでタクトを振る指揮者にたとえる。すなわち、指導者は権威をもって学習者の前に立ちはだかる存在ではなく、学習者集団のなかに溶け込み、方向性を示しながら、全体的に調和のとれたハーモニーを奏でる役割を担っているのである。これは、旧来型の「教える主体である教師」という概念を打ち破ることが求められているということであり、問われているのはまさに私たち指導者の側の意識改革なのである。

10 試験問題の作成方法と学生の能力評価のあり方

1 試験は何のために行うのか？

■ 学生が、自分の課題を明確に意識するために試験を行う

　試験は、講義で学んだ内容をどのくらい理解したかを測る一つの方法である。この点に異論のある教員はいないだろう。そして、講義をとおして身につけた知識が国家試験でも問われる看護師養成の現場では、講義の理解度を学生と教員が把握するという意味で、試験問題を工夫することはとても重要となる。

　ただし、これは定期試験が「国家試験の予備試験」であると言っているのではない。もちろん、学生の学習意欲を喚起するという目的で、国家試験を意識させ、定期試験を受けさせることが悪いということではない。しかし、試験ではあくまでも"看護師として必要な知識や技能が身についたか"という点をみることが大切なのであり、国家試験を最終目標にする場合でも、国家試験というものは看護師になるための必要な知識を問うものであるということを前提としなければ、本末転倒となってしまうだろう。

　このように考えると、試験は、その結果を本人にフィードバックし、自らの課題を意識させることができるようなものでなければならない。たとえば、看護師になるために必要な知識がどのくらい定着したかを問う試験（いわゆるペーパー試験）ならば、○か×で採点することが可能な問題を多く作ることができるので、点数化して学生にフィードバックし、"80点くらいは取れるように"と理解の目安を示して努力させることが必要であろう。

■ 「見える学力」と「見えない学力」を考慮する

　ところが、看護師に必要な能力は、知識や理解といった数値化できるものだけではない。患者にわかりやすく正確に説明する力や、患者の気持ちを推測しながらコミュニケーションをとる力など、数値化できない能力も多い。数値化できる能力を「見える学力」、数値化できない能力を「見えない学力」と表現するとすれば、「見えない学力」をどのように評価するかという点も重要な問題となる。

　筆者は、見えない学力も工夫しだいで、評価し学生にフィードバックすることができると考えている。本章第8節で述べたOSCE（objective structured clinical examination；客観的臨床能力試験）などはその一例であるが、OSCEのような実技試験の形態をとらなくても、見えない学力の一部は評価できると考える。

　それは、レポート作成や口頭試問などという形態の評価方法である。少し抽象的な例であるが「患者に寄り添う看護」というテーマでレポートを書かせれば、「患者のどこをみるか」「どのような態度を患者に示すか」など、知識を問う試験では表面化してこないことも、文章という形で表面化するだろう。

　とはいえ、文章にして表現させるというだけでは、きれいごとを理路整然と書くだけで実際の看護では通用しないという意見が出される可能性がある。それならば口頭試問にして、"患者さんが○○のような要求をしてきたときにはどうしますか？"という

試験問題の作成方法と学生の能力評価のあり方 ◀ 10

表Ⅰ-6 能力評価の方法

何を評価するか	評価方法
知識	いわゆるペーパー試験 例）穴埋め問題、客観式選択問題、用語解説など
論理性、独創性	レポート（論作文） 例）事例分析（実習後のレポートなど）、調査報告など
人に伝える力	口頭試問 例）論文やレポートの発表会、患者教育の教材紹介など
看護技術	実技試験 例）OSCE、技能検定など

ように臨場感のある問いを与えてその場で答えさせれば、そのときの落ち着き具合や表情などから、実際の現場でどのように対応する学生であるかを評価することもできるだろう。

このように、学生のどのような側面を評価するかによって試験の方法は異なる。看護専門学校という教育現場で実施できる「試験」を整理すると表Ⅰ-6のようになる。これはつまり、授業形態の数だけ評価の方法があるということを意味している。

2 知識を問う試験問題の作成方法

まず、いわゆるペーパー試験はどのように作成するかという点について考えてみたい。知識を問う試験問題の作り方で最も重要なことは、「体系性」である。すなわち、国家試験に向けて、また看護師となったときに必要な知識は、必ず網羅して試験で問う必要がある。端的に言えば、講義のあとに行われたペーパー試験を復習していけば、国家試験の合格ラインをクリアできるようにしていかなければなら

ないということである。

また重要な知識は、複数の講義のなかで繰り返し問うことも大切である。つまり、3年間（または4年間）のカリキュラムのなかで重要な知識が一度きりしか試験で問われないということは避けたほうがよい。これは、同じ問題を繰り返し出すことで、知識を定着させるという意味もあるが、むしろ大事な知識は学年が上がるごとに抽象的に問うようにするなど、段階を追って深く理解できるような「試験問題の体系化」が重要であるということを意味している。

以上のように、試験を活用して段階的に知識の深まりを確認していくのであれば、次のように「問い方」にバリエーションが必要である。

- 単語の空所補充
- 用語説明
- 選択肢から正しいものを選ぶ

また、小テスト➡期末試験➡国家試験対策などというように、同じような問題を段階的に繰り返し問うシステムをつくっておくと、最低限の知識は確実に定着させることができるだろう。もちろん、知識を確実に定着させるためには、講義を工夫するだけでなく、課題を出して、テキストや辞書などで調べる習慣をつけるなど、能動的に知識を獲得させる方法も身につけるように指導することが必要である。

3 レポート課題と口頭試問の実施方法

■論理的思考力を問う必要性

ペーパー試験で知識の定着の程度を問うことができる一方で、知識を活用する力を測るためにはどのような試験（能力評価）を行えばよいだろうか。

87

第Ⅰ章 考える看護学生を育む授業づくりの基盤

　こうした知識の活用力・応用力というものは、本来、「見えない学力」の一つと考えられる。しかし、見えない学力といっても、学力である以上、ある程度の客観的な能力評価の方法でなければならない。OSCEなどにおいても、単に看護技術が実施できるかどうかではなく、その裏に「確かな考え方」があるかどうかが重要となる。それがなければ、状況に応じて常に正しい判断をすることは難しいだろう。

　このように考えると、看護専門学校で習得した知識を、看護場面で活用したり応用したりする能力というものには、一種の「論理的思考」が伴うのだろう。たとえば、"食事を提供する際に気を配らなければならないことは何か？"と問われたときに、"汚物などを目にしながら食事をするのはだれでも嫌だから、そうしたものがないかどうかを確認する"と答えられる学生は多いことだろう。

　これは、常識から当然のこととして導き出される論理的な思考の一つであり、レポート課題や口頭試問では、こうした論理的思考を引き出す問題を出すことで、ペーパー試験では問うことができない「確かな考え方（考え方のプロセス）」を評価することができるだろう。

■レポート課題の出し方と評価基準

　以上のような能力を評価するためにレポート課題を出す場合には、○か×で採点できるようなものではなく、解答のなかに自分なりの考え方（看護観）を表現できるような課題とすることが必要である。

　たとえば、"入院してきた患者に難聴があった場合、看護師として治療過程を説明するのにどのような配慮をしますか？"というような課題を出したとする。こうした課題に対しては、「看護師として説明すべき内容」をはずすことなく答えなければならないが、その際に「難聴のある人への配慮の原則」をふまえることができるかが問われる。

　そのため、「筆談をする」とか「聞き取りやすい声ではっきりと話す」とか、ごく一般的な配慮をレポートに書くだけでは不十分であろう。なぜなら、口頭で説明するのと、筆談で説明するのとでは情報量が異なるので、筆談だけでは患者が治療過程を十分に理解できないおそれがあるからである。

　こうした点まで考慮して、どのように説明するかをレポートさせることで、学生は患者への対応方法をより深く考えるようになるのではないだろうか。もちろん、こうした課題はいきなり与えるのではなく、授業のなかで前もって似たような状況を取り上げ、ある程度解説をしたり、考えさせたりしておくことが必要であろう。そうした「考え方のプロセス」を一度経験したうえで、新たな課題についてレポートさせることが必要である。

　筆者はこうしたレポートを課題にするときには、次の事柄を評価基準として学生に明示している。

> ❶ 授業の内容がふまえられていること
> ❷ 自分なりの考え（調べたこと）が含まれていること
> ❸ ❶、❷の２つが論理的につながっていること

　もちろん、こうした多少抽象的な基準では、評価する教員によって点数が変わってくるおそれはあるが、評価すべき点などを詳細に決めたうえで採点を行えば、教員による評価点の差は、生じても100点満点中ならば10点以内に抑えることができると考える。

■口頭試問の方法

　口頭試問とか口述試験というと、とても堅苦しい雰囲気のなかで、自分の考えを述べる試験をイメージするかもしれない。もちろん、そうした雰囲気のなかでも自分の考えを論理的に人に伝える力は看護師に必要なものではあるので、いわば厳格な口頭試問を実施してもよい。

　しかし、看護師が一般的に言葉で相手に自分の考えをわかりやすく伝える場面というのは、張り詰めた雰囲気のなかばかりではないだろう。そうした点

をふまえると、看護専門学校で行う口頭試問（口述試験）は、もう少し広くとらえ、"人の前で自分の考えを論理的にわかりやすく伝えることができるかどうか"を評価する機会と位置づけるのがよいと考える。

そもそも、看護師に求められる「相手にわかりやすく説明する力」とはどのようなものであろうか。書き言葉は何度も読み返せるのに対して、話し言葉というものは「聞いた言葉が消えてなくなる」という点に特徴がある。その一方で、患者やその家族も、論理的に書かれた文章をただ聞かされるだけだと、内容をイメージ化することが難しい。そのため、話し言葉で相手に説明をする場合には、次の点が重要となる。

- 使用する用語が、患者とその家族に伝わるものとなっているか
- わかりやすいたとえなどを用いているか（日常生活に即したたとえなどを用意できているか）
- ていねいな言葉遣いができているか（敬語を適切に使えているか、若者言葉を使っていないか）

こうした、わかりやすく話をするためのテクニックを適切に使えることと同時に、話し言葉においても「論理的」に説明することは求められる。それは、説得力のある話し方というのは、やはり病気のメカニズムや治療の過程を正確に理解しているということが大前提であるし、そのため患者自身が何をしなければならないかということが、論理的にも実践的にも「わかる」ことが必要だからである。

そのため、どのような話をどのような順番で組み合わせるか、すなわち「話の構成要素」と「順序」を頭の中で組み立てられるかどうかが、口頭試問において評価の基準となる。そのうえで、話し言葉では「例示」や「強調」する箇所はどこかなど、説得力のある話し方の工夫がなされているかどうかなども評価の対象（加点すべきポイント）となるだろう。

論理性を育てる口頭試問の評価のポイント
- 話の構成要素を考える
  ➡ すぐに答え（結論）が出るわけではなく、どのようなパーツを組み合わせて話をすればよいかを考える
- 話の順序性を考える
  ➡ どのような順序で話をすればわかりやすいかを考える
- 説得力のある話し方を工夫する
  ➡ 説得力のある例やインパクトのある言葉を考える

以上のような評価基準を学生に示しながら、たとえば"○○（疾患名）で手術を受ける患者に、術前・術後の注意点を説明してみてください"というような臨床場面でよくある課題を出し、口頭で答えさせる試験を実施するとよいのではないだろうか。

4 学生の能力評価のいろいろ

■「技術」の評価方法

レポート課題にしても口頭試問にしても、書くか話すかという点での違いはあれ、頭の中で論理的に構成された内容を、言葉を用いて人に伝える試験（評価方法）である。しかし臨床場面においては、頭でわかっていても実際にはうまくできないということはよくあるだろう。

これが「技術」といわれるものである。すなわち、「技術」とは、頭の中で理解していることを「身体化」できるまで熟達しなければならないものであり、こうした技術を評価することも看護師養成においては重要なことであろう（「技術」指導の方法については本章第4節の4を参照）。

身体化された技術というものは、ある一定の状況下では同じように実践することができる。こうした「再現性」のある場面を、評価基準を作成して取り上げれば、それは技術試験となる。たとえば、「肘あるいは膝に包帯を巻く」といった課題を出したとしたら、「部位に応じて、ゆるみなく、きつすぎることもなく、きちんと固定して包帯を巻くことができているか」というような観点で点数化する評価シートを作成することも可能だろう。

また、一人で行う技術だけでなく、多重事故で運ばれてきた複数の患者に対応させるというような、状況判断を含んだ技術試験も考えられる。こうした場面では、技術の正確さとともに、手際の良さ（チームワークの良さを含む）や患者への適切な接し方（複数の学生が連携して、統一感をもって対応できたか）なども評価のポイントとなるだろう。

技術を評価する観点

● 技術の正確さ
  ➡ きれいな形に完成しているか、守るべき点に漏れがないか、など
● 手際の良さ（チームワークの良さを含む）
  ➡ 実施速度は適切か、準備から実施までの流れがスムーズか、など
● 患者への接し方の適切さ
  ➡ 複数名が連携し統一感をもって対応できたか、慌てているように感じさせなかったか、不安を和らげる声かけやタッチングができていたか、など

もちろん、こうした評価の観点では、評価者によって点数に開きが出る可能性もある。そのため、技術試験などにおいては複数の教員で評価し、意見が分かれたときには協議して可能な限り差を埋めたうえで、両者の平均を得点とするなど、平等性を担保する配慮は必要である。

■「意欲」は評価できるのか

「技術」はある程度、点数化して評価することができるが、それでは「意欲」はどうだろうか。

看護師になりたいと切に願っている学生ばかりであれば、意欲をわざわざ評価してフィードバックする必要はない。しかし、なかには看護専門学校に入ったのはいいが、その後、勉強に身が入らず、課題の提出がいつも遅れていたり遅刻ばかりしてくる学生などもいて、意欲の面から指導が必要な人もいる。こうした学生に対しては、その内面を知るために、意欲を客観的に把握する方法を教員がもっておくことも必要かもしれない。

意欲というものは、「自己意識」や「自己効力感」とよばれるものに置き換えてみると、ある程度までは客観的に把握することができる。たとえば、以下のような質問を学生に定期的にして、意欲（自信や目標）が薄れてしまっている学生がいないかを把握することはできるだろう。

次の質問に対して、「1．とてもそう思う」「2．そう思う」「3．あまり思わない」「4．まったく思わない」のうち、どれに当てはまるかを答えなさい。
質問① 「看護師になりたいと思う」
質問② 「自分は看護師に向いていると思う」
質問③ 「看護技術で得意なものをもっている」
　　　　　　　　　　　　　　　（以下、続く）

こうしたチェックを毎年4月に学校全体で一斉に行えば、1年生から2年生に、また2年生から3年生にかけて、授業や実習についていけなくなり、"看護師に向いていない"と自信と意欲をなくしかけている学生をある程度、学校側が把握することができる。そして、こうした意欲の評価を定期的に行えば、学生が"学校を辞める"と突然言い出し、対応に追われるといった状態に陥る前に、面談をするなどの対応が可能になるかもしれない。

図Ⅰ-24 学生へのフィードバックと自己研鑽のイメージ

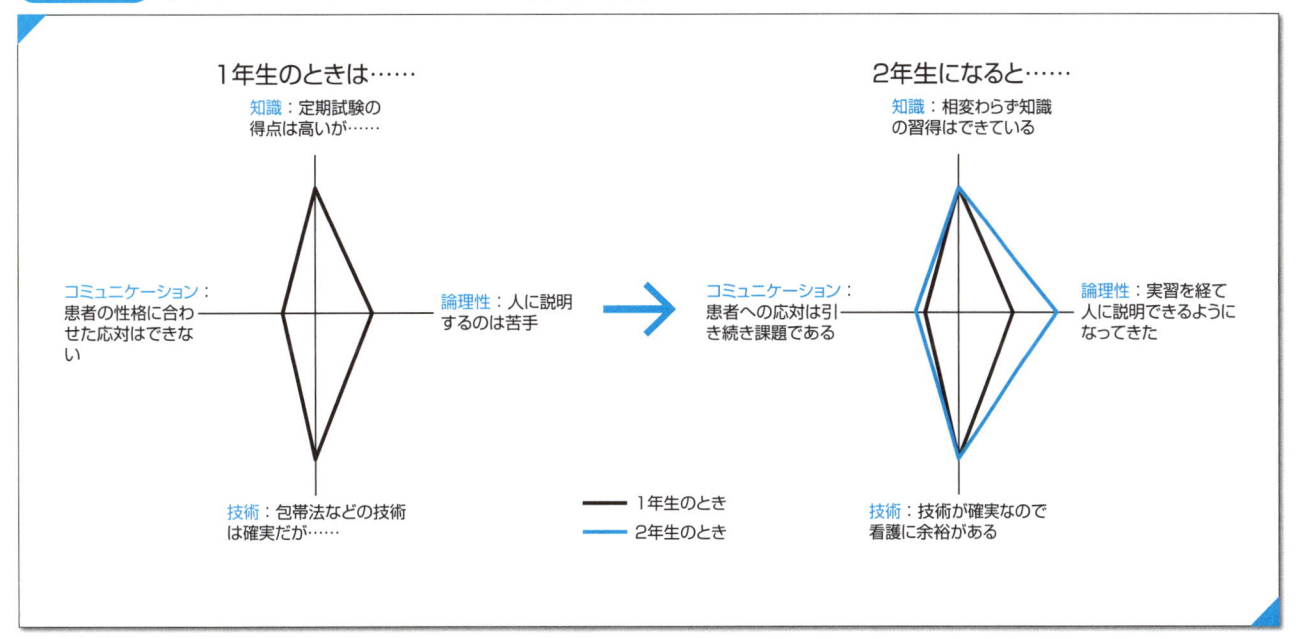

1年生のときは……
- 知識：定期試験の得点は高いが……
- 論理性：人に説明するのは苦手
- 技術：包帯法などの技術は確実だが……
- コミュニケーション：患者の性格に合わせた応対はできない

2年生になると……
- 知識：相変わらず知識の習得はできている
- 論理性：実習を経て人に説明できるようになってきた
- 技術：技術が確実なので看護に余裕がある
- コミュニケーション：患者への応対は引き続き課題である

― 1年生のとき
― 2年生のとき

5 ポートフォリオ評価と能力評価

　こうした学生の内面の変化を含めて、看護専門学校でどのような能力が身についてきたかを学生にフィードバックしながら、次なる目標を教員と学生が一緒に考えていくというのが本来の能力評価のあり方である。そのため、自分の得意・不得意をある程度、客観的に知ることができるように学生に示してあげられるような評価システムを構築することが理想である。

　たとえば図Ⅰ-24のように、「知識」「論理性」「コミュニケーション」「技術」などのように、能力を客観的に把握できるものを図示するという方法が考えられる。それを、各年度の初めに担任教員が学生にフィードバックし、その内容をもとにその年の課題を教員と学生が話し合って決めるということができないだろうか。

　こうしたシステムのなかで、学生は自分が1年かけてどのように成長したのかを自覚（意識）することができ、教員からの助言をもとに、今年は何を頑張ればよいかがわかるようになるだろう。

　以上のような自己の学びの過程を振り返り、自分なりに課題を設定していく評価方法をポートフォリオ評価とよぶが、看護師養成において学生が自らの成長をポートフォリオすることができるような試験や能力評価を展開していくことが重要であると考える。

11 これからの看護教育に求められる教育観とは

1 指導困難な学生の特徴

　勉強についていけなくなると遅刻が多くなる学生や、実習が少しつらくなると突然休んでしまう学生がいる。こうした学生を見るとつい、"最近の学生は気持ちが弱い"と思ってしまうものである。

　一方で、言われたことはまじめにやるが、それ以外は何もしない（つまり、言われたことしかしない）学生もいる。こうした学生を指導していると、"最近の学生は自分で考える力が弱い"と愚痴をこぼしてしまうことだろう。

　これらは一見、異なる特徴をもった学生のようにも思えるが、「漠然とした不安に押しつぶされそうになっている学生」ととらえると、根本にあるものは同じであると考えることができるかもしれない。すなわち、「できない」自分を受け入れたくなくて、わからなくなったときに思考を停止させてしまう場合があるということだ。また、自分で判断して間違ったことをして、そのことで叱られるのが嫌だから、言われたことしかやらない人になっているととらえられる。

　このように考えると、指導困難な学生は、一種の防衛機制がはたらいている状態であるといえるのではないだろうか。つまり、"助けてほしい""かまってほしい"という思いが強い若者が増えているということである。こうした学生は、この10年くらいで顕著にみられるようになってきたこともあり、看護専門学校ばかりでなく、あらゆる人材育成の場でこうした若者への対応方法が模索されている。

2 厳しくするだけが指導ではない

　こうしたいわば「気持ちが弱い」と思われる若者に対して、"そんな気持ちでは看護師は務まらない"と叱咤激励し、鼓舞するような指導を行っている学校もあるかもしれない。慢性的に人手不足の状態にある看護の世界で人材を養成していると、"早く一人前になってもらいたい"という気持ちから、結果として「厳しく鍛える」という指導方法が主流となってしまう状況はとてもよく理解できる。

　特に、医療現場ではミスは絶対に許されない。こうした厳しい状況が毎日続く看護師の仕事を一人前にこなすためには、精神的にもかなり鍛えられていなければ持ちこたえることはできないだろう。しかし、だからといって厳しくすれば若者が育つというわけでもない。なぜなら、厳しい指導を展開しても、「指示待ち」「（働く、あるいは勉学の）意欲低下」が生じるだけで、結果的には画一的で柔軟性のない看護師しか育たなくなってしまうからである。

　このような看護教育とならないために、意欲的かつ自律的な看護師を育てることが求められる。そのためには、これまでの指導方法をもう一度見つめ直す（再定義する）ことが必要なのではないだろうか。

3 学ぶのは、あくまでも学生である

それでは、筆者の考える「厳しさ」について述べてみたい。

たとえば、"病院実習の前までに〇〇を勉強しておくように"と指示をしたにもかかわらず、何も学習してこなかった学生がいたとする。こうした学生に対して、"どうして勉強してこないの！"と強く叱責し、"そんなことでは実習に行かせません！"と「厳しく」指導したらどうなるだろうか。

このように言われれば、勉強しなければならないところをとりあえず「読む」ことくらいはするかもしれないが、そうした学習では、病院実習で使えるような知識にはなかなかなっていかない。そうではなく、こうした学生に対して"病院実習の前までに〇〇を習得してもらわないといけないのだけれど、あなたはどのような勉強の計画を立てますか？"と尋ねてみたらどうなるだろうか。

人は、目標を自分で立てると、それを守れなかったら自分の責任であると考えるため、目標を達成しようと自ら努力をするようになるものである。もちろん、モチベーションが低い学生は目標を立てても実行しないかもしれないが、もしそうなのであれば、本人が立てた目標を本人が達成しなかったのだから、病院実習を延期しても学生は不満を口にすることはないだろう。

もちろん、自分で決めたことを守れなかったら即留年というような機械的な対応をするべきだと述べているのではない。ここで強調したいことは、「学ぶのはあくまでも学生本人であり、教員はその学びを支援する役割でしかない」というスタンスで学生と対峙する必要があるということである。そして、指導困難な学生にとっては、こうした自分で自分の学習に責任をもつ対応をされるほうが、真の意味で「厳しさ」を痛感するのではないかと考える。

4 教員は、どのような「指導性」を発揮するか？

以上のようなスタンスで指導を行うのであれば、病院実習の直前に"〇〇を勉強しなさい"というような短期的な対応では限界がある。そこで、"夏頃にはこのくらいまでできるようになってね""クリスマスの頃までにはこれができるといいね"というように、中期的な目標を示してがんばらせるようにする。

本来はこうした目標を自分で立てられることが理想的であるが、それができない人には指導者が一緒になって話し合い、学生が自分の課題を意識できるようにサポートすることが必要である。

このとき、自分で目標をもって日々の実践と向き合えるようになるために、指導者は以下の3つを心がけるべきと考える。

❶期待する（図Ⅰ-25）

近年の学習科学の知見によると、"〇〇を勉強したら実習もクリアできるからがんばりなさい（報酬を与えるかかわり）"と言うよりも、"〇〇のことを知っている看護師がいたら、患者さんは喜ぶわよ（期待をするかかわり）"と言うほうが、人は伸びると考えられている。

また、"毎日笑顔で接するあなたの看護は、患者さんにとっては希望を与えると思う"というような、「ほんのささいなこと」を褒め期待することで、人は伸びると考えられている。こうしたかかわりを続けていると、学生は「自分は何ができるか」を考えるようになる。

第Ⅰ章 考える看護学生を育む授業づくりの基盤

> 図Ⅰ-25 「期待する」ことの重要性

> 図Ⅰ-26 「自分で選び、決める」ことの重要性

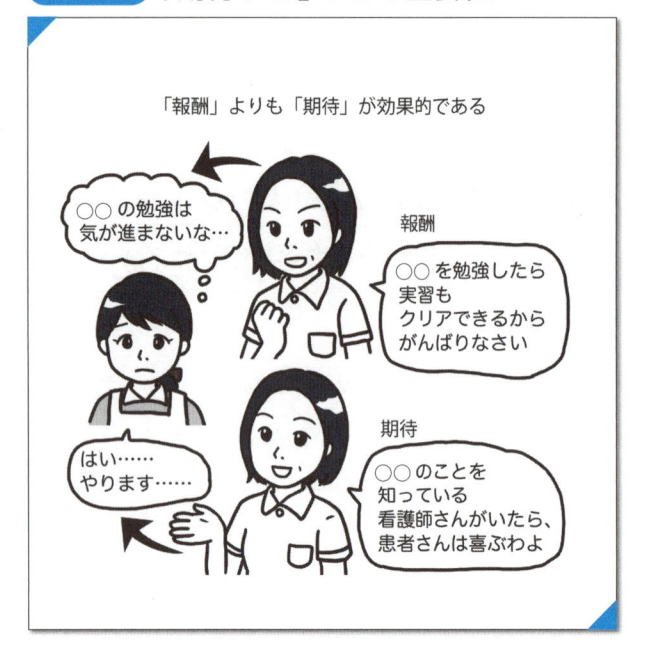

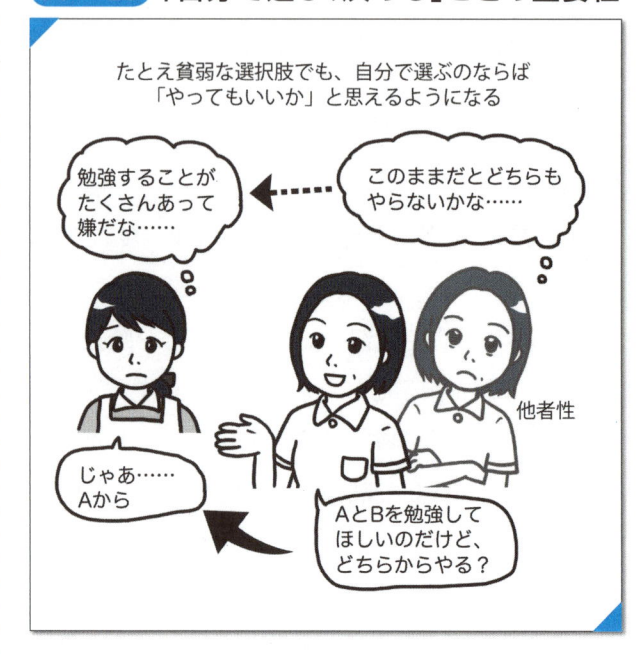

❷ 選ばせる、決めさせる（図Ⅰ-26）

また、学習を主体的に進めていくためには、自己選択・自己決定が重要であると考えられている。

前述したように、人はたとえ貧弱な選択肢でも「自分で選ぶ」ことをすると、自然とそれを守ろうとする。もちろん、学生に学習内容を決めさせる場合であっても、学生自らハードルを低く設定することのないようにしなければならない。

そのためには、学ばせたい内容をある程度指導者の側で示す必要がある。また、学生がどう計画を立てたらよいかわからないときには「一緒に考える」ことが大切である。

このとき、"AとBを勉強してほしいのだけど、どちらからやる？"というような問いかけが効果的だと述べてきた。これは、一見学生に判断をゆだねているようで、実は"AとBの両方を勉強しなさい"と伝えていることになるのである。

このように、あくまでも本人が決定しているようにかかわりながらも、学生は知らないうちに教員に導かれているようにすることが学生の主体性を大切にした指導方法であろう。

❸ 任せる（図Ⅰ-27）

そして、「自分でやる」と決めたことはある一定期間、「任せる」ことが必要である。もちろん、実習などの場面で即座に注意しなければ、患者の安全・安楽が保たれないなどという場合は別であるが、「任せて、ある程度の結果が出るまで待つ」ということを意図的に行う指導が重要である。

このように任せて待つことをしているとき、物事

> 図Ⅰ-27 「任せる」ことの重要性

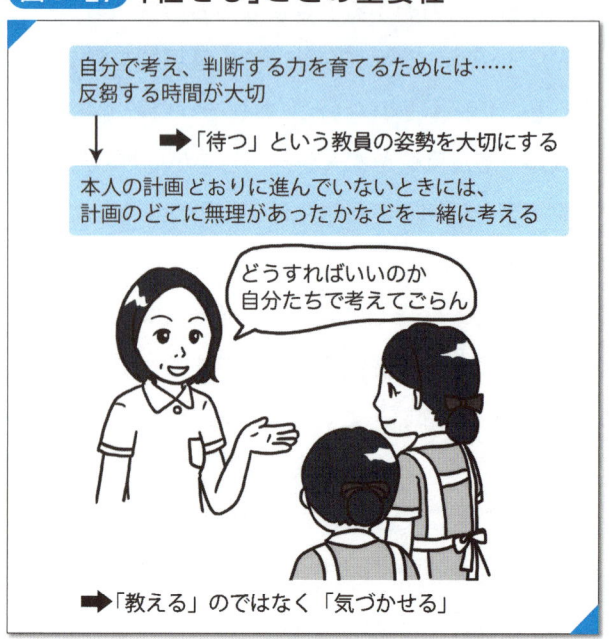

94

これからの看護教育に求められる教育観とは 11

がうまく進んでいない場合には、その理由を学生と一緒に考える必要がある。時には、"あなたが決めたのだから、ちゃんと守りなさい"という厳しい姿勢をみせることも必要ではあるが、計画のどこかに無理がなかったか、計画をどのように修正したらうまくいくかなど、教員は学生と「一緒に考える」ことが大切である。

これは、「教える」のではなく、「気づかせる」というようなかかわりである。こうしたかかわりを続けていると、学生は自分の学習計画や学習方法を「振り返る力」がついてくる。

このように、学生が臨床現場に出たときに一人前の看護師として働けるようにするためには、自分で課題を決めて、それを自分の力で解決していく力を育てることがもっとも大切なことであると考える。

5 特別な配慮が必要な学生への指導方法

■復唱のすすめ

こうした学習者主体の指導方法に切り替えると、特別な配慮が必要な学生がとても目立ってくる。なぜなら、多くの学生が自らの判断で動けるようになってくるのに対して、特別な配慮が必要な学生は「自分でやる」と決めたことを反故にして、"できませんでした"と平気な顔で言うことが多く、結果として、指導者が対応することが多くなるからである。

このとき、"次はちゃんとやるのよ。わかったの？"というような対応は避けたほうがよい。というのは、こうした対応をされたとき、その場だけ"はい、わかりました"と言ってやり過ごそうとするのも、特別な配慮が必要な学生の特徴であるからである。

つまり、「わからないまま、生返事をしていればやり過ごせる」という状況をつくってしまわないように、指示したことをその場で復唱させる指導が必要である。こうした学生は、自分が理解できているかどうかを確認するために復唱させられることがある、ということがわかってくると、より緊張感をもって教員の話を聞くようになるものである。また、聞いていてわからなかったところは聞き返してくるようになるだろう。

もちろん、"聞き返してもいいから、わからないところがあったらちゃんと質問するように"と、気軽に質問できるような雰囲気で対話をすることが重要であることは言うまでもない。

■「怒る」のではなく「叱る」こと

わからないまま生返事をしてしまう学生のなかには、怒られたくないからその場を取り繕い、わからないのにわかったと言ってしまう人がいる。これは、本節の冒頭で述べたように、一種の防衛機制の現れだととらえることもできる。特に現代の若者は、叱られて育っていないことが多く、そうした学生は教員から何か言われると「怒られている」と感じてしまうことがある。

「叱る」ということは、その人の成長を願ってあえて苦言するということだが、そのためには、叱られた人が"この人は自分のことを思って言ってくれているんだ"と感じていなければならない。逆に「怒られている」と感じているときは、"この人は自分のことをダメな人間だと言っている"と感じているのだと思われる。

「怒る」と「叱る」の関係をこのように整理するならば、教員が学生に指導をするときには、"あなたのことをとても心配している"という気持ちを相手に伝えることが大切である。具体的には、教員が指導していることがちゃんとできないと、実習などのどんな場面で困る（苦労する）のかを伝えながら「叱る」ことが重要である。

その一方で、教員と学生が情緒的に「つながっている（関係が築かれている）」ことも大切となる。

95

たとえば、"この先生は、ふだんはとても自分のことを良く言ってくれるのに、今日は叱られた。だからこれは、よっぽど気をつけなければならないことなんだ"と学生が思うようにかかわらなければならないということである。これは、叱るときだけ声をかけるのではいけないということを意味しており、教員は学生に対してふだんから良いところをたくさん褒め、良い人間関係を築いておくことが大切である（筆者はこうした褒める活動を「叱る前の貯金」とよんでいる）。

6 これからの看護教育に求められる教育観

本章のまとめとして、ここまで述べてきた授業づくりの方法や学生指導の原則を整理していく。

■「学生の現状」からスタートする指導

特別な配慮を必要とする学生に対して求められる上記のような対応は、「学生の現状」からスタートする指導であるといえる。

すなわち、現在、自分が指導すべき学生のなかに、一度言っただけでは理解できない学生がいたとしたら、どのように伝えればわかってもらえるのかを徹底的に考え、指導するべきである。そして、こうした方針を立てて指導する学校では、"何度言ったらわかるの！""ちゃんと聞いていたの!?"といった指導ではなく、"あなたはどうしたかったの？"と、問うような指導が展開されることだろう。筆者はこうした指導を「対話」とよび、これからの教育方法の基盤にすえるべきものであると考えている。

■「対話」を基本とした指導への転換

「対話」による指導を簡潔に表現するならば、"あなたの意見を聞きたい"ということを前提としたかかわりをいう。たとえば、"何度言ったらわかるの！"と問い詰めるように聞くのと、"この前も聞いたかもしれないけど、これってどうしたらよかったの？"と聞くのとでは、学習者の意欲や主体性は大きく変化する。後者のような言い方は、"あなたの意見をもう一度聞きたい"というメッセージが込められており、"今の自分はうまくできていないけど、次はちゃんとやろう"という気持ちになりやすいだろう。

このように考えると、「対話」をする機会を増やしていくことが、主体的な学習者を育てることになるのではないだろうか。休み時間などちょっとした時間の立ち話でよいので、"この前の実習はどうだった？"とか、"この前の授業はどこが難しかった？"というように、学生が自分の意見を素直に教員に伝えられる機会を増やしていくことで、「指導」を受け入れられる学生に変化していくことだろう。

このとき指導者は、"あなたの意見が聞きたい"という思いで聞くのだから、学生がどんな意見を述べても"その考えはいけない"と全面的に否定するような応答をするのではなく、"そんなふうに思っていたんだ"と返して、その後、両者の溝を埋めるべくそれぞれの意見を交換することが大切である。

■教育は「ずれによる創造」の過程である

教育学の分野では、こうした指導者と学習者の間の「ずれ（ギャップ）」は双方が共に成長する原動力となるものであるから、大切にすべきであると考えられている。そのため、教員からみて学生が思うように育っていかないという状況を目の前にしても、それを「ずれ」としてとらえ、「あるべき看護師像」に引き上げる努力をするだけでなく、教員自身の常識的な見方や考え方を変えるチャンスであるととらえることが大切である。

こうしたとらえ方は、患者との人間関係づくりにおいても必要なことではないだろうか。たとえば、対応が難しい患者の担当になったとき、看護師として何とか患者をより良い方向に変えていこうとするだろう。しかし、そうした患者に対応しているなか

で、看護師自身も今までのやり方や考え方を見つめ直す機会になった、などということはよくあることだろうと考える。

　学生への指導においても、これは基本的に同じである。すなわち、思うように伸びてくれない学生に対して「うまく指導できない」と考えるのではなく、「私自身の指導方法を変化させるチャンス」と、角度を変えて考えることができるのではないだろうか。

　このように、学生の現状からスタートする指導を展開するなかでは、特別な配慮を必要としている学生は困った学生なのではなく、困っている学生ととらえることができる。ひとたび「困っている学生」ととらえることができれば、教員はでき得る限りの対応を模索するだろうし、そのなかで、自然と新しい教育観や指導方法が定着していくのではないだろうか。

　教育学の分野では、このように学習者の可能性を信じ、どこまでもポジティブにとらえることを基本としている。すなわち、「教えたい教員」と「学びたい学生」の間にずれ（ギャップ）が生じるからこそ、創造的な学びが展開されるということを、これからの看護教育の教育観として定着させることが重要であると考える。学生を教育する重責を負っている教員は、実は学生から育てられている。こうした弁証法的な関係を築いていくことが、これからの看護教育に求められているのである。

考える看護学生を育む
授業づくり

第Ⅱ章
学習指導案の実際

1 学習指導案の作成
学習指導案の意義と作成時のポイント

1 学習指導案とは何か

学習指導案とは、授業をするにあたり、どのように進めていくか（計画）を一定の形式で記述したものであり、「指導案」「授業案」「教案」などとよばれることもある。

授業者の"教えたいこと"を、学習者の"学びたいこと"と一致させていく意図的な活動である「授業」には、なくてはならないものである。同時に、授業者自らの授業力向上のための評価にも活用できるものである。そして、書き表された学習指導案は、だれもが共有することができ、看護教育者全体の授業力の向上に寄与するものであると考える。

2 学習指導案作成の意義

よりよい授業を目指し、学習指導案を作成することの意義は次の3点である。

> ❶授業を意図的に、計画的に実施することができる。
> ❷授業評価を行うことができる。
> ❸明確に記述された学習指導案は、他の授業者も参考にすることができる。

したがって、学習指導案作成に際しては、形式にとらわれるのではなく、内容に重点をおき、わかりやすく記述することを心がけたい。

p.103から、学習指導案の具体的な様式例をあげて作成時の留意点を紹介する。また、本章第2節に示した9つの学習指導案は、この様式例に沿って記述したものである。具体例と併せて、この書き方の留意点を参考にするとより理解が深まるだろう。

3 学習指導案作成時のポイント（図Ⅱ-1）

単元全体の学習指導案の作成手順

自分の教授する単元が決定したら、まずは単元全体の学習指導案を考える。

看護教育における授業の方法は、講義、演習、臨地実習の3つに大別される。

いずれの方法であっても、授業を具体化するためには、まず学習者の"学びたいこと"を理解すること（学生観）、授業者の"教えたいこと"を明確にすること（教材観）、そして"教えたいこと"を"学びたいこと"と一致させるにはどうすればよいかを考えていくこと（指導観）が大切である。これを単元考察とよぶ（「単元設定の理由」とも表現される）。

単元とは、授業と学習の有機的な単位であり、科目を構成する効果的な学習内容のかたまりを指す。たとえば、基礎看護技術であれば「清潔」などを単元として扱うことが多い。

1）単元考察

単元考察に基づき、単元の指導目標（単元学習をとおして学習者にどのようになってほしいかを記述したもの）を明確にする。単元の指導目標はできるだけ具体的にわかりやすく表現する。これは指導観

1 学習指導案の意義と作成時のポイント

図Ⅱ-1 学習指導案作成の基本的な考え方

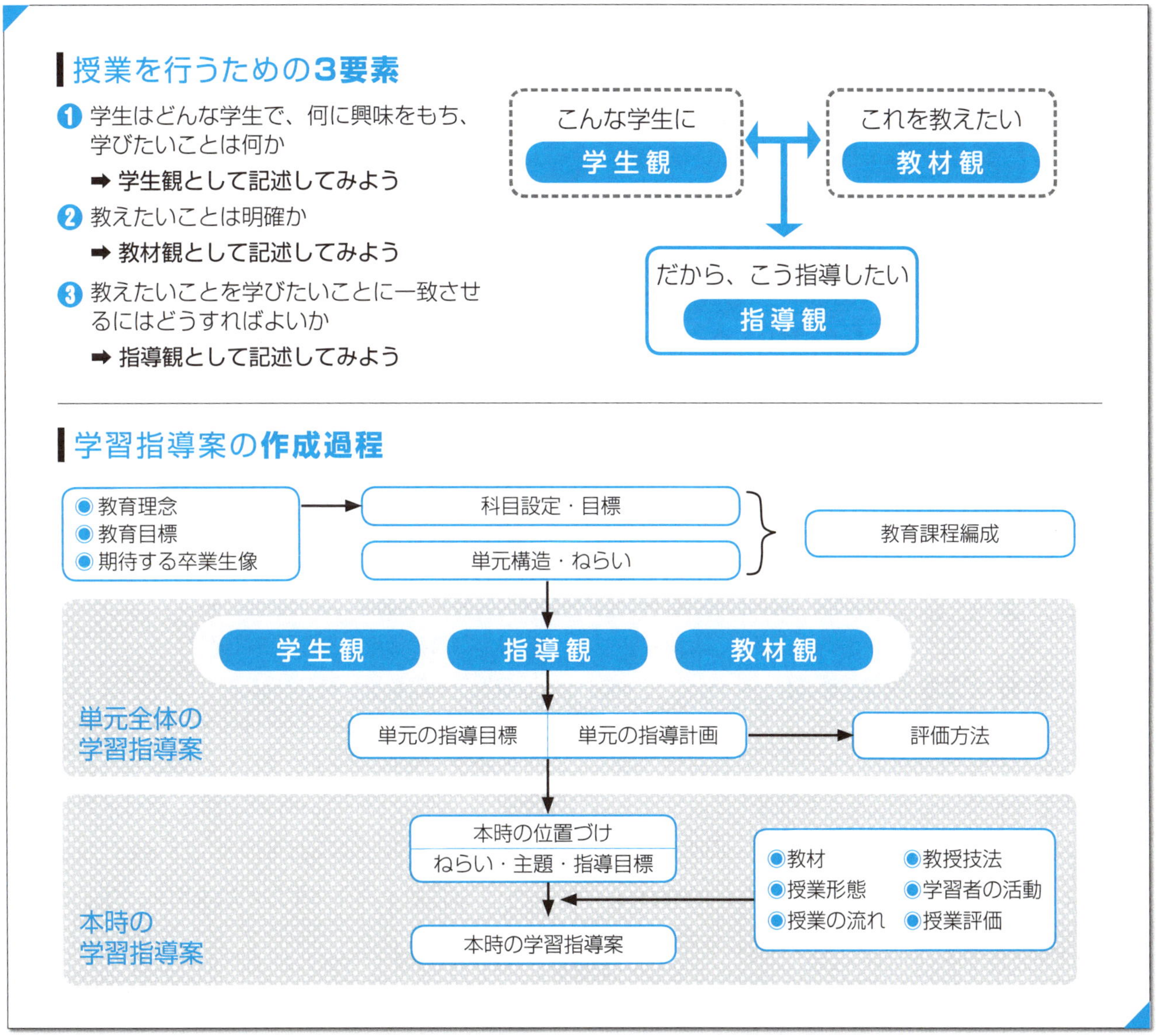

授業を行うための3要素

1. 学生はどんな学生で、何に興味をもち、学びたいことは何か
   ➡ 学生観として記述してみよう
2. 教えたいことは明確か
   ➡ 教材観として記述してみよう
3. 教えたいことを学びたいことに一致させるにはどうすればよいか
   ➡ 指導観として記述してみよう

こんな学生に **学生観** ⇔ これを教えたい **教材観**
↓
だから、こう指導したい **指導観**

学習指導案の作成過程

- 教育理念
- 教育目標
- 期待する卒業生像

→ 科目設定・目標 / 単元構造・ねらい 〉教育課程編成

↓

学生観　指導観　教材観

単元全体の学習指導案
単元の指導目標 → 単元の指導計画 → 評価方法

本時の学習指導案
本時の位置づけ
ねらい・主題・指導目標
- 教材　● 教授技法
- 授業形態　● 学習者の活動
- 授業の流れ　● 授業評価
↓
本時の学習指導案

のなかで記述してもよいし、項目を別に立てて明確に示してもよい。

単元考察は、具体的には以下のように書くとよい。学生観は「今、教えている学生の特徴は〇〇である」、教材観は「今回教える内容は〇〇であり、その価値は△△というもので、難易度は□□である」、そして指導観は「だから、〇〇のような授業をつくり、△△と指導することにした」と書き進めていく。これらの3観を流れるように書くことができると、「授業づくり」はうまく進んでいく。なかなかまとまらない場合は、抽象的な記述になっていることが多いため、具体的に記述することを心がけたい。

2）単元の指導計画

単元の指導目標に沿って、主要な学習内容を抽出し、単元をさらに1単位時間（1コマ）ごとに分け、その順番や時間配分、教材、授業形態（グループワーク、一斉講義など）などを考慮しながら、各回の授業をどのような順序で展開するかを明確にし、単元全体の指導計画を立てる。

3）単元の指導目標と評価（評価方法の決定）

単元の指導目標に基づき、評価の方法を決定する。到達水準をより明確にしようとする場合は、評価規準や評価基準を設定する。評価規準は、「目指すべき大まかな到達目標」として示されるものであり、

101

単元の学習をとおして、身につけるべき能力を、「関心・意欲・態度」「思考・判断」「技能・表現」「知識・理解」の4つの能力分析的観点で表す。

同時に、到達目標を評価しようとすると、評価基準が必要である。評価基準は3段階あるいは4段階の絶対基準で、具体的にどのようなことができればよいのかを明確に記述する必要がある。

以上のような評価規準と評価基準を明確にした得点化評価指針を用いる評価をルーブリック評価とよぶ。しかし、ルーブリック評価を行うには、十分な内容検討が必要で、時間を要する。このため評価計画についてはできることから始めればよい。次につなげるために評価を意識しておくことが大切であり、最初は評価方法だけでもよいので明確にしておくようにしたい。

本時の学習指導案の作成手順

続いて、実際に行う授業の1単位時間について、以下の手順で本時の学習指導案を作成する。

1）本時の「ねらい」「主題」「指導目標」の明確化

単元における本時の位置づけを確認し、本時のねらい・主題（テーマ）・指導目標を明確にする。

ねらいは、本授業の意図や学生にどのような能力を身につけさせたいかを表現したい。これにはまず、自分の教えたいこと（願い）と学問上はずせない内容を加味し、本時で"教えたい"ことを整理する必要がある。さらに、本時の学習内容に関する学生の興味・関心、既習事項などを整理し、そのうえで教材の価値を確認し、学習者に身につけさせたい能力を整理するとよい。簡潔に表現する場合には、「○○ができる」「○○について理解する」などとなる。

そのねらいをもとに、何を教えるかについて、学習者の興味・関心を引くような表現で端的に表したものが**主題**である。本書では、学生に提示する学生を授業に引きつけるように表現した学生側の主題と、教員側の意図を表す教員側の主題を併記している。

本時の**指導目標**は、「単元の指導目標」から、「本時のねらい」をふまえ、箇条書きで整理する。

2）学習者の活動を想定する

本時の授業の概要を想定する。上記1）で明確にした本時の「ねらい」「主題」「指導目標」に対し、学習者の活動（学習活動）を想定する。

3）授業の流れの設定

上記2）を土台に、学習者の活動と指導上の留意点、教授技法（発問、説明、指示、板書など）を効果的に配置しながら時系列に授業の流れを整理する。

4）授業評価の方法（評価の観点）の整理

本時の授業をどのような観点で振り返るかを整理する。次の2つの観点からの振り返り、評価が求められる。

❶学習者の学習内容の習得状況
❷授業者の教授活動

具体的には、主題は適切か、学習者の実態把握は適切か、学習内容と分量は適切か、教材・教具は適切か、メリハリのある授業展開になっていたか、授業形態は適切か、発問や指示は適切か、などが考えられる。

4 学習指導案の様式について

学習指導案の様式やその書き方には決まったものはない。ただし、どのような形式であっても、上記2で述べた学習指導案作成の意義を意識して記述する必要がある。

本章第2節では、内容の理解が深まるようにという目的から、あえて「様式1（単元全体の学習指導案）」および「様式2（本時の学習指導案）」の2つの形式で、その実際の内容を示している。学習指導案の様式の一例としてとらえていただきたい。

様式 ① 単元全体の学習指導案

1. 学校名　　※本章第2節では伏せている
2. 科目名
3. 学習者 ○年生○○名
4. 講義担当者名（学習指導案作成者名）　　※本章第2節では伏せている
5. 単元名、授業時間数
6. 単元考察

単元考察は、3観の関連性を意識したうえで、それぞれ以下に示す事柄を文章で表現するとよい。

学生観

■ 学びたいことの理解

対象となる学習者の実態や、学習ニーズについて理解する。
1. 学習集団の理解（個々の年齢、性別、経験など、学習集団としての様子・授業の反応など）
2. 学習進度、既習学習内容と理解度
3. 単元に関する学習者の興味・関心や学習経験など

教材観

■ 教えたいことの明確化

単元のねらい、単元の考え方、扱う教材の価値、授業者の願いを明確にする。
1. 単元の位置づけ、ねらい
2. 単元について、教科書など文献学習の成果
3. 単元についての授業者の経験などを反映した考え方・価値観
4. 扱う教材の価値について

指導観

■ 指導方法や目標の明確化

学生観、教材観との関連から、有効な指導方法を考え、単元の指導目標を明確にする。
1. 学生観、教材観をふまえた指導上の留意点、工夫点
2. 単元全体の流れや特徴のある活動や指導方法
3. 授業形態、教授技法、学習環境など
4. 単元の指導目標は「関心・意欲・態度」「思考・判断」「技能・表現」「知識・理解」の4つの観点から、単元学習をとおして学習者にどのようになってほしいかを具体的に記述すると評価につながる

7. 単元の指導計画

表Ⅱ-1を埋める要領で、各単位時間での指導内容を整理する。

様式2（本時の学習指導案）の作成にあたっては、単元の指導計画のなかで、本時がどこに該当するか（何回目の授業か）がわかるように示す。

8. 単元の指導目標と評価

単元学習をとおして、学習者にどうなってほしいかを指導目標として表現したが、その到達をどうみるか、表Ⅱ-2の要領で評価計画を立てる必要がある。

少なくとも、授業でどのような方法（試験、プレゼンテーションなど）を用いて評価するのかは、明らかにする必要がある。その方法は上記7の単元の指導計画に盛り込んでもよい。

第Ⅱ章 学習指導案の実際

表Ⅱ-1 単元の指導計画

回	時数	主題	主な授業形態	教材・教具	評価方法
→ 本時					

表Ⅱ-2 単元の指導目標と評価

評価規準 ／ 評価の観点	関心・意欲・態度	思考・判断	技能・表現	知識・理解

様式 2 本時の学習指導案

1 本時の指導目標

　単元の指導目標をふまえ、本時の学習をとおして学生に身につけさせたい能力や資質を明確にし、学習者の姿がみえるように表現する。

2 準備するもの

　本時の授業にあたり、必要な資料、教材・教具などをあげる。

3 授業展開 1
[ねらい➡主題➡学習活動]

　本時のねらい、主題を整理し、自分の行う授業時間のなかの大きな流れを、学習者の活動を主眼にしてp.106に示す書式例のようにまとめる。
　学習活動（学習者の活動）を時系列に書く作業は、学習者主体の本時の学習指導案づくりに欠かせない視点である。

4 授業展開 2
[具体的な授業展開]

　ここでは、授業展開を時系列に整理する。具体的な授業展開に記述する内容は、次の❶〜❸の3点に整理することができる。

❶授業展開と時間配分

　授業展開は大きく分けて、学習者を授業に引き込む**導入**、主題の**展開**、**まとめ**の3つの段階から構成される。それぞれの時間配分を明確にし、授業を構成する。

【導入】

　導入として、前回の復習や本時の学習目標を提示するのみという授業を見かけるが、これでは本時の主題につながりにくい。本時の主題に学習者を引き込むために、導入は大切にしたい。たとえば、学習者の興味を引く事例を紹介し、その事例にどうかかわるかを本時の授業をとおして考えよう、と提案するなどの方法は効果的である。

　導入は90分の授業であれば、10分程度にとどめたい。

【展開】

　展開は、主題を教授する部分である。指導目標に沿って設定してもよい。いわば授業の"山場"である。90分の授業であれば多くても3つ程度にしたい。多すぎると焦点がわかりにくい授業になる。

　展開には、少なくとも70分はかけたい。

【まとめ】

　主題や指導目標に戻り、学習成果を確認する。導入で事例を用いたとしたら、その看護・介入について、授業をとおして学んだことを確認するようなまとめをすると、学生の思考がつながり、知識として定着しやすい。

　時間配分は導入同様、10分程度、あるいは、もう少し短くてもよい。

❷学習内容と活動

　学習者が授業に参加することを意図した場合、特に重要となる。学習内容と活動は、授業者側ではなく学習者の視点から書くことが重要である。学習者の活動が「説明を聴く」だけになっていれば、学習者は授業の途中で興味を失うだろう。学習者の主体的な活動を意図的に取り入れたい。たとえば、隣の人と話し合う、ワークシートに記入する、質問に答えるなど、学習者の身体もしくは頭をはたらかせる仕掛けが多くあるとよい。学習者が考え、答えるであろう回答の予想も記しておくと、次の展開が考えやすい。

❸指導方法と指導上の留意点

　授業者の指導方法と配慮すべき内容について記載する。まず、主題について学習者に考えさせる**発問**をつくり、それを全体の展開のなかで効果的に配置することを考えたい。

　なお発問とは、広義にとらえると授業中に授業者が発する質問全体を指すが、ここではあえて、発問と質問とを区別して使用する。質問は正解のある明確な問いで、これに対し発問は答えや意見が様々に存在する問いをいい、授業のなかでの学習者の思考を深化させ得るものである。

　そのうえで、指示、説明、板書、机間巡視などの教授技法について明記する。板書については、どこで何を書くか、板書計画を別に立てておくとより効率的である。

　最後に、本授業を評価するために、振り返りの観点を整理しておくとよい。

第Ⅱ章 学習指導案の実際

「授業展開1」の書式例：ねらい→主題→学習活動を時系列に整理する。

本時の主題　学生が"学んでみたい"と思うような主題と、授業者の意図を明確にした主題を併記する。
例）【学生側】なぜ血は赤いか　【授業者側】血液の種類とその機能を理解する

本時のねらい　教材と学習者の理解をふまえて
　本授業で自分の教えたいこと、学問上はずせないことを明確にする。それに対する学生の興味・関心などについて予測し、学習者にどのような能力を身につけさせたいかを明確にする。同時に、授業形態や教授技法（発問、板書、説明など）を考え、どのように教えるかも考慮して記述する。

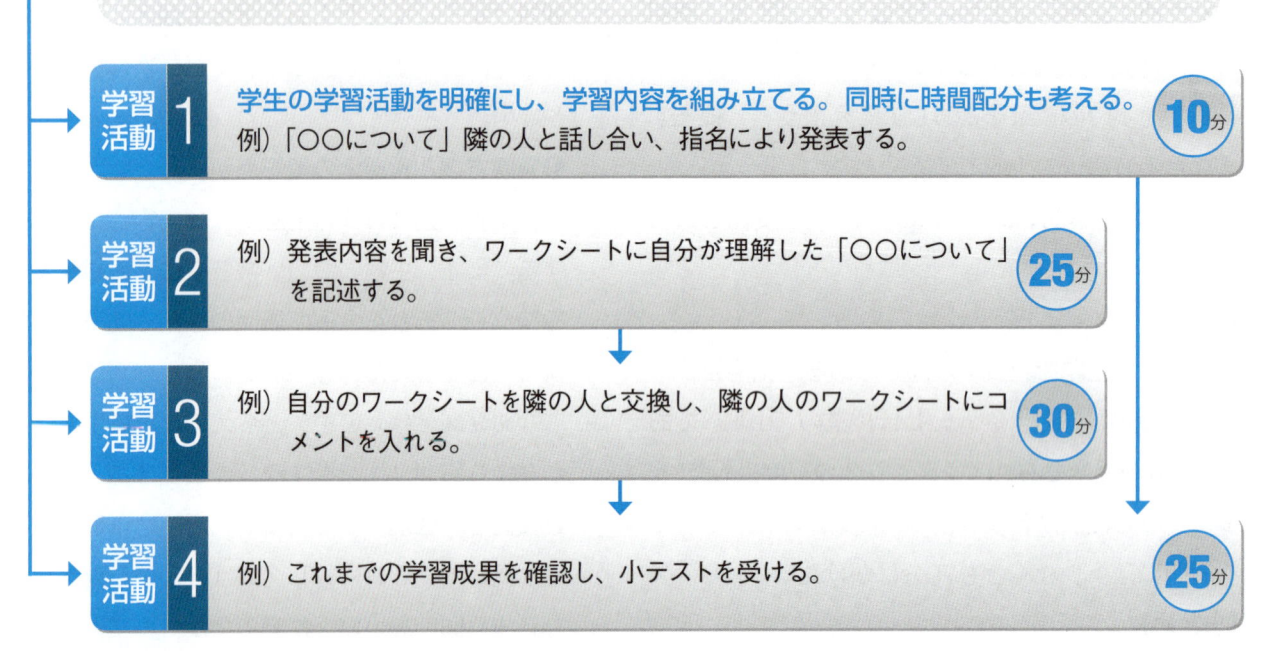

学習活動1　学生の学習活動を明確にし、学習内容を組み立てる。同時に時間配分も考える。
例）「〇〇について」隣の人と話し合い、指名により発表する。　**10分**

学習活動2　例）発表内容を聞き、ワークシートに自分が理解した「〇〇について」を記述する。　**25分**

学習活動3　例）自分のワークシートを隣の人と交換し、隣の人のワークシートにコメントを入れる。　**30分**

学習活動4　例）これまでの学習成果を確認し、小テストを受ける。　**25分**

※矢印は授業の流れを示すもので、必ずしも必要ではない。

「授業展開2」の書式例：下表の要領で時系列に沿って整理する。

構成	所要時間	学習内容と活動	指導方法と留意点
導入、展開、まとめに分けて整理する	予定時間を記入する	学習者の具体的な活動と発問などに対する予測される回答などを記述する。学習者の活動を明確にすると、一方的な講義になることを回避できる。学習者の参加が得られる授業展開が期待できる。	授業形態（グループーワーク、バズセッション）なども考えて示す。同時に発問、質問、指示、説明、板書、机間巡視などの教授技法について明記する。そのうえで、留意点のポイントを記述する。

＊最後に、学習内容の習得状況、授業者側の教授活動の2つの観点から、本授業を振り返ることができるように、評価の観点を整理しておくとよい。

5 各科目の学習指導案の実例を読むにあたり

　これまで説明してきた考え方をもとに、本章第2節では、共通の様式で記述した科目別の学習指導案を9つ提示する。7つの看護学の各領域と統合分野、および専門基礎分野のうち解剖生理学を加えた9つである。

　これらは、実際にそれぞれの養成所で計画、実施した学習指導案であり、学生の学習内容の習得状況や教授活動の工夫という点から、手応えが得られたものである。これからの授業づくりの参考にしてほしい。

　単元考察では、3観（学生観、教材観、指導観）について十分検討を加え、抽象的ではなく具体的に表現している。具体的に表現することで、実際の授業の中身に当たる、本時の学習指導案につながる教育内容や方法がみえてくる。

　さらに、単元考察をもとに、授業時間数や学習の順序性を考えながら、単元の指導計画を立て、同時に評価について考える。これらも単元考察から読み進んでいくとその考え方の理解が深まるものと思われる。そして、本時の学習指導案へ続く。

　前述したように本章第2節に提示した9つの学習指導案に共通することは、学生の学習内容の習得状況や教授活動の工夫という点から、手応えが得られたものである。これらの学習指導案の共通点を探ると、以下のことが明らかになった。

❶学生の活動を促す方法を効果的に活用する。
　一方的な説明中心の講義法ではなく、意識的に学生の活動を取り入れることで、授業全体の流れをつくっている。ワークシートを活用した「考える」「記述する」という活動のほか、バズセッションやグループワーク、ロールプレイ、プレゼンテーションなどが随時取り入れられている。

❷学生の興味・関心を引く教材研究を行う。
　看護場面や事例を教材にしている授業が多く、いわばシミュレーション教育に当たる。実践能力の育成が求められる看護教育において、考える力、判断する力などが育成されるといわれるシミュレーション教育の効果が期待できる。また、「母子健康手帳（母性看護学）」や「私の地域図（在宅看護論）」などの教材を活用しているが、学生にとって学習内容を身近に感じさせてくれるもので、興味・関心をもって授業に参加させるための糸口となるであろう。

❸学習を深化させる「発問」を効果的に行う。
　看護場面や事例を既習の知識や理論（科学的知識）と結びつける「発問」をすることで、これまでの学習（知識）と看護とのつながりが明確になり、知的好奇心を刺激し、学習の広がりや深まりが期待できる。

❹授業展開上の工夫をする。
　「導入」や「まとめ」をうまく活用している。導入では、単に学習目標や概要のみを説明するのではなく、まさに本時の主題を"導入する"のである。導入で主題に接近する問い（発問）をすることで、学生の関心を引き、その後の展開でその問いの回答を自ら導き出し、授業の最後の「まとめ」で、それを確認する。このような展開は90分の授業に主体的に参加する、という学習姿勢につながる。

　さらに各科目の学習指導案について、教育方法学また看護教育の視点からみて各授業者の工夫が光る箇所に対して、編者（筆者含む）より「CHECK」欄にコメントを付記した。ぜひ、授業づくりの参考にしてほしい。

2-1 学習指導案の実例 基礎看護学

様式 1 単元全体の学習指導案

1 科目名：
基礎看護学・技術論「援助を支える技術」における「情報を共有する技術」（1単位30時間）

2 学習者：
専門学校3年課程1年次生後期、40名

3 単元名、授業時間数：
「情報を伝達・活用する技術」（16時間）

4 単元考察：

教材観

健康状態に合わせた治療・援助を提供するために、その状況を適切に判断（診断）することが医療者の専門的役割である。またサービスを提供する全過程において、情報の選択・活用が質を左右し、生命の安全性や倫理面にも影響する。このように情報の選択・伝達は、対象に起こっている現象を、いかに"事実に近い表現"としてとらえ、"チームメンバーへ効果的な構成で伝え理解を促すか"という意味で重要なものである[*1]。

本科目「情報を共有する技術」は、単元1「情報を選択し収集する技術」および単元2「情報を伝達・活用する技術」という構成になっている（基礎看護学の全体構成は**表Ⅱ-3**、単元の全体構成は**表Ⅱ-4**をそれぞれ参照）。

単元1「情報を選択し収集する技術」では、医療者・看護師における情報収集の大切さと、必要な情報を選び収集する方法を検討する段階までを扱った。

表Ⅱ-3 基礎看護学の構成（科目、単元、単位／時間数）

看護学概論（1単位／30時間）		
技術論	援助を支える技術（生活援助と診療補助援助に共通する技術）	情報を共有する技術（1単位／30時間）
		安全管理技術（1単位／30時間）
		セルフケア支援の技術（1単位／15時間）
		苦痛を緩和する技術、関係性を構築する技術（1単位／30時間）
	生活援助技術	環境調整、活動・休息の援助技術（1単位／30時間）
		呼吸・循環の援助技術（1単位／20時間）
		清潔・衣生活の援助技術（1単位／20時間）
		食事・栄養、排泄の援助技術（1単位／30時間）
	診療に伴う援助技術	症状・生体機能の援助技術（1単位／30時間）
		与薬の援助技術（1単位／30時間）
		創傷管理、救急救命処置技術（1単位／30時間）
看護過程（1単位／30時間）		
臨地実習（3単位／135時間）		

CHECK [*1] この単元全体を貫く「柱」となる点を、教材観の初めに明記することは重要である。

表Ⅱ-4 「情報を共有する技術」の構成

単元	時間	授業内容
情報を選択し収集する技術	12時間	Ⅰ．情報の特徴と収集方法 　1．看護における情報の意味（一般にとらえている情報との違い） 　2．情報共有におけるクリティカルシンキングの重要性 　3．情報の種類と内容、各情報の関連性 　4．対象を理解するための情報収集の手段と方法 　　1）ヘルスアセスメントとフィジカルアセスメントの関係 　　2）フィジカルイグザミネーションによる状態把握 　　　※フィジカルイグザミネーション・アセスメントの実際は、科目「症状・生体機能管理技術」で1年次後期に学習 　　3）検査値、診療記録などからの状態把握 　　4）問診の実際
情報を伝達・活用する技術	16時間	Ⅱ．保健医療における情報活用 　1．同職種・他職種間の情報共有と活用の意義 　2．情報の伝達・活用に有効な手段 　　1）報告 　　2）記録 　　3）情報交換　4）相談　5）交渉 　3．医療の情報における倫理的配慮 　　（看護師として、学生として）
認定試験	2時間	Ⅲ．科目修了試験 　1．ペーパー試験 　2．技術試験（「全身清拭」看護記録）

　本単元である単元2「情報を伝達・活用する技術」では、「報告」「記録」を主軸としている。得た情報を伝達する手段である「報告」と「記録」の共通点は"患者に起こっている現象を、いかに適切に他者へ伝えるか"であり、相違点は"口頭か文字化したものか"である。特に報告は、口頭で行う伝達手段として臨床で頻繁に行われている。しかし、口頭で行われる情報伝達に特有の、"伝え方""受け方"によって解釈の段階で本来の意味をとらえ違う危険性もあり、初学の時期においては、ここで個人差が生じてくる[*2]。さらに、それをタイミング良く有効に構成して提供・交換することが難しい。ここには「"選択・構成する思考"と報告」という"一歩踏み出す力（主体的行動）"が必要となる。この、行動化するための動機づくりを各技術試験および単元2の学習内容に含め、看護基礎教育の段階からこうした力を身につけ、学生が自信をもって実践に移すことを期待する。

　なお、情報における安全性の保障は、個人情報保護の面からも重要性が高い。倫理的な配慮として"情報を有効活用しながら保護する"ということを伝える。

学生観

　学生は、高卒の現役入学生と大学新卒生・社会人経験者が半々という構成である。

　考えを整理して他者へ伝える力は、年齢に関係なく個人差があるため、1年次の早い時期に行うグループワーク演習から「個人の考えを明確にして持ち寄り、グループで検討し高め合う」「他者の意見の価値を見出す」ことを一貫させている[*3]。学生たちは、グループワークに取り組むなかで、意見交換やまとめ方について力をつけはじめている。

　これまでの2～3年次の臨地実習における"情

CHECK
[*2] こうした点をグループで話し合わせることによって実感させようとするのが、この授業の特徴である。
[*3] こうした能力は、入学から卒業まで、時間をかけてじっくり育てていきたい。

報"に関連する問題点*4としては、①スタッフへ報告することに尻込みする、②報告内容は「○○（ケア）が終わりました」にとどまり、必要な内容が含まれていないため、スタッフに「あのことは？」「具体的には？」と誘導される形の報告になっている（意図的な情報提供でなく相手の要求によって変わる）、③事実の羅列で統合性が低い、④抽象度の高い表現や解釈中心の表現で事実情報が少ない、などがあげられる。したがって、本科目を履修する1年次後期の早い時期から、"情報の活用"に関する自分たちの目指す実践力を意識し、授業に臨むことが効果的だと考える。

以上の2～3年次の問題点もふまえ、1年次のこの時期の課題は以下のとおりとなる。

①**現象としての事実をとらえ、表現することが苦手である。**

高卒の現役入学生を中心に、物事を抽象化し独特の表現に置き換えるということが多く見受けられる。たとえば「けっこう大変そう」「うれしそうだった」「普通だった」など、事実を自分の感覚で置き換えて表現することが習慣化され*5、事実を客観的に表現することが難しい。またそのこと自体を認識していない場合が多い。

②**論理的に構成して伝えることが苦手である。**

メールでも直接的会話でも、単語あるいは単語を中心とした短文でやり取りすることで、"通じ合っている"という感覚を強くもっている。したがって、相手の話（文脈）から意図を正しく読み取る、構成を工夫して相手の理解を促すという論理的な作業を行うことは日常でも少なく、相手の解釈が異なると「わかってもらえない、通じない」と結論づけ、それ以上はたらきかけることなく終了させてしまう傾向にある*5。また、授業においてもテキストから要点を読み取ることが非常に困難で、多大な指導・サポートが必要であるという現実がある。

③**「情報提供の力を身につけたい」という知的欲求がある。**

1年次のこの時期は、数回の技術試験を終えている。試験においては報告も含まれているが、現役生も就労経験のある社会人入学生も、教員の指摘とアドバイスによって"どうにかうまくなりたい"という欲求をもっている*6。このように、自己課題を認識している状況（強み）にあるため、本単元では、この動機を活かした内容・はたらきかけが有効であると考える。

④**情報に対する倫理的側面の認識にばらつきがある。**

これまでの暮らしで培われた倫理観は、経験により育まれた個人的な基準に依るところが多い。医療における個人情報の取り扱いについても、学生によって慎重になりすぎたり無頓着であったりと、認識に差がある。

なお、本単元は1年次の9～11月に、次の実践的な情報収集技術（フィジカルイグザミネーション・アセスメント）は11月に、"分析して問題を焦点化し計画を立てる技術"は「看護過程の展開」で1月から学習し、統合させるという順序である。

また、臨地実習は6月に"看護活動を知る"という見学のみの実習を終えたところで、自らが援助を実践する実習は1年次の年度末に控えている。

指　導　観

■ 学習者の理解を促進する指導

単元1「情報を選択し収集する技術」では、「天

CHECK

*4 身近な先輩の問題点をふまえることは、1年生にとって、わかりやすい課題や目標をもつことにつながる。
*5 「科学的概念」に発展していない状態ととらえられる。
*6 こうした気持ちを引き出すような試験やアドバイスを定期的に行うことは重要である。

気予報」「交通情報」など、学生が日常的に触れる情報の活用目的を意識化させた。次に、それらの情報と医療・看護の情報との共通点・相違点を明らかにし、また、そこで職種別の情報について理解を促した。

単元2「情報を伝達・活用する技術」における"報告"は、患者とのかかわりにより自分が得た情報を他者へ伝える重要な行為である。入学時から行っている技術試験での報告は、他者へ"伝える側"の経験であるが、この授業では"聞く側"の体験も加える。適切に聞き取るには、カナでインプットされた言葉を漢字や英語などに適切に変換を行う思考作業が必要となる。そして、そこには専門的な知識が必要であり、"イメージを描きながら状況を読み取る"という力も求められる*7。演習により、自分の聞き取り状況とともにメタ認知をはたらかせ、これらの力に関する自己課題に気づかせたい。

そして、自分から発信する"報告"については、ゲームを通じ、伝達するために必要な要素に気づいたうえで、知識として論理的に整理する段階へ進める。この学習を通じて、医療者として「ちょっと待てよ。自分はこれで大丈夫かな」と立ち止まり、"安全・安心を提供する"過程を意識させたい。このように、クリティカルな思考の重要性も理解してほしい。

「報告」のほか、臨床で求められる情報共有の力(「記録」「情報交換」「相談」「交渉」)は、社会人経験者の就労経験からポイントをあげてもらい、情報内容によりタイミングを考慮すること、共有する相手を選択することなど、基本的な要点を活用して医療の目的を果たすための伝達（行動）に対する理解へと発展させたい。

情報における倫理的な配慮については、まずはふだんの個人的な基準を意識させ、次の段階で憲法および個人情報保護法との関係性から、その意味を理解させる。そのうえで、職業倫理に基づいた看護師の役割と、学生として留意すべき事柄を、臨地実習での実例を用いながら全体で考える機会を設ける。

■ 学習者の意欲を向上させる指導

学生は年齢を問わず、間違い探しのクイズやゲームを好む傾向にある。事象を論理的に伝えることへの苦手意識に対しては、この志向を活用したい。基本を教授したうえで、例題の不適切な部分を見つけ修正を加えて適切なものへと再構成する機会にクイズを取り入れる。さらに、チーム対抗ゲームにより、他者と考えながら問題解決に取り組む効果を実感させたい。

また、自分の成長を確認できるように、ポートフォリオの要素を活かしたワークシートを用い*8、その経験により「次の技術試験で、今までよりも適切な報告・記録をしてみたい」と、次のステップへ向けて主体的に取り組めるようにはたらきかけたい。

> **単元の指導目標**
> 1．情報伝達「報告」と「記録」の違いを説明できる。
> 2．情報伝達・活用の技術的な要点をあげることができる。
> 3．効果的な情報伝達のために、「報告」「記録」の内容を論理的に構成することができる。
> 4．情報伝達・活用における自己課題を明確にあげることができる。
> 5．情報における倫理的配慮の基本をふまえ、臨地実習における適切な言動を検討することができる。

CHECK
*7 文字や音声として伝わる（伝える）ことをイメージさせる指導が重要である。
*8 授業をとおして自分を振り返る機会を与えることは、効果的な方法である。

[3観の相関]

教材観

- 医療者として扱う情報は、現象を事実としてとらえ、表現する力が必要
- 情報の伝達には、情報同士が効果的に構成されていることが重要
- 情報の伝達には、発信する側と受ける側の視点が必要
- 情報の共有・伝達には、内容以外にタイミングの見きわめと、相手の選択、主体的な行動が求められる
- 情報の倫理性が医療の安全と安心を保障する

学生観

- 抽象表現や解釈表現が多く、事実を伝える習慣が少ない。区別の認識不足
- 物事を整理して論理的に表現（アウトプット）することが苦手。個人差がある
- 技術試験では報告する経験をしているが、報告を受ける機会はない
- 臨地実習における報告・記録の課題は、「受動的な報告」「内容不足」「看護師以外の職種にかかわることがきわめて少ない」ことである
- 技術試験の経験から「報告の力をつけたい」という欲求がある
- 情報の倫理性のとらえ方は、学生によりばらつきがある

指導観

- 情報を受ける立場を経験し、"伝わりやすさ・難しさ"に気づく機会を提供する
- ゲームをとおして"情報の伝達内容の大切さ"と、"その内容で、患者の状況を描く思考のプロセスがある"ことを理解できるようにする
- 的確な報告が患者理解・支援につながることを例文により理解できるようにする
- 学生自身の成果物の完成度を上げる作業により、メタ認知によるクリティカルな思考を習慣づける。また、報告への自信をもつことを期待する
- これまでの経験や既習内容を活かしながら、例文により情報の倫理性に気づく機会を設け「今後の実習に活かせる」という実感をもてるように導く

5 単元の指導計画

回	時数	主題	主な授業形態	教材・教具	評価方法
1	2	1．「同職種・他職種間における情報共有と活用の意義」を教授する	・講義	・パワーポイント ・事例 ・ワークシート	・形成評価
2	2	2．「情報の伝達・活用に有効な手段」を教授する 　1）報告 　　（1）記録と報告の共通点・相違点 　　（2）報告の論理的・技術的な要点	・講義 ・演習	・パワーポイント ・イラスト ・事例 ・既習の成果物	
3 4	4	2）記録 　　（1）記録の種類と特徴 　　（2）論理的・技術的要点 　　（3）記録の法的な観点	・講義 ・演習	・既習の成果物 ・ワークシート	
5 6	4	3）情報交換 　4）相談 　5）交渉	・講義 ・演習	・パワーポイント ・事例 ・DVD ・ワークシート	
7 8	4	3．「医療の情報における倫理的配慮（看護師として、学生として）」を教授する 　1）医療情報における倫理的・法的観点 　2）臨地実習における学生の情報倫理	・講義 ・演習	・パワーポイント ・事例 ・ワークシート	

6 単元の指導目標と評価

評価規準 ＼ 評価の観点	関心・意欲・態度	思考・判断	技能・表現	知識・理解
1．情報伝達「報告」と「記録」の違いを説明できる。		△		○
2．情報伝達・活用の技術的な要点をあげることができる。			△	○
3．効果的な情報伝達のために、「報告」「記録」の内容を論理的に構成することができる。		○	△	
4．情報伝達・活用における自己課題を明確にあげることができる。	○			
5．情報における倫理的配慮の基本をふまえ、臨地実習における適切な言動を検討することができる。	△	○		

第Ⅱ章 学習指導案の実際

様式 2　本時の学習指導案

1　本時の指導目標：

(1) 情報伝達・活用に有効な手段の種類と、"報告"の基本的知識を理解できるようにする。
　1. 情報共有に有効な手段をあげることができるようにする。
　2. 報告と記録の違いを説明できるようにする。
　3. 報告の論理的・技術的な要点をあげ、例を用いた説明ができるようにする。
(2) 自己の成果物から問題点を見出し、効果的な報告へと再構成できるようにする。
(3) 異なる職種への報告を検討することができるようにする。

2　準備するもの：

- テキスト
- パワーポイント資料
- Ａ３サイズのイラスト画（伝言ゲームの題材）
- 事前に回収した学生の提出物（技術試験の記録物）

3　授業展開1（下記）：

[ねらい ➡ 主題 ➡ 学習活動]

本時の主題
【学生側】できるナースの"患者のための報告"を解剖しよう！
【教員側】情報伝達・活用における"報告"を教授する。

本時のねらい
看護師として連携・協働して役割を遂行するには、有効な情報を選択・構成して他者へ伝え、意味をとらえながら情報を受けることが重要である。その手段の一つとして"報告"がある。
　本時では、記録と比較しながら報告の特徴を理解し、適切な報告の技術を理解したうえで、実践化への期待を描きながら学んでほしい。

学習活動1　これまでの技術試験における"報告"のイメージから、報告の難しさを明確に認識する*9。　**5分**

学習活動2　教員が読み上げる報告文を聞き取り文字で表現してみることで、口頭による情報伝達の可能性と難しさをあげる*10。　**15分**

学習活動3　イラストを用いた伝言ゲームに参加することで、"報告"に必要な要素・技術に気づく。　**30分**

学習活動4　目指す"報告"を明らかにしたうえで、返却された記録物（最近の技術試験での報告文）を自己評価し、適切な報告へ再構成する*11。　**25分**

学習活動5　情報の内容に応じた伝えるタイミング、職種により必要な情報内容に違いがあることを知る*12。　**10分**

学習活動6　報告技術の要点整理で「次の技術試験でやってみよう！」という意欲が起こる。次回授業"記録"の説明を受け、授業で達成したいことを明確にしておく。　**5分**

CHECK
*9　直前に行われた試験や実習などの振り返りから本授業に主体的に取り組ませようとするのは効果的な手段である。
*10　学習活動をとおして得た学習者の「実感」をベースに授業が進められている。
*11　理想的な報告に近づくために、自分なりに再構成してみるという学習活動の流れは効果的である。
*12　「コツ」に当たる部分である。機会があるたびに学生に伝えていきたい。

学習指導案の実例［基礎看護学］ 2-1

4 授業展開2［具体的な授業展開］

構成	分	学習内容	学習活動	指導方法と留意点
導入	5	「情報選択と収集」の要点 本時の主題 「できるナースの"患者のための報告"を解剖しよう！」	▶前回の発表の成果をとおして前半の授業を整理する。 ▶これまでの"報告"の経験から「容易か困難か」を判断する。挙手により「困難性」を発表。	▶前回の発表「問診の実際」の成果を伝え、情報の選択と収集の要点を確認する。 ▶学生の報告に対するイメージを挙手で発表させて確認し、目指す方向を共有する。学生が抱く困難性に注目し「初学者には難しいが、力をつけて患者に有効に反映される"報告"の力をつけよう！*13」と支援的に表現する。
展開1	15	1. 情報共有に有効な手段 　1）報告 　2）記録 　3）情報交換 2. 報告の特徴 　演習1 　1）困難性 　①正確に伝える困難性（カナで聞く、声の大きさ、滑舌、受け手の知識） 　②時間経過による信頼度（聞き手の記憶の忘却曲線）	回答 報告 　　　記録 　　　情報交換 ▶教員の報告例を聞きながら、聞き取った情報を学習ノートに文字で表現する。 ▶提示された回答に沿って、自分の文章を添削。 回答 ・わからない言葉があった ・聞き取りにくい箇所があった	▶一つの援助にかかわるのは、ほとんどの場合1名の看護師という現状を話す。 発問「その看護師だけがとらえた患者の状況を、的確に他のスタッフに伝え共有するために、どのような手段があるか」 ▶学生から「報告」しか出ない場合は、他の2つ（「記録」「情報交換」）を提示する。ここで、状態・状況をとらえた看護師に、役割と責任があることを認識してもらう。 ▶看護師が行う報告の一例（下記）を教員が口頭で発表。各自、それを文字化して書きとめるよう指示。「きんにゅうした なかのさんですが けつあつがかこうけいこうで れーともぶらでぃ さちゅれーしょん はちじゅっぱー さんそさんりっとるからかいししています」 ▶報告例には、学生の既習と未習の用語を取り混ぜて構成する*14。現場で略して用いられる用語は、略して表現する。 ▶最初は真剣に取り組むも、しだいにざわつき周囲に確認する学生も多いと推測。ざわついている理由を確認したうえで、再度、報告例を口頭で示す。 ▶報告例の内容を文章（パワーポイント）で見せる。 ▶自分の文章を確認し、聞き違えていた箇所や聞き取れなかった箇所を色ペンで修正するよう指示。 質問 報告例を聞き、口頭による情報を受ける際に、戸惑ったことを尋ねる。

CHECK
*13 この授業が看護師として臨床に出たときに活用できるものであると意識づけることは、導入では特に重要といえる。
*14 既習事項と未習事項を混ぜ合わせることを「意図的に」行う。何を学んでいるか（既習事項）をふまえることは、学習指導案を考えるときに重要な点である。

115

第Ⅱ章 学習指導案の実際

構成	分	学習内容	学習活動	指導方法と留意点
展開1（つづき）	15	2）利点 ①迅速に伝達できる ②詳細をその場で確認できる 3．報告の論理的・技術的な要点	・考えていたら途中で内容がわからなくなった ▶学習ノートに特徴を書く。	▶学生には報告（情報提供）をした経験はあるが、報告を受ける経験はなかったことを前提に、この演習の難しさを認め、そのうえで、口頭による報告の特徴を理由とともに説明する。 ▶「記録・報告」の特徴を書き写すことを促し、双方の違いを意識させる。 ▶「情報の伝達には、聞き取りやすさのほかにも重要なことがある。ハッキリした口調でも内容がないと困る」「知識がないと、用語の意味をとらえるのは難しい」ことを話す*15。正確な知識と表現を記憶にとどめる学習の重要さも認識してもらう。
展開2	30		演習2 ▶説明を受け、並ぶ順番を調整する。 ▶絵が上手な学生を最前列にするだろうと推測される。 ▶伝言を開始。最初の学生に聞き直す、メモするなどの行動が予測される。 ▶各最前列の学生は、黒板にイラストを描く。 ▶描かれたイラストに全員注目。自分のものと見比べ、違いを探す。自由に発言すると予測される。 ▶学習ノートをまとめる（左記「内容選択」①〜③について）。	▶次の演習「伝言ゲーム」の説明。 ・各列最後尾の学生は、イラストを見て内容を前の学生に伝える。順に前へ伝言し続け、最前列の学生は、伝言内容からイメージしたイラストを黒板に描く。 ・列の数だけイラストが発表される。 ・学生間の順番調整は許可する。 ▶題材のイラストは一つに、また盛り込む要素は明確で少なめにする。「ベッド臥床している患者。両手をふとんの上に出している状態。左腕に点滴をし、顔面が紅潮し眉間にシワを寄せている。髪は短い」を盛り込んだイラストを準備しておく。 ▶全体の動きを観察しながら、早い段階で「自分の前の学生だけに伝達」「メモは取らない」というルールを全体へ示す。 ▶最前列の学生が黒板に描いている間、各自イメージしたイラストをノートに描くよう指示。 ▶黒板に描きそろったところで注目を促す。まず描き手を拍手で労う。 ▶共通する視点で全体を確認するよう促す。それをもとに、学生の発見を確認する。共通する視点が"情報内容の要素"であることを説明*16。最後に、題材イラストを全体へ見せる。伝達された情報（言語）で、受け手のイメージする像（患者の状態・状況）が変わることもある。いかに"事実"を"わかりやすく組み立てて"伝えることが大切かを説明する。また、「つらそう」「不満そう」などの解釈表現や抽象的な表現では伝わりにくいことも加えて説明する。
		1）内容選択 ①目的・相手に合った内容か（職種別） ②患者の状態・状況を理解できる内容か ③解釈のみでなく事実が中心か（事実と推測を区別）		

CHECK
*15　情報の伝達を「意味」のレベルでとらえさせることは重要である。
*16　ゲームを楽しく進めるとともに、本題に入る際に「遊び」から抜け出すようメリハリをつけて指導している。

学習指導案の実例［基礎看護学］ 2-1

構成	分	学習内容	学習活動	指導方法と留意点
展開3	25	2）内容構成 ①報告の目的 ②結果 ③状態・状況の具体 ④結論（考察、今後の方向性） 演習 3-1 ▶修正前の記録物 修正前の自分の報告に疑問を投げかけよう！ A号室の❶中野さんの洗髪が終わりましたので報告します。予定どおり、ベッド上で行いました。所要時間約20分間の実施中は、❷体調の変化はなく、無事に終わりました。❸気持ち良さそうでした。以上です。 ❶だれかな？　❷体調の変化って、何のこと？ ❸どんな現象だったの？ 演習 3-2 ▶自己評価後に修正した記録物 A号室の中野亮さんの洗髪が終わりましたので報告します。予定どおり、ベッド上で洗髪を行いました。ベッド上の水平移動時には、自力で少し動く様子が見られました。「全体的に痒い」ということでしたが、頭皮に異常はありませんでした。抜け毛は多かったのですが、4日間洗っていないための毛髪の新陳代謝だと思われます。所要時間約20分間の実施中は、主症状のめまい・悪心が増強せず終わりました。実施中・実施後も呼吸が安定し、笑顔が見られ「さっぱりした」と話していました。現在、側臥位になっています。少し休息するよう提案しました。今後の洗髪頻度を検討します。以上です。	▶説明を聴く。 ▶学習ノートをまとめる（左記「内容構成」①〜④について）。 ▶各自、返却された記録物を机の上に出し、自己評価する。隣同士、見せ合うなどの行動が予測される。 ▶提出物、自己評価、構成の要点を見ながら「報告」の修正版を完成させる。	▶ここまでをふまえ、報告について以下を説明。 ・報告は"事実としての情報"がそろっていることが大切だと理解できたと思う。しかし、その情報をどのような"順序と組み合わせ"で伝えるかも重要。 ・スタッフは「何に対する報告か」「結局どうなったのか」を優先的に把握したい。「緊急を要するのか否か」が気になる場合は、なおさら構成・順序性が求められる。そして「その状態で何を考えたのか」も確認したい。 ▶パワーポイントで示した「内容構成の要点」を学習ノートに書き写すよう指示*17。論理の基本"５Ｗ１Ｈ"も想起させる。 ▶その視点で、返却した記録物（最近の技術試験「洗髪」で報告した内容を記述した報告文）を自己評価させる*17。記録物は学習ノートの左に貼るよう指示。 ▶学生の記録物は、提出時に個人・全体の傾向を把握しておく。本時で自己評価する機会を設けるため、あえてコメントを加えないで返却。 [机間巡視] 個人の取り組みと全体の傾向を把握する。それにより、助言の焦点を検討する。巡視中に不足を見つけた場合、個人でなく全体へ"点検・問い"を投げかける。 ▶学生の取り組み姿勢の傾向をふまえながら、気になる個人の記述にも注目する。 ▶学習ノートの右側に、記録物の記述内容（報告文）を適切に修正して書き出すよう指示。 ▶学習ノート左右ページの比較により、授業を受けて力をつけた自分を実感することを期待する。 [机間巡視] 取り組みの様子・修正内容を確認しながら、迷っている学生は教員に声をかけるよう促す。バージョンアップしている傾向があれば、変化していることを全体へ伝える。 ▶書き終えていない学生がいても、時間で区切る。パワーポイントで「内容構成」を示し、自己点検を促す。 ▶報告の修正版（学習ノート）を翌日までに提出するよう指示する。

117

第Ⅱ章 学習指導案の実際

構成	分	学習内容	学習活動	指導方法と留意点
展開4	10	3）タイミングの要点 ①患者の緊急性 ②チームで注目していること ③医師の指示変更 4．他職種への報告 1）他職種の法的な役割 2）職種による報告内容	▶学習ノートへ書き留める。 ▶説明を聞きながらメモする。	▶ここまでをふまえ、以下を説明。 ・説明内容・構成が整った。実践における最後のポイントは、いつ報告するか。これまでの技術試験では、実施後すぐに行っていた。現実には、情報の内容や報告する相手の状況によって報告のタイミングを見計らう必要がある。 ▶パワーポイントでタイミングの要点を提示しながら説明する。 ▶臨地実習では、まだ学習段階にある学生にとって報告のタイミングの判断は難しい。自己判断のタイミングで対処が遅れてしまう場合もある。自己判断せず、早めに報告し、そのなかでタイミングを学ぶ必要性を説明*18。 ▶病院・在宅を中心に協働する機会の多い職種である医師・理学療法士・介護福祉士を中心に、その法的な役割を説明する。その次の段階で、事例を用いて各職種に優先的に提供すべき情報を考えさせる。最後に「看護師同士の情報交換との相違を認識しながら報告が行えるように」と結ぶ。
まとめ	5	次回の主題 「看護記録の種類は患者の状況で選ぶ！」	▶確認・質問する。 ▶本日使用した学習ノートを見直す。	▶学生からの確認・質問に応える。 ▶報告の要点を再び述べ、本時の主題を投げかける。 ▶次の技術試験・臨地実習で一歩前へ進む準備状態になっていることを伝える。 ▶次回の主題を提示し、本時の"報告"と、次回の"記録"との関連、実習で行う記録の傾向について説明。 ▶学生の次回授業への期待・要望を確認する。

評価の観点

【学習内容の習得状況】
1. 口頭の報告と記録、それぞれの利点と困難性を"情報共有"の視点から理解できたか
2. 報告における要点をふまえ、自分の報告を評価できたか
3. 自己課題をもとに、適切な報告を再構成することができたか
4. 報告するタイミングの重要性を理解できたか

【授業者の教授活動】
5. 口頭の報告と記録の違いを明確に示せたか
6. ゲーム・演習は、要点を理解するための効果的な活動になったか
7. 学生が自己の成果物に自信をもち、「次の技術試験でやってみたい」と期待できるかかわりができたか
8. 情報の活用において、今後、看護師と学生の違いを意識しながら取り組めるような内容・説明になっていたか

CHECK
*17 授業で学習したことと、自分の記述を照らし合わせることによって、自らの課題を自覚させる指導はとても効果があると考える。
*18 実習に向けた諸注意や留意点を授業の最後に伝えることも大切である。

2-2 学習指導案の実例
成人看護学

様式 1 単元全体の学習指導案

1. **科目名**：
成人急性期援助論（1単位30時間）

2. **学習者**：
専門学校3年課程2年次生前期、40名

3. **単元名、授業時間数**：
「周手術期看護」（8時間）

4. **単元考察**：

学生観

■ **学生の特徴**

　学生は19歳から40歳代までと年齢層に幅があり、2割が男子学生である。教育背景としては、高校卒業後ストレートに入学してきた者が約4割、専門学校および短大・大学卒業者が4割である。クラスの約半数が社会人経験者であり、そのうちの半数近くが医療・介護関係の職に就いていた。

　3科目の臨地実習を終え、看護職への動機づけが明確化され、学習の取り組み姿勢は良い。しかし、成績上位者と成績不振者との学力差が大きく、二層性を示している。

　全体としての特徴は、事象を感覚的にとらえることはできるが、科学的視点で論理的にとらえる力が不足している[*1]。本科目の先行科目である看護過程論において、科学的思考や問題解決能力を学ぶが、1年次のフィジカルアセスメントの授業に導入されていたPBLでの経験知を土台に、科学的思考により論理的に問題解決していく能力が獲得されることを期待したい。また、思考の言語化が困難な学生もおり、具体と抽象を行き来しながら言語化できることを期待したい[*2]。

■ **学習進度と学生のニード**

　当該科目である成人急性期援助論は2年次の5〜6月に履修するが、関連科目は下表のとおりである。

分野	科目	時間数
専門基礎分野	人体の構造と機能	30時間
	生体と物質代謝	30時間
	人体と微生物	30時間
	病気発生とメカニズム	45時間
	栄養と健康生活	30時間
	疾病治療論（麻酔学、消化器、循環器、呼吸器、免疫系）	120時間
専門分野Ⅰ	基礎看護学：看護学概論、基礎看護技術、フィジカルアセスメント	180時間

CHECK
*1 指導観（「急性期看護＝苦手というイメージの払拭」）につながる学生の特徴が表現されている。
*2 具体と抽象を結ぶのは「言語」。看護実践に活用できるよう、専門用語を習得させることが重要である。

専門分野Ⅱ	成人看護学：成人の理解、保健論	45時間
	老年看護学：老年の理解、保健論	45時間
	精神看護学：こころの発達と危機、精神看護学概論	45時間
臨地実習	基礎看護学実習Ⅰ：コミュニケーション、日常生活援助	45時間
	老年看護学実習Ⅰ：老人保健センターほか	45時間
	老年看護学実習Ⅱ：介護老人保健施設	45時間

　7月には、初めて看護過程というツールを用いて対象理解を深め看護実践を行う90時間の臨地実習が控えている。学生は、知識・技術の獲得や、専門職業人としての態度を習得していくことの重要性を痛感しており、臨床の場に立つ自分のありようや、看護とは何かを模索している段階でもあり、より専門的な学習へのニードは高いことが予測できる*3。急性期看護は、学生にとって苦手意識が強い領域ではあるが、興味・関心が高まり急性期看護に携わることを目指す学生が増えることを期待したい*3。

教材観

■ 成人期の特徴をふまえた急性期看護の視点

　成人期は、人間のライフサイクルのなかで最も長く、人生において大きなイベントを経験する重要な時期である。青年期は身体能力が最も高く、社会的自立のための準備の時期である。また壮年期は、特に家庭的役割・社会的役割が大きく、人生で最も活動が多く充実した時期でもある。そして向老期は、身体機能の衰えを自覚しながらも、これまで築いてきた社会的役割を一区切りさせ、老年期に向けた次なる準備を始める時期である。このように、各期によって身体的、心理・社会的状態は多様であるが、いずれの時期においても、健康上の急激な変化が生じることは、本人のみならず家族や社会的役割にも影響を及ぼす。

　急性期とは、急性疾患の発症や何らかの侵襲（感染・梗塞・出血などの異変や、交通事故・労働災害など不慮の事故、手術侵襲などの大きな傷害を受けた状態、慢性疾患の急性増悪など）により生体が障害を受け、場合によっては生命の危機的状態にあり、生体がその変化に対応するために様々な反応を起こす時期である。生命を脅かす重症の状態から軽症まで程度は異なるが、生命の安全が優先される時期であり、早期に適切な治療・看護が行われなければ、死の転帰をとることもある。そのため、的確な観察と判断、対応が求められる*4。

　同時に、成長発達の視点から対象をとらえながら、セルフケア能力の獲得につながる看護を考え実践することが必要である。

■ 本単元のねらいをふまえた教材観

　この科目は、5つの単元で構成されており、本授業は2つ目の単元に位置づくもので、4回8時間である。本単元のねらいは、「周手術期にある患者および家族を理解し、侵襲的治療を受ける人の看護について学ぶ」である。

　手術を受ける患者と家族の特徴については、手術経験のある学生のインタビュー*5や事例をもとにグループワークを行う。また、患者・家族を理解する

CHECK
*3　臨地実習へのモチベーションを利用して、苦手意識を克服するのはとても有効である。
*4　急性期看護に貫通する軸となる視点が表現されている。
*5　身近な人の話を聞くことで、より鮮明なイメージをもつことができる。

ための概念（①ストレス・コーピング、②危機理論、③自己概念とボディイメージ、④インフォームドコンセントと意思決定）については、既習知識をもとに考えさせながら理解を深めていく。手術侵襲と生体反応、術後合併症については、1年次の履修科目である「疾病治療論（外科総論、呼吸器・消化器系疾患、麻酔学）」「人体の構造と機能」「基礎看護技術（活動、食事、排泄など）」の既習知識を想起させ、関連づけて理解を深められるようにしていく。さらに、合併症の予防的介入については、特に呼吸器および深部静脈血栓症に対しては、臨床で用いられている用具を用いながら*6、予防の実際が具体的に学べるよう、かつ既習知識とのつながりが理解できるような工夫が必要である。

指　導　観

■ 急性期看護＝苦手というイメージの払拭

学生は、患者の生命の危機的状況にかかわることへの恐怖感や、周手術期の状況変化の速さ、また手術操作・麻酔によって極めて大きな身体的侵襲を受けた患者の身体的変化を理解することの困難性を強く感じている。反面、救急医療を扱ったテレビドラマや報道特集番組などから、急性期医療にかかわることへの憧れの気持ちも抱いている。

学生のなかにある急性期看護のイメージを明らかにしながら、漠然とした不安*7に対して、①確実な知識を積み上げていけば予測が可能となること、②現象の意味が理解できれば苦手意識は克服できること、③健康障害の状態にある患者やその家族が元の生活を取り戻す過程において、まず生命の危機的状況を脱するために急性期看護が必須であること、④生命を守る責任に恐怖感は伴って当然であることなど、授業者の体験を伝えながら、急性期・周手術期看護に興味・関心がもてるような工夫をする*8。

■ 既習知識とのつながりを理解させる

関連のある既習知識が分断されないように、関連科目を想起させ事象を科学的・論理的に組み立て理解できるようにする*9。

たとえば、術後せん妄については、介護老人保健施設での実習でせん妄をきたした入居者とかかわった学生の体験を引き出し*10、さらに6月から履修する「老年健康障害援助論」でも学ぶ内容への動機づけをしていく。また、術後イレウスについては、「人体の構造と機能」「基礎看護技術（活動、食事、排泄）」「疾病治療論（消化器系疾患）」を想起させ、既習知識を関連づけて理解できるようにしていく。一方的に教えるのではなく、ヒントを与えながら復習させ、「なるほど！」「わかった！」と、学生自ら答えをみつけられるよう、さらには「なぜだろう？」「もっと知りたい」と思えるよう、主体性や興味・関心を喚起できるようにかかわる*11。理解力に差がある学生に対しては、「わかる」ことが増えるよう復習のポイントを具体的に示し確認していく*11。

■ 周手術期医療における倫理的感受性を養う*12

周手術期の患者は、手術の選択・決定の過程における生命予後を含めた病名告知に対する不安や、手術・麻酔に対する不安や恐怖、またボディイメージ

CHECK

*6　実際の物品を用いることで、学生のイメージ化が図られる。
*7　不安を軽減するには、「わかる！」という体験を増やすことが必要である。
*8　苦手意識を取り除くための具体的な課題プロセスが明示されている。
*9　科学的・論理的に考えさせるときに、関連する既習知識を想起させるはたらきかけは大切である。
*10　身近に感じられる学生の体験を、概念化していく筋道が示されている。
*11　教員に"教えられている"のではなく、あたかも学生が"自ら学んでいる"ように授業を進めることが学習効果を高めることにつながる。

の変容など、先の見通しがつかない不安や不確かな思いを抱えながら、様々な心理的ストレスにさらされている。自己決定した後も揺らぎが生じ、術後の様々な苦痛から後悔の気持ちにさいなまれることもある。

このように患者は葛藤を抱えながら存在していることを理解し、患者の人生観や価値観を十分に尊重する姿勢を養っていく*13。特に手術後は痛みなどに伴う苦痛が大きく、回復に不可欠な離床に対しても心身共に適応できないアンビバレンスな状態となる*13。患者のおかれている状況を理解し、看護行為の妥当性を十分に説明し、患者自身が理解・納得したうえで決定するという、患者の思いが反映された行動になることに、価値をおけるようにする*13。

> **単元の指導目標**
> 1．周手術期看護の概念や、周手術期にある患者と家族の特徴について理解できる。
> 2．手術による侵襲および生体反応が理解でき、術後の観察点が理解できる。
> 3．周手術期における合併症と予防のための看護が理解できる。
> 4．周手術期における倫理について考えることができる。

CHECK

*12 本単元において非常に重要な観点である。学生にどう価値づけるか、具体的な策をもっておきたい。

*13 「①心身ともにアンビバレンスな状態➡②看護行為の妥当性を説明➡③患者自身が理解・納得したうえで決定」という、患者理解と看護師のなすべきことがわかりやすく整理されている。

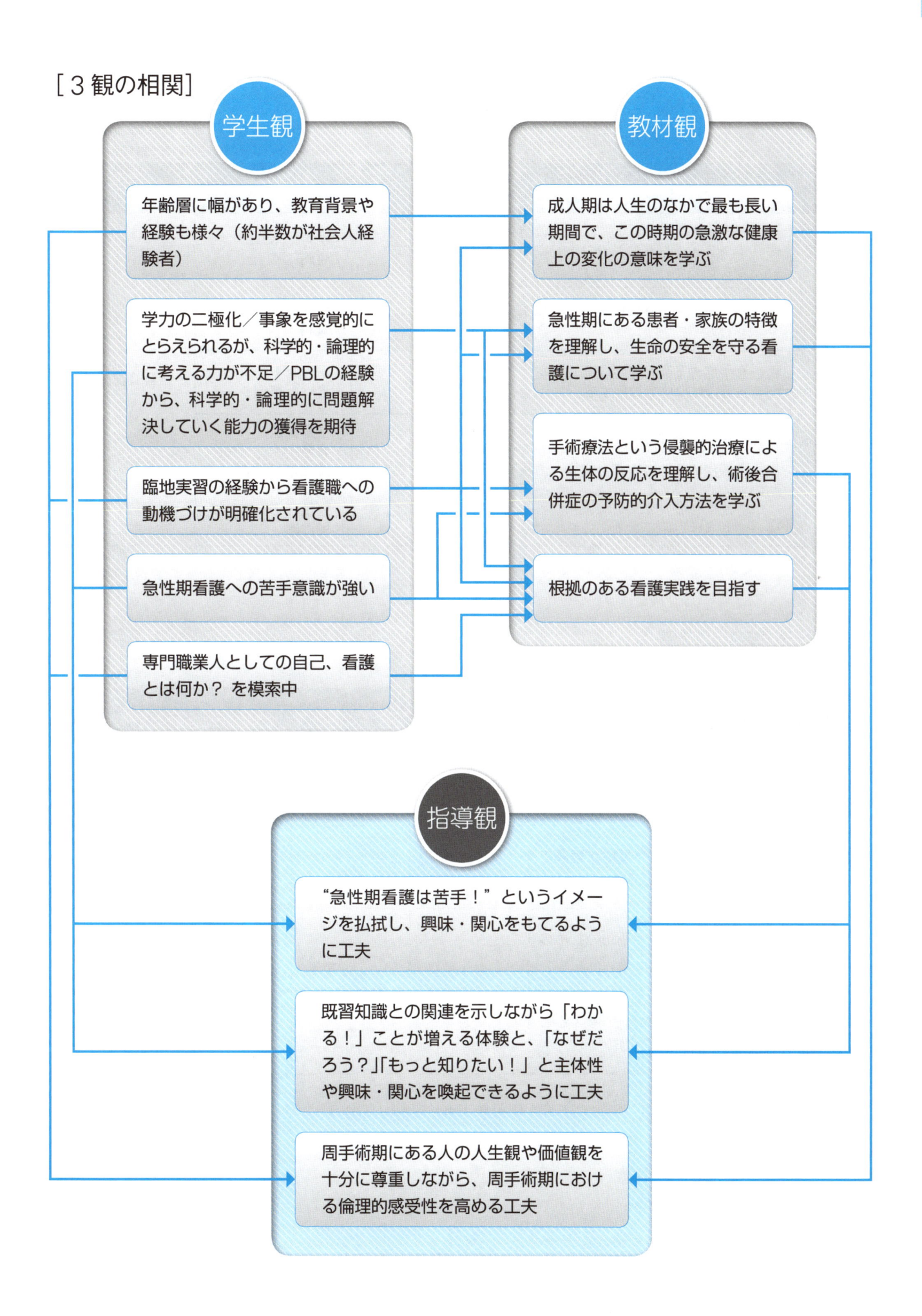

学習指導案の実例［成人看護学］2-2

[3観の相関]

学生観

- 年齢層に幅があり、教育背景や経験も様々（約半数が社会人経験者）
- 学力の二極化／事象を感覚的にとらえられるが、科学的・論理的に考える力が不足／PBLの経験から、科学的・論理的に問題解決していく能力の獲得を期待
- 臨地実習の経験から看護職への動機づけが明確化されている
- 急性期看護への苦手意識が強い
- 専門職業人としての自己、看護とは何か？を模索中

教材観

- 成人期は人生のなかで最も長い期間で、この時期の急激な健康上の変化の意味を学ぶ
- 急性期にある患者・家族の特徴を理解し、生命の安全を守る看護について学ぶ
- 手術療法という侵襲的治療による生体の反応を理解し、術後合併症の予防的介入方法を学ぶ
- 根拠のある看護実践を目指す

指導観

- "急性期看護は苦手！"というイメージを払拭し、興味・関心をもてるように工夫
- 既習知識との関連を示しながら「わかる！」ことが増える体験と、「なぜだろう？」「もっと知りたい！」と主体性や興味・関心を喚起できるように工夫
- 周手術期にある人の人生観や価値観を十分に尊重しながら、周手術期における倫理的感受性を高める工夫

第Ⅱ章 学習指導案の実際

5 単元の指導計画

回	時数	主　題	主な授業形態	教材・教具	評価方法
1	2	「周手術期とは」「手術を受ける人の特徴」「インフォームドコンセント」について考えさせる。	・講義	・テキスト ・資料	・科目筆記試験
2	2	手術前・中・後の看護について教授する。	・講義	・テキスト ・資料	
3	2	術後合併症の予防と早期発見・回復へ向けた看護について教授する。	・講義	・テキスト ・資料、事例シート	
4	2	術後合併症の予防の実際と家族への援助について教授する。	・演習 ・講義	・学習課題 ・資料 ・肺機能練習器（トリフロー） ・弾性ストッキング ・聴診器	

6 単元の指導目標と評価

評価規準 ＼ 評価の観点	関心・意欲・態度	思考・判断	技能・表現	知識・理解
1．周手術期看護の概念や、周手術期にある患者と家族の特徴について理解できる。	△			○
2．手術による侵襲および生体反応が理解でき、術後の観察点が理解できる。		△		○
3．周手術期における合併症と予防のための看護が理解できる。				○
4．周手術期における倫理について考えることができる。	○	△		

様式 ② 本時の学習指導案

1 本時の指導目標：
(1) 術後合併症予防のための看護介入の必要性を認識できるようにする。
(2) 術後合併症とその関連要因・発生機序を理解できるようにする。
(3) 術後合併症を予防するための看護介入について考えさせる。

2 準備するもの：
- テキスト
- 配布資料（ワークシート、授業資料）

3 授業展開1（下記）：
[ねらい ➡ 主題 ➡ 学習活動]

本時の主題
【学生側】あなたの大事な人を術後合併症から救うには？
【教員側】術後合併症の予防と早期発見・回復への看護を教授する。

本時のねらい
術後の回復過程を促進するためには術後合併症の予防が必要であり、術中・術後のみでなく、術前から患者の状態を適切にアセスメントすることが重要である。現在の状態に加え、麻酔や術式に伴う潜在的なリスクをふまえながら、術前からの予防的介入が求められる。そのためには、患者の理解度を判断し、患者自身が予防行動に主体的に取り組むことができるようなサポートが必要である。回復過程促進に向けて患者が主体的になることは、手術を乗り越えるための自己効力感にもなり、術後の安全と安楽の保障につながるため、術後合併症を意識した看護介入が必要である。
術後合併症がなぜ起こるのか、その要因や発生機序を理解し、リスクをふまえながら術前からどのような準備をして手術に臨めばよいのか予防的介入を考え[*14]、周手術期看護の理解を深めることを目指す。

学習活動1（10分）
ワークシートに示された事例の状況を確認しながらイメージ化を図る。
事例について気がかりな事柄やその理由について述べ、学習目標の確認を行う。 [*15]

学習活動2（55分）
術前のアセスメントの重要性を確認する。
術後合併症について学ぶ。
　①呼吸器合併症、②循環器合併症（深部静脈血栓症と肺塞栓症）
　③消化器合併症、④術後せん妄、⑤術後感染、⑥神経合併症 [*15]

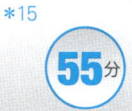

学習活動3（20分）
グループワークで、事例に対する術後合併症と予防的介入について考える。 [*15]

学習活動4（5分）
本時のまとめ、課題学習と次回の予告を聞き、リアクションペーパーに記入する。次回までに以下①～④の看護介入についてグループワークをする。
　①深呼吸法、②喀痰排出法、③深部静脈血栓症の予防法、④体位変換および離床 [*15]

CHECK
[*14] 見えないところを理解し、それを具体的な対応と結びつける授業の展開となっている。
[*15] わかりやすい授業の流れをつくるには、「起承転結」を意識した「活動」の順序を考えることが大切。事例に続いて重要事項の学習をすることを繰り返すという授業展開であり、学生が具体性をもって理解しやすくなっている。

第Ⅱ章 学習指導案の実際

4 授業展開2［具体的な授業展開］

構成	分	学習内容と活動	指導方法と留意点
導入	10	▶配布されたワークシートを確認。 ▶ワークシートを見ながら説明を聴く。前回の授業や関連科目を想起しながら、臨床事例を熱心に聴く。	▶事例（配布したワークシートに同様の内容が記載されている）について説明[*16]。 「63歳の男性です。胃がんのため、1週間後に全身麻酔下での開腹手術が予定されています。30年来の喫煙習慣があり、病気が発見された2週間前から禁煙しています。身長は165cm、体重は75kgで、15年前より2型糖尿病で内服治療中です」 ▶手術を受ける患者の特徴については前回学んでいるが、向老期にあるこの事例患者において、胃がんが発見され、手術を受けるという現状は、大変な状況であることのイメージ化を図る。 ▶教員の臨床での体験をもとに、事例の患者は、青年期にある学生とは年齢が大きく異なり、加齢による機能変化や予備力の問題などから、手術を無事終了して回復過程をたどるには、個人差はあるものの、ダメージは大きいことを想像させる。
		▶答えを考えてワークシートに記入する。隣の席の学生と相談しながら記入する。 回答 ・年齢➡様々な身体機能が衰えている。 ・胃がん➡消化器がんに侵されているので、栄養状態が悪いし、転移があるかもしれない。 ・全身麻酔➡合併症がある。 ・開腹手術➡術後は痛みが強く、思うように動けない。 ・喫煙期間が長い➡呼吸機能が低下。 ・肥満➡呼吸が抑制されやすい ・糖尿病➡合併症が起こりやすい　　など	発問 「今日は身体面をどのように看護していくかを学んでいくが、この事例の患者について、気がかりな事柄はあるか？あるとすればそれはどのようなことか？それはなぜか？」 ▶ワークシートのQ1、Q2への記入を指示。 ▶既習知識を想起しながら考えさせる[*17]。少ない情報のなかでも、全身麻酔下で開腹術を受けるという点に着目して考えられるように投げかける。 ▶学生の回答は受け止める。想定外の回答に対しても頭ごなしに否定しない。本時で学びを深められるようにと伝える。
		▶学習目標を確認する。	▶本時の学習目標を提示する。
展開1	55	▶術前のアセスメントの重要性を確認する。 ▶一般的な術後合併症について学ぶ。 ▶授業資料をもとに、関連因子および発生機序、観察のポイントについて学習を進める。	▶授業資料（パワーポイント資料）を配布。 ▶ここから、手術を行う場合の一般的な合併症について学ぶが、さきほど事例から考えたように、病名や手術部位、麻酔の種類、基礎疾患の有無、年齢や生活習慣など、十分にアセスメントしておくことが重要であることを説明する。また、可能な限り少しでも栄養の改善を試みること、事前に術式や予測される合併症をもとに、その患者に合わせた計画を立てて介入することが大事であることを説明する。

CHECK
*16 導入に事例を用いると、具体的なイメージをもってその後の説明を聴くことができる。
*17 これまでの授業と本時の事例をつなぐようにはたらきかけることは重要である。

構成	分	学習内容と活動	指導方法と留意点
展開1（つづき）	55	▶既習知識を想起する。 ▶集中して、教員の臨床体験を聴く。 ▶授業資料とワークシートを見直す。 ▶ワークシートQ2、Q3に書き込む。 ▶発問に対し、思い出そうと考える、隣の席の学生と相談する*20、小声で答えようとする。 回答　【イレウス】・腸管が動かない？ 　　　　　　　　・手術後の癒着？ 　　　　【便秘】・食事や水分が足りない？ 　　　　　　　・動かないから？ 　　　　　　　・食べていないから？ 　　　　【せん妄】・落ち着きなくいろいろな物を引っ張っていた。 　　　　　　　・大声を出し、意味不明のことを叫んでいた。 　　　　　　　・「夜眠っていなかった」という申し送りがあった。	▶「たとえば、肝・胆・膵の手術をした場合には、膵液が漏れるリスクが高い。膵液中にはタンパク質を分解する消化酵素が含まれているので、漏れによる周辺組織の分解（自己消化）のリスクがあるため、膵液漏の観察が重要となる。麻酔についても腰椎・脊椎麻酔の場合には、馬尾神経の損傷や髄液の漏れによる下肢の感覚鈍麻・頭痛や悪心（嘔気）の観察が重要となる」など、発問・質問も投げかけながら、既習知識（外科総論、麻酔学、消化器外科学など）を想起させ、教員の臨床での体験を交えて説明する。 ▶手術部位の構造や生理機能、術式・麻酔が理解できれば、予測が立ち、必要な観察を行うことができる*18。 　➡身体の見えない部分を可視化しながら考えることで、異常を早期に発見でき、それが回復過程をサポートすることにつながることを説明する。 ▶ここまでの説明をふまえ、ワークシートに戻ってQ2、Q3の記入を指示。 ▶ワークシートに思考の筋道や関連性を意識して記入させることで、思考の整理・理解の促進をねらう。 ▶科学的・論理的に理解できるよう、①わかりやすい例をあげる（例：「術後出血」➡破れたホースを接着剤で補強して水を勢いよく流した場合どうなるか、二日酔いから覚める様子、動脈と静脈の構造の違い、出血傾向の有無などの話題を用いる）*19、②事例と関連させる、③以下の発問をして既習知識を想起させる。 発問　「イレウスの原因は？」「便秘の原因は？」「せん妄について、介護老人保健施設での実習で出会った患者はどのような様子だったか？」 ▶学生の反応をみて、理解度を確認しながら進める。 ▶「成人回復期援助論」では、胃がんの看護過程の展開を行うので、特に消化器系の解剖生理、1年次で学んだ疾病治療論（麻酔学や外科系）の復習に臨むことを指示する。

CHECK

*18 患者の様子や手術の方法から、術後に生じる可能性のあることを想像させることが大切である。
*19 あらかじめ、授業時に例示するものを考えておくと、授業展開がわかりやすくなる。
*20 隣の席の学生と意見交換するだけでも、学生の学びは広がっていく。

第Ⅱ章 学習指導案の実際

構成	分	学習内容と活動	指導方法と留意点
展開2	20	▶グループワーク（事例に対する術後合併症と予防的介入について考える） 回答（起こり得る合併症とその理由について） ・喫煙歴、麻酔、創痛 ➡ 呼吸器合併症 ・肥満、年齢 ➡ 不整脈 ・手術操作 ➡ 術後出血、創部感染 ・安静臥床、糖尿病 ➡ 深部静脈血栓症 ・消化器手術、麻酔、活動低下 ➡ イレウス ・糖尿病、栄養を十分に摂れない ➡ 感染、縫合不全	▶グループワークを指示。 「事例の"気がかりな事柄"から、起こり得る合併症とその理由、術前からの予防的介入について考えてみよう」 ▶グループワークでの討議をふまえ、Q4を含め、ワークシートを完成させるよう指示。 机間巡視 ・ワークの視点がずれていないか、参加姿勢はどうかをみながら、場合によって方向性をアドバイスする*21。 ・ワークシートのQ2（"気がかり"の理由）で、なぜそのように考えたのかが、事例患者のアセスメントになるため、"Why？"を大事にワークするようアドバイスする。 ・グループワーク中に出た学生からの質問で、内容によって全体で共有しておく必要があるもの（看護過程の分析的アセスメントにつながるものなど）は全体に伝える。 ▶ワークが途中のグループは、時間外に行うよう指示。
まとめ	5	▶本時の授業をとおして学んだことや感想を述べる。 ▶説明を聴く。 ▶リアクションペーパーへの記入。	質問「本時の授業でどのようなことを学んだか」 ▶学生から述べられたことを支持・承認し、言語化できない部分は代弁（確認）しながら進める*22。 ▶課題学習の提示と次回の予告。 次回までに、以下の4点の術前の看護介入についてグループワークしておくよう指示。 ①深呼吸法、②喀痰排出法、③深部静脈血栓症の予防法、④体位変換および離床 ▶次回の授業では、本時のグループワークの内容と、介入方法を共有しながら、実際に器具・用具（トリフロー、弾性ストッキング）を用いて学んでいく。合併症について、本時の授業内容を十分に復習して臨むことを伝える。また「成人回復期援助論」の演習のなかで、模擬創・ドレーン、点滴ライン、酸素を用いて演習することを伝える。

評価の観点

【学習内容の習得状況】
1. 術後合併症の要因や発生機序が理解できたか
2. 術後合併症の予防的介入について考えることができたか
3. 周手術期看護への興味・関心がもてたか

【授業者の教授活動】
4. 発問や事例は適切であったか

CHECK
*21 メンバーの学習状況に応じたアドバイスができるよう、いくつかのパターンを想定しておくことが大切である。
*22 学生の発言を促すために大切な視点である。

ワークシート ［急性期援助論；周手術期の看護］

※グレーの文字の部分を学生に書き込ませる。

事例
63歳の男性です。胃がんのため、1週後に全身麻酔下での開腹手術が予定されています。
30年来の喫煙習慣があり、病気が発見された2週間前から禁煙しています。
身長は165cm、体重は75kgで、15年前より2型糖尿病で内服治療中です。

Q1 この事例について、"気がかり"な事柄は？

①63歳、男性　②胃がん　③全身麻酔
④開腹手術　⑤30年来の喫煙習慣
⑥肥満　⑦2型糖尿病

Q2 "気がかり"の理由は？

①：発達段階は向老期で、身体機能の低下が始まっている時期である。手術に伴いさらなる機能低下、手術後の回復にも影響することが予測できる。術後せん妄も起こりやすい（まだ年金が支給される年齢ではなく、経済面の不安もあるかもしれない）。

②：胃切除後の機能変化に応じた適切な食事が必要となる（食べ方、食品の選択など）。また、幽門側切除後には貧血が起こりやすい。術後に栄養状態が低下する。

③：吸入麻酔によって気道の線毛運動が低下し、術前よりも最大換気量が減少するが、酸素消費量は増加するため、呼吸器合併症が起こりやすい。

④：術後疼痛や活動が制限されることで、肺の拡張が抑制され、換気量が低下する。また、動かないことで深部静脈血栓症が起こりやすい。

⑤：現在は禁煙しているが、ニコチンによる交感神経機能促進、カルボニルヘモグロビン（一酸化炭素と結合したヘモグロビン）生成による赤血球の酸素運搬能力の低下を招き、呼吸機能に影響をきたす。

⑥：創の治癒が遅れる。呼吸が抑制されやすい。

⑦：血糖値のコントロールが不良だと、創治癒が遅延しやすい（手術侵襲による生体反応第1相：抗利尿ホルモン分泌を促進➡肝臓のグリコーゲン分解を促進し、高血糖になる）。

Q3 "気がかり"な事柄から起こり得る術後合併症は？

Ⓐ無気肺、肺炎
Ⓑ術後出血
Ⓒ深部静脈血栓症➡肺塞栓症
Ⓓ術後せん妄
Ⓔ感染（創部、ドレーンおよびライン挿入部）
Ⓕ縫合不全：低栄養状態や貧血、糖尿病、血糖コントロール不良の場合、感染防御機能が低下するため易感染状態➡縫合不全に至ることがある。
Ⓖ腸管麻痺➡イレウス
※このほかに予測されること：ダンピング症候群、術後貧血

Q4 Q3であげた合併症に対する予防的介入は？

Ⓐ：術前からの呼吸訓練、積極的な除痛、深呼吸法などの呼吸訓練、含嗽および喀痰排出練習、肺理学療法
Ⓑ：腹腔ドレーンからの排液の量・性状の観察、脈拍・血圧・尿量などの循環動態の観察
Ⓒ：体位変換および下肢の運動、弾性ストッキングおよび間欠的空気圧迫法
Ⓓ：外部環境に適応できるよう術前からの具体的な情報提供、夜間の十分な睡眠を確保し生活リズムの安定を図る、環境調整、安心感が得られる対応、など
Ⓔ、Ⓕ：身体の清潔の保持、創周囲の清潔の維持、血糖のコントロール、適切なドレナージ、術前から栄養状態を良好に保つ、など
Ⓖ：除痛をしながら、早期からの体動・積極的な離床を図り、腸蠕動運動を促進させる。腰背部温罨法、規則的な排便の維持

2-3 学習指導案の実例
老年看護学

様式 ① 単元全体の学習指導案

1 科目名：
老年看護活動論Ⅰ（1単位30時間）

2 学習者：
専門学校3年課程1年次生後期、40名

3 単元名、授業時間数：
「高齢者の加齢に伴う変化とヘルスアセスメント」（14時間）

4 単元考察：

学生観

■ **学生の特徴**

A校では社会人入学を受け入れているが、当学年は全員、高校卒業後ストレートで入学してきた18～19歳の学生である（男子学生は40名中2名）。

学生は、個人レベルでも、またクラス全体としても、物事に必死に取り組む姿勢に乏しく、もめ事や争い事を避け、本音でぶつかり合うことが少ない。学内の行事や授業に臨む姿勢からも、一歩引いて冷静さを装っている様子がうかがえる。また、生活体験に乏しく、看護技術はもちろん、校内清掃の仕方や教室の使い方など、ふだんの生活面でも指導を要することが多い。しかし対人関係においては、相手を思いやることができ、全体的に温かい雰囲気がある。

また、核家族世帯が中心となっている現代において、祖父母と同居している学生は全体の2割程度で、高齢者と話をしたことがほとんどない学生が多い[*1]。

■ **学力と授業態度**

学力については、客観式テストは得意であるが、自己の考えを発表する、文章化して他者に伝えることを苦手とする学生が多い。しかし、学習するための土台となる基本的な姿勢（忘れ物をしない、提出物を出す、適切な言葉遣い、礼儀正しさなど）は備わっており、授業態度は多くの学生が良好である。ただ、授業中に教員が反応を求めると、うなずいたり声を出す場面もみられるが、全体的におとなしく、授業に受け身の姿勢で臨む学生がほとんどである[*2]。

■ **学習進度**

学習進度は、1年次の基礎分野および専門基礎分野の「解剖生理学」が修了している。そのほかに専門分野Ⅰの「看護学概論」、また「基礎看護技術」のうち「活動と休息」「食事と排泄」「清潔」の講義・演習が修了している。

本科目の先行科目としては、後期に入ってすぐに「老年看護学概論」の授業がある。「老年看護学概論」では、高齢者の身体的・精神的・社会的特徴をとら

CHECK
[*1] 学生の生活背景をふまえ、老年看護学の全体の構成を考慮し、先行科目である「老年看護学概論」の授業方法の工夫がその後の学習に大きな効果をもたらす。
[*2] 現代の学生の特徴の一つといえる。こうした学生に対し、実際の体験や擬似体験を早期に取り入れることは効果的である。

えることができるよう、健康な高齢者と触れ合う研修を8時間設けている。この研修を通じ、「高齢者との触れ合いは温かく、楽しい」と感じたという学生は多く、高齢者に対し好意的な印象をもっている。一方で、話題が合わない、言語的コミュニケーションがうまくとれない、といった体験もしている[3]。

その後、本科目「老年看護活動論Ⅰ」が始まる。高齢者の身体的・心理的・社会的特徴を考えるための手がかりを得ることを目的に、本科目の最初の2時間で高齢者擬似体験を行い、この体験の意味づけをすることからスタートする[1,2]。

教材観

■ 老年看護の軸となる視点を養う教材選定

老年期はライフサイクルの最終期である。エリクソンの発達課題によると、人は加齢によって様々な喪失を体験しながら「絶望」を経験するが、それまでの人生で獲得してきたものによって、身体的・精神的・社会的・スピリチュアル的に自我を「統合」することができ、この「絶望」と「統合」から「英知」が生まれるとされる。そして、それまでの人生を肯定的・積極的に受け入れながら、究極的には死に直面しながらも自分の生を肯定し、安らかに自分らしく最期の時を迎える。

老年看護では、高齢者の生きてきた長い時間を受け止め、肯定し、喪失体験やできないことばかりに目を向けるのではなく、今できていること、好きなことや得意なこと（強み）、その人らしさ、価値観を大切にする視点が重要である[4]。しかし学生は今後、問題解決思考のプロセスである看護過程を学び、実習を重ねるにつれて対象の問題に視点が向きやすくなる。そうしたなかで高齢者と接した際、その身体機能の衰退に伴う「できないこと」ばかりに注目することで、プラスのイメージをもちにくくなることが考えられる[5]。さらに、老年期は学生自身が経験したことのないライフステージであり、イメージもしにくい。

本科目は15回30時間で、「高齢者の加齢に伴う変化とヘルスアセスメント」と「健康を逸脱した高齢者への看護」の2つの単元に分けて構成している。前者では、高齢者の加齢に伴う変化のメカニズムを解剖生理学の観点から理解し、アセスメントの視点を身につけ、具体的な看護がわかることを目標としている。後者では、加齢に伴う変化により健康障害を起こしやすい高齢者の特徴をふまえ、看護の方法を学ぶことを目標としている。

本単元全体をとおして伝えていくべきことは、高齢者とかかわる基本的態度としての尊敬やアドボカシー、また、高齢者がこれまで生きてきた過程を大切にし、対象の強みをとらえ、活用する視点である。これらが学生一人ひとりの老年看護の土台として形成されるよう、低学年のうちから実体験をとおして学べるような授業の工夫が必要である。

指導観

■ 老年看護学における指導の基本的視点

老年看護の基本は、「高齢者のための国連原則」の5つの基本原理（「自立」「参加」「ケア」「自己実現」「尊厳」）を守り、実現することである。そのため老年看護学の指導においては、この5項目の視点

CHECK

[3] 高齢者に対する適度な"違和感"は、その後の発達の原動力となる。授業では、学生が感じている違和感を解消し、自信をもてるよう指導することも大切である。

[4] 高齢者を肯定的にとらえ、その人らしさや価値観を大切にするという考え方が老年看護の重要なポイントであり、看護実践のあり方に大きく影響する。

[5] 教材観で、学生のもつ高齢者に対するイメージと実態の間にあるギャップをとらえ、授業で教えるべき点を明確にすると指導観が鮮明になる。

を学生に伝えていくことが重要と考える。毎回の授業では、学生自身がこの5項目について具体的に感じること、考えることができるように指導しなければならない。そして、高齢者が身体的な変化によってできなくなることが増えていったとしても、その人全体として統合された存在となってゆく老年期を肯定的にとらえられるような視点を大切に指導したい*4。

■ 学生観を考慮した指導の視点

① 積極性に欠け、受け身の学習態度であることから、参加型・体験型の学習方法が効果的であると考える。また、看護を学びはじめて約半年である点を考慮すると、難しい看護場面の設定は、学生を学習から遠ざけるおそれがある。学生の主体性を引き出すには、できるだけ実際に体験したことを学びの題材とする*6ことが望ましい。

② ふだんの生活において高齢者とのかかわりが少ない学生が多いことから、自ら体験したことを通じて高齢者の特徴を学ぶことができるようにする*7。

③ 得意な部分を伸ばす、自信をつける、思考を整理するという目的で、授業のなかに客観式テスト*8を取り入れる。また、考える時間をとり、考えを他者に伝える、発表する、文章化する*8という作業を適宜取り入れる。

④ もめ事や争い事を避け、本心でぶつかり合わない学生が多いことから、対立する意見を認識し、アサーティブな態度で自分の意見を相手に伝えていくための訓練として、高齢者の尊厳を守るといった倫理的な話題を論議させる。

⑤ 今できていること、好きなことや得意なこと（強み）、その人らしさ、価値観を大切にするなど、高齢者のとらえ方を授業のなかで意図的に組み込む。

⑥ 学生がもつ「どうすればもっと高齢者を理解できるのか」「どうすればもっと効果的に高齢者とかかわれるのか」という感情を学習意欲へと昇華させることができるようにはたらきかける。

単元の指導目標

1. 学生が高齢者に対してもつ好意的な印象を、学習意欲に転換する。
2. 高齢者と触れ合い、見たり、聞いたり、触れたり、感じたりした体験をもとに、高齢者とのかかわりについて考えることができる。
3. 高齢者の加齢に伴う変化のメカニズムを、解剖生理学の知識をふまえ専門用語を用いて説明できる。
4. 高齢者の加齢に伴う変化が日常生活にどのように影響するのかを考え、言語化し、表現することができる。
5. 高齢者の加齢に伴う日常生活への影響をアセスメントする視点、生活を支える具体的な看護がわかる。

CHECK

*6 主体的な学習を引き出すため、実際場面を取り上げることは大切である。
*7 高齢者についてイメージしにくい、あるいはマイナスイメージをもっている学生にとって、体験学習は効果的な学習方法であるといえる。
*8 知識の定着のためには、繰り返しのアウトプットと課題に沿った自己表現が必要である。

[3観の相関]

学生観
- もめ事や争い事を避け、本音でぶつかり合うことをしない
- 何事にもまじめに取り組むが、積極性に欠け、受け身の学習態度である
- 客観式テストは得意な一方、考えを言語化したり、文章として表現することが苦手
- ふだんの生活において、高齢者との接点が非常に少ない
- 今後、問題解決志向を訓練される
- 「高齢者との触れ合いは楽しい」という好意的な印象をもっている

教材観
- 高齢者の生きてきた長い時間を受け止め、対象の強みや価値観を大切にする視点が重要
- 高齢者の加齢に伴う変化を解剖生理学の観点から理解し、アセスメントの視点をもち、具体的な看護を学ぶ
- 加齢に伴う変化から、健康障害を起こしやすい高齢者の特徴をふまえ、看護の方法を学ぶ
- 高齢者とかかわるうえでの、尊敬やアドボカシーといった基本的態度が重要

指導観
- 高齢者と実際にかかわったり、擬似体験などの参加型・体験型の学習方法が効果的
- 知識の定着や思考の整理をする、得意なことを伸ばすために、授業のなかに客観式テストを取り入れる
- 高齢者の強みをとらえるという視点を授業のなかで意図的に入れていく
- 対立する意見を認識し、アサーティブに自分の意見を相手に伝える訓練が必要
- 高齢者に対する好意的な印象を、学習意欲に転換させる
- 考える時間をとり、考えを他者に伝える、発表する、文章化する力をつける

第Ⅱ章 学習指導案の実際

5 単元の指導計画

回	時数	主題	主な授業形態	教材・教具	評価方法
1	2	高齢者擬似体験により高齢者の身体的変化を理解するとともに、心理・社会的影響を考えることができるようにする。	・演習	・高齢者擬似体験セット	・科目筆記試験
2	2	高齢者の加齢に伴う変化によるコミュニケーションへの影響をふまえた看護を教授する。	・講義 ・演習	・ワークシート ・高齢者擬似体験後の感想レポート	
3	2	高齢者の加齢に伴う変化による活動への影響をふまえた看護を教授する。	・講義 ・演習	・ワークシート	
4	2	高齢者の加齢に伴う変化による食生活への影響をふまえた看護を教授する。	・講義 ・演習	・ワークシート ・ゼリー ・スプーン	
5	2	高齢者の加齢に伴う変化による排泄への影響をふまえた看護を教授する。	・講義 ・演習	・ワークシート ・紙おむつ	
6	2	高齢者の加齢に伴う変化による清潔への影響をふまえた看護を教授する。	・講義 ・演習	・DVD ・ワークシート	
7	2	高齢者の加齢に伴う変化による休息への影響をふまえた看護を教授する。	・講義 ・演習	・ワークシート	

6 単元の指導目標と評価

評価規準＼評価の観点	関心・意欲・態度	思考・判断	技能・表現	知識・理解
1. 学生が高齢者に対してもつ好意的な印象を、学習意欲に転換する。	○			
2. 高齢者と触れ合い、見たり、聞いたり、触れたり、感じたりした体験をもとに、高齢者とのかかわりについて考えることができる。		○		
3. 高齢者の加齢に伴う変化のメカニズムを、解剖生理学の知識をふまえ専門用語を用いて説明できる。			○	△
4. 高齢者の加齢に伴う変化が日常生活にどのように影響するのかを考え、言語化し、表現することができる。			△	○
5. 高齢者の加齢に伴う日常生活への影響をアセスメントする視点、生活を支える具体的な看護がわかる。				○

様式 2 本時の学習指導案

1 本時の指導目標*9：

(1) 高齢者擬似体験での高齢者の聴覚・視覚を想起し、その加齢性変化が及ぼすコミュニケーションへの影響について考えさせる。
(2) 聴覚・視覚の加齢性変化のメカニズムを、解剖生理学の知識から説明できるようにする。
(3) 聴覚・視覚に障害をもつ高齢者とコミュニケーションをとる際に必要なアセスメントの視点がわかるようにする。
(4) 聴覚・視覚に障害をもつ高齢者とのコミュニケーション時の具体的なスキルがわかるようにする。
(5) プチロールプレイで老人性難聴がある高齢者とのコミュニケーションを実践し、自己の課題に気づくようにする。

2 準備するもの：
・配布資料（ワークシート）
・高齢者擬似体験後の感想レポート

3 授業展開 1 （下記）：
［ねらい ➡ 主題 ➡ 学習活動］

本時の主題
【学生側】加齢に伴う聴覚・視覚の変化は、高齢者のコミュニケーションにどのように影響する？ どうすれば効果的にコミュニケーションを支援できる？
【教員側】聴覚・視覚の加齢性変化が及ぼす心理・社会的側面への影響を考え、高齢者の尊厳を守るためのコミュニケーションスキルを考えさせる。

本時のねらい
前時の"高齢者擬似体験"から、高齢者の聴覚・視覚の低下が日常生活に与える影響を考え、聴覚・視覚の変化のメカニズムを解剖生理学の知識をふまえ理解する*10。また、身体的変化が及ぼす心理・社会的な影響についても考え、それらを理解したうえで看護としてのかかわり方を考える*10。
高齢者とのコミュニケーションを効果的に行うためには具体的なスキルも必要であるが、対象の全体的な変化について考えることが重要である。衰退していくことばかりに目を向けるのでなく、高齢者がこれまで獲得してきた強みを活用する、あるいは潜在的な力を引き出すということをアセスメントの視点に加え*11、コミュニケーションを図るうえで高齢者の尊厳を守ること、敬意をもつことの大切に気づくことを目指したい。

学習活動 1　本時の学習目標を確認する。高齢者擬似体験での体験を想起する*12。コミュニケーションではどのような影響があったかを発表し、共通理解をする。　**10分**

学習活動 2　加齢に伴う聴力・視力の変化*12について解剖生理学の知識をもとに理解する。　**10分**

学習活動 3　加齢による身体的変化が及ぼす心理・社会的な影響について、高齢者擬似体験のレポートをもとにバズセッション*12を行う。　**10分**

学習活動 4　聴力や視力が低下している高齢者とコミュニケーションをとる際に必要なアセスメントの視点を理解する。　**10分**

学習活動 5　高齢者の尊厳を考慮した具体的なコミュニケーション方法をグループで話し合い、発表する。　**15分**

学習活動 6　本時の学びを活かしたシナリオをグループごとに作成*13し、役割を交代しながらロールプレイを行う。2グループほど感想を発表する。　**30分**

学習活動 7　聴覚や視覚の加齢性変化、老人性難聴のある高齢者とのコミュニケーション時の要点をおさらいする。ロールプレイを通じ自分の課題をまとめる。　**5分**

第Ⅱ章 学習指導案の実際

4 授業展開2［具体的な授業展開］

構成	分	学習内容と活動	指導方法と留意点
導入	10	▶ワークシートで本時の目標を確認する。 ▶前回授業の高齢者擬似体験で感じたことを想起する。 ▶コミュニケーションではどのような影響があったか、個人が感じたことをワークシート*14の①欄に記入し、発表し合い共有する*15。 **回答**・話が聞こえにくかった ・小さい文字が読みづらかった ・自分も大きい声で話していた　　など	▶本時の目標を伝え、「高齢者とのコミュニケーションを効果的に行うための具体的なスキルも必要だが、身体的変化が及ぼす心理・社会的な影響についても考えることができ、それらを理解したうえで看護としてのかかわり方を考えてほしい」と説明。 ▶前回授業の高齢者擬似体験の様子をスライド（写真）で紹介し、そのとき感じたことを想起させる。 **発問**「前回行った高齢者擬似体験で、聴力や視力の低下はコミュニケーションにどのような影響を及ぼしていたか考えてみよう」 ▶ワークシートの①欄に記入してから、周辺の席の学生で話し合うよう指示。2〜3人に発表してもらう*16ことを伝える。 **机間巡視** 全員が話し合いに参加しているかどうか、全体を見て回る。
展開1	10	▶加齢に伴うコミュニケーションに関連する感覚器（聴覚器、視覚器）の変化について説明を聴く。 ▶説明を聴きながらワークシート*14の②欄を埋めていく。	▶以下の説明を聴き、ワークシートの②欄を埋めるよう指示。 ・聴覚について、その構造とはたらきの理解を促す。DVDを鑑賞し*17、老人性難聴はどこが障害されて起こるかを確認する。老人性難聴の特徴、伝音性難聴と感音性難聴の違いについて説明する*18。 ・視覚について、その構造とはたらきの理解を促す。DVDを鑑賞し、視覚の変化はどこが障害されて起こるかを説明する。 ・高齢者擬似体験で見えにくかった色や視野の狭窄を想起させ、その理由について解剖生理学の観点から説明する*19。視聴覚教材を使用することにより、加齢に伴う変化のメカニズムを理解しやすくする。

CHECK

*9 具体的な目標を立てると学習活動を考えやすくなる（この部分が、授業展開のなかの「学習活動」へとつながっていることに注目したい）。

*10 科学的な知見をもとに、自身の看護の方法を考えさせる授業を展開することが重要である。

*11 特に若い学生が多い教室では、この点に意図的に目を向けさせたい。

*12 授業で学習した情報の整理をする（1年次生では特に必要）。そのうえでのグループ討論を行う。そうしないと何を話してよいかわからなくなるグループが多くなってしまう。

*13 学習のまとめとしての「シナリオ作成」は、よりよい看護実践をイメージさせることにつながる。

*14 知識を整理するため、また自分の考えをまとめるためという、双方の目的を反映した要素をワークシートに盛り込み、多様な側面を伸ばす工夫がされている。

*15 感じたことを文字にすること、さらにそれを発表し合うことによって、個人の体験が「高齢者の特徴」として意味づけられ、次の展開への効果的な導入となっている。

*16 すべての学生が、他者と意見を交流させ合うことが大切である。

*17 視覚的な理解を促す映像などを用いた説明を途中に加えることは効果的である。

学習指導案の実例［老年看護学］ 2-3

構成	分	学習内容と活動	指導方法と留意点
展開2	10	▶6人1グループでバズセッションを行い、ワークシートの③欄に記入する。すべてのグループが発表する。 回答 ・周りの話が聞こえないので孤独に感じた ・何度も同じことを聞くのは悪い気がして、話すことを遠慮したくなった ・小さい文字は見えづらいため、読むことが面倒になった　など ▶説明を聴く。	▶前回の授業後に提出させた「高齢者擬似体験後の感想レポート」を各自に返却する。 ▶下記について、バズセッションを指示。ワークシートの③欄への記入を促す。 「高齢者擬似体験のとき、聴力や視力の低下が心理・社会的側面にどのような影響を及ぼしたか[20]を、体験後に書いたレポートをもとにグループで意見交換をしてみよう」 机間巡視 体験後のレポートに事前に目を通し、学びが浅かった学生が意見交換で学びを深められているかを、机間巡視しながら確認する。全員が話し合いに参加しているかどうかも見て回る。 ▶高齢者のコミュニケーションの特徴について説明。「聞き返しや聞き間違いが多い、同じことを何度も繰り返し言う、見当違いのことを言う、話しかけても返事がないなどは、身体的な変化だけではなく、それに伴う心理・社会的な影響が原因となることもある[21]」
展開3	10	▶アセスメントの視点をワークシートの④欄で確認する。	▶聴力や視力が低下している高齢者とコミュニケーションをとる際の必要なアセスメントの視点を説明。「コミュニケーションに障害がある場合は、感覚器の変化だけが原因ではなく、認知障害や失語、構音障害なども原因として考えられるため、それらについてもアセスメントする必要がある」
展開4	15	▶説明を聴き、ワークシートの⑤-1欄に記入する。 ▶6人1グループでバズセッションをする。 ▶考えた内容を発表する。ワークシートの⑤-2欄に記入する。	▶高齢者とかかわる際の基本的態度について説明する。ワークシートの⑤-1欄に記入するよう指示。 ▶下記について、バズセッションを指示。「聴力や視力が低下している高齢者とのコミュニケーション時の具体的なスキルについて、グループで意見交換をしてみよう」 机間巡視 全員が話し合いに参加しているかどうか全体を見て回る。 ▶グループで話し合ったスキルを黒板に書き、発表してもらう[22]。発表された内容をワークシートの⑤-2欄に記入するよう促す。

CHECK

[18] 時間が許せば、学生に説明させるのもよい方法である。
[19] 前時の体験学習が効果的に活用されている。加齢に伴う変化が理解でき、さらに対象理解において「解剖生理学」を学ぶ重要性とおもしろさにつながる。
[20] 「答えは一つではない」ことを伝えるなど、学生が自由に話し合えるよう配慮することも大切である。
[21] 展開2のまとめとして、高齢者の特徴を整理して話すことで、次の学習へスムーズに進んでいく。
[22] 学生の意見と教員の側の視点を融合し、どのように高齢者とかかわるかを抽象的なレベルで「なんとなくわかる」という段階も重要である。そのうえで具体的なかかわり方について理解すると、あらゆる場面で応用できるようになる。

第Ⅱ章 学習指導案の実際

構成	分	学習内容と活動	指導方法と留意点
展開4（つづき）	15	回答 ・高齢者のペースに合わせる ・非言語的コミュニケーションを活用する ・注意を向けてもらう ・口の動きがわかるよう正面に向かい合って話す ・低めの声で、ゆっくりはっきり、単語や短いセンテンスで話す ・クローズドクエスチョンを活用する ・キーワードを書きながら話す（視覚を利用）	▶発表内容について解説する*22。 ▶「聞こえない」「見えない」「答えられない」と相手に思わせない配慮が必要であり、そのうえでコミュニケーションスキルを活用することが、高齢者の尊厳を守り、敬意を示すことにつながることを説明する。 ▶高齢者の「生きてきた過程」「価値観」「興味・関心」を理解してかかわることの重要性について、先輩学生の実習での事例を交えて紹介する*23。
展開5	30	▶ワークシート⑥欄で、事例を確認する。 ▶3人グループで、プチロールプレイ（コミュニケーションの実際）を行う*24。 ▶本時で学んだ基本的態度や具体的なスキルを活用し、事例におけるロールプレイのシナリオをグループで作成し、演じる。 ▶グループのリーダーが感想を発表する。ロールプレイで感じた自己の課題をワークシートの⑥欄に記入する。	▶プチロールプレイの事例（老人性難聴のある患者に対する説明の場面）を提示（ワークシートの⑥欄）。 ▶プチロールプレイを行うよう指示。 　3人グループでシナリオを作成*25し、それぞれ看護師役、患者役、観察者になってロールプレイを行う。役割を交代しながら全員が3つの役を体験する。 【ロールプレイの流れ】 シナリオ作成・練習10分➡ロールプレイ6分➡リフレクション5分➡発表・補足説明・自己の課題の記入9分 ▶学生はまだ臨地実習を経験していないため、容易に想像できる単純な場面設定にする。シナリオのみに集中せず、本時で学習した非言語的コミュニケーションや、座る位置の工夫（口の動きが見えるように）などを、ロールプレイのなかで実践することを意識させる*26よう、全体へ声かけを行う。タイムマネジメントをしっかり行う。 ▶感想を2グループほどに発表してもらい、看護師役は"ここをこうすればもっとよくなる"というメッセージを必ずもらうようにする。メッセージと自分自身の課題を考え、ワークシートの⑥欄に記入を指示。
まとめ	5	▶ワークシートで本時の目標をおさらいしながら、内容の確認をする。 ▶説明を聴きながら、本時の内容を想起し、問いかけに答える。	▶高齢者擬似体験で体感した、聴覚・視覚の変化が及ぼす心理・社会的な影響についてまとめる。 ▶加齢に伴う聴覚・視覚の変化について、解剖生理学の知識に基づき理解できたかを全体に問いかけながら確認する。

CHECK

*23 高齢者と接する機会の少ない学生にとって、先輩学生の実習事例は基本的態度をイメージしやすく、具体的にどのようにかかわったらよいかを考えるうえで効果的である。

*24 ロールプレイによって3者の役割を演じることで、ここまでに学習した基本的態度やアセスメントをふまえたコミュニケーションスキルの重要性に気づくことができる。

*25 理想的なシナリオだけでなく、「こうするとコミュニケーションがうまくとれない」などの失敗バージョンがあってもよい。

*26 学生には病院などの臨床現場を常に意識させながらロールプレイを実施することが大切である。

学習指導案の実例［老年看護学］ 2-3

構成	分	学習内容と活動	指導方法と留意点
まとめ（つづき）	5		▶老人性難聴の高齢者とのコミュニケーションの際のアセスメントの視点と具体的なスキルについて、全体に問いかけながら確認する。 ▶ロールプレイで自分の課題について理解できたかを確認する。
		▶本時の感想・疑問点などをコミュニケーションシートに記入する。	▶本時の感想・疑問点などを、コミュニケーションシートに自由に記入してもらう。

評価の観点

【学習内容の習得状況】
1. 高齢者擬似体験での学びを本時の学習に活かすことができたか
2. 高齢者の加齢に伴う聴覚や視覚の変化のメカニズムを、解剖生理学の知識から理解できたか
3. 高齢者擬似体験後のレポートを通じて、加齢に伴う身体的変化が及ぼす心理・社会的影響についての学びを共有できたか
4. 聴覚・視覚に障害をもつ高齢者とコミュニケーションをとる際の必要なアセスメントの視点について理解できたか
5. 聴覚・視覚に障害をもつ高齢者とのコミュニケーション時の具体的なスキルが理解できたか
6. プチロールプレイを通じて、老人性難聴がある高齢者とのコミュニケーションを実践し、自己の課題に気づくことができたか

【授業者の教授活動】
7. ワークシートの内容は適切であったか
8. 発問は適切であったか
9. ロールプレイの事例は適切であったか
10. 学習活動中のタイムマネジメントは適切に行えたか

第Ⅱ章 学習指導案の実際

ワークシート
※グレーの文字の部分を学生に書き込ませる。

高齢者の加齢に伴う変化によるコミュニケーションへの影響と看護

この時間の目標
1. 高齢者擬似体験で体感した高齢者の聴覚・視覚の変化を想起し、聴覚・視覚の変化が及ぼすコミュニケーションへの影響について考えることができる。
2. 高齢者の加齢に伴う聴覚・視覚の変化のメカニズムについて、解剖生理学の知識をもとに説明できる。
3. 聴覚・視覚に障害をもつ高齢者とコミュニケーションをとる際に必要なアセスメントの視点がわかる。
4. 聴覚・視覚に障害をもつ高齢者とのコミュニケーション時の具体的なスキルがわかる。
5. プチロールプレイで老人性難聴がある高齢者とのコミュニケーションを実践し、自己の課題に気づくことができる。

1 高齢者擬似体験で、コミュニケーションにどのような影響があったかを考える

例）・話が聞こえにくかった
　　・小さい文字が読みづらかった
　　・自分も大きい声で話していた

> 高齢者擬似体験を行ってみて、コミュニケーションの面ではどんなことを感じましたか？話し合う前に自分で感じたことをメモしておこう！

2 加齢に伴うコミュニケーションに関連する感覚器の変化

1. 聴覚の変化 図1参照

高齢者では（ 内耳 ）、（ 聴神経 ）、（ 中枢神経 ）の退行性変化による（ 感音性難聴 ）が生じる。これを（ 老人性難聴 ）という。

ただし、外耳道をふさぐまで蓄積した耳垢が難聴の原因となっている可能性もある（この場合は 伝音性難聴 ）。

老人性難聴の特徴
- 特に1500〜4000Hzの（ 高音 ）領域が聞き取りにくくなる。
- 徐々に全音域の障害となり、（ 危険回避の遅れ ）、（ 対人関係の狭小化 ）や孤独感につながりやすい。

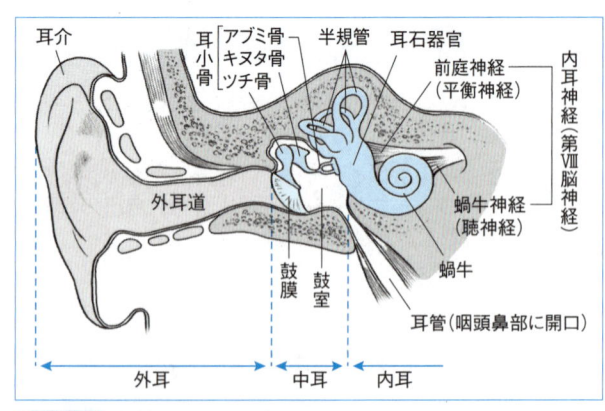

図1 聴覚器の構造

ワークシート（つづき）

2．視覚の変化　図2参照

　高齢者では、（　水晶体の弾力性減弱　）・（　毛様体筋の緊張性低下　）により老視が生じる。また（　水晶体タンパク変性　）が起こると、（　白内障　）となり、悪化すると失明にまで至る。

　色の識別能は低下し、青と紫、緑と黄色、黄色と白の区別が難しくなる。原因は水晶体の黄色化と（　青錐状体細胞　）による短波長（青色系）の感度の低下。

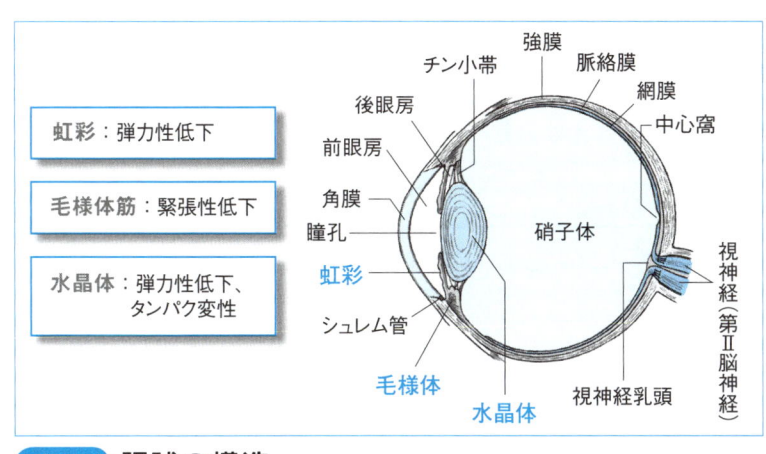

　明暗順応の低下は、瞳孔を調節する（　虹彩の弾力性低下　）や、網膜の視細胞の減少が原因である。

　視野狭窄は（　眼瞼下垂　）や網膜の神経細胞数の減少が主な原因である。

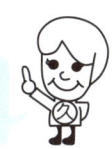

- 虹彩：弾力性低下
- 毛様体筋：緊張性低下
- 水晶体：弾力性低下、タンパク変性

図2　眼球の構造

高齢の患者様へパンフレットなどを作るとき、色使いにも注意が必要ですね！

3　身体的な感覚器の変化が精神的・社会的側面に与える影響

身体的変化
聴覚の変化・視覚の変化

①バズセッションで出た内容を書き込もう！
②他のグループの発表を聴いて付け加えよう！

例）
- 周りの話が聞こえないので孤独に感じた
- 何度も同じことを聞くのは悪い気がして、話すことを遠慮したくなった
- 小さい文字は見えづらいため、読むことが面倒になった

4　聴覚・視覚障害のある高齢者とコミュニケーションをとるときに必要なアセスメント

関連する部位	耳・眼 ➡	感覚神経 ➡	大脳皮質 ➡	運動神経 ➡	口
機能	情報の入力	聞く・見る	理解する　考える　言葉を想起する		話す　言葉の出力
障害の種類		難聴・視力低下・視野狭窄	失語症　認知症　知的障害　など		構音障害

この一連の過程のどこに障害が生じているかを見きわめることによって、それぞれ対応方法が異なる。

ワークシート（つづき）

5 高齢者とのコミュニケーション

1．高齢者とかかわる際の基本的態度
- 常に（ 共感的な態度 ）で接する
- コミュニケーションに対する（ 意欲 ）を引き出すような話題の提供
- （ 生活史 ）を理解してかかわる：その方の「生きてきた過程」や「価値観」「興味・関心」「家族構成」
- （ 強みを活かす ）
- 対象に（ 理解できる言葉 ）を使用する。たとえば方言や訛りもその一つ

2．基本的なスキル

①高齢者の回想に、ペースを合わせる非言語的コミュニケーションの活用：身振り、手振り
②注意を向けてもらってから話し始める。
③口の動きがわかるように正面に向かい合って話す。
④低めの声ではっきりと話す。
⑤単語・短いセンテンスで、わかりやすい言葉を使用する。
⑥周囲の騒音に注意し、静かな環境で話しかける。
⑦クローズドクエスチョンを使ったり、キーワードを書きながら話す。
⑧手段を工夫する。声のみ＋文字＋文字と絵＋実物など。
　場合によって、携帯型意思伝達装置、五十音表、コミュニケーションノートなどを活用する。

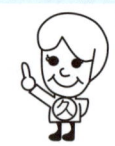

> ①バズセッションで出た内容を書き込もう！
> ②他のグループの発表を聴いて付け加えよう！

6 具体的なスキルを学んだところで、プチロールプレイ

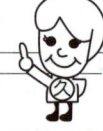

> 設定された場面での高齢者と看護師のコミュニケーションをロールプレイしてみよう!!

場面

Aさん、86歳、女性。肺炎で入院。現在症状は落ち着き、本日、治療効果の判定のための胸部X線撮影の指示が出された。Aさんは両側とも難聴があり、右耳のほうが若干聞こえるという。補聴器は持っていない。
　あなたはAさんに、本日午後にX線撮影を行うことを説明することになった。

ワーク1：3人でこの場面のシナリオを作成し、練習する（患者と看護師の会話）。 10分
ワーク2：ロールプレイをする（全員が、患者・看護師・観察者、すべての役を経験する）。 6分
ワーク3：その役になってわかったこと、気づいたこと、観察していて気づいたことを話し合う。 5分
ワーク4：グループの感想発表。下欄に、それぞれが高齢者とのコミュニケーションにおける自己の課題について書き出す。 9分

ロールプレイをとおしてわかった自己の課題

例）・患者さんの耳に近づきすぎると、自分の口の動きが見えないと思ったので、座る位置を考えたい
　　・聞き返されると声のキーが高くなってしまったので注意したい
　　・一方的に説明してしまい、患者さんの反応を見ていなかったので、見られるようにしたい

2-4 学習指導案の実例 小児看護学

様式 ① 単元全体の学習指導案

1. **科目名：**
   小児保健論（1単位30時間）
2. **学習者：**
   専門学校3年課程1年次生後期、40名
3. **単元名、授業時間数：**
   「小児の日常生活援助」（8時間）
4. **単元考察：**

学生観

■ **学生の特徴**

　学生は、10歳代から40歳代までと年齢層に幅があり、大学・専門学校卒業者を含めクラスの3分の2は社会人経験者である。社会人経験者のなかには介護や福祉関係の職業経験がある者も多く、概してモチベーションが高く、学習能力も高い。一方、高校卒業後ストレートに入学してきた現役生は、看護を志したものの高校までの学習内容に比べ、かなり過密で専門的な内容についていけず、成績が低迷している者も少なくない[*1]。このように学生の背景から学習能力にも差が生じており、社会人経験者と現役生との学力の二極化は否めない。

　社会人経験者のなかには、現在育児中の学生が多く（クラスの4分の1）、彼らは自己の経験から小児の生活についてイメージ化が容易である。一方、クラスの3分の1の学生は小児と接する機会がほとんどなかった者が多く、これらの学生は小児の生活のイメージ化は困難と思われる[*1]。ただし、育児経験があっても、経験だけでは根拠のある小児および家族の援助にはつながらない。経験を正しい知識と結びつけて根拠づけられることが大切であると考える。

■ **学習進度と学習態度**

　学生は、1年次前期から専門分野Ⅰの「基礎看護学」で科目立てされている「フィジカルアセスメント」において、チュートリアル形式の授業を受けている。これは少人数のグループ学習で、フィジカルアセスメントに結びつく簡単な事例をもとに、自己学習とプレゼンテーションを繰り返しながら問題解決能力や対人技能を高めることを意図して導入された学習方法である。この授業において、現役生と社会人経験者が偏らないようなグループ編成のもと、ディスカッションや技術演習をとおして学び合う学習を積み重ねている。

　当科目の母子保健施策についての学習においても、グループワークを取り入れた授業を行ったところ、

CHECK ［*1］モチベーションと育児経験を考慮し授業を進めると、主体的に授業に参加する学生が増えていく。

143

現役生、社会人経験者がそれぞれの特性を活かして協力し合い、積極的に取り組むことができていた[*2]。学生自身が互いの特性を理解し、共に学び合う姿勢が形成されつつあると思われる。

教材観

■ 単元全体をとおして目指すこと

小児が健康障害により医療機関に入院した場合、生活の援助は看護師が行うことになる。また医療機関での外来診療や、保健所などで行われる乳幼児健康診査の際など、場合によっては母親やその他の家族への生活指導を行うなど、小児の日常生活援助は小児看護における基本的かつ重要な知識・技術であり、学生も保育所実習や病棟実習で必ず直面する援助技術である。

小児は出生後、自らの生活を母親(主たる養育者)に全面的に依存した状態から、徐々に自立して日常生活を行うことができるようになっていくため、小児の生活の援助は発達とともに変化し、援助者は小児の発達段階をよく見きわめ、それに応じた自立を促す援助が求められる。

こうした日常生活の援助として、本単元では、「栄養(食事)」「排泄」「睡眠」「衣生活」「清潔」「安全」の援助について取り上げる。「栄養」では、母乳栄養から離乳食、固形食へと変化する小児の栄養の特徴とその進め方の基本的な知識、食行動の自立過程と援助の実際について学ぶ。「排泄」では、小児の排泄行動の自立過程を、特に排泄に関する神経支配の発達に焦点を絞って学習し、排泄のメカニズムと心身の機能的な発達とを関連づけ、トイレトレーニングの開始時期やその援助方法について学ぶ。さらに「睡眠」「衣生活」「清潔」「安全」についても小児の生理的な特徴や機能的な発達と関連づけ、既習の知識を活用しながら日常生活援助に結びつけることを目指す。

■ 小児看護に求められる役割を伝える教材選定

小児看護では特に、家族を包括した看護が求められ、小児だけでなく家族の不安や疑問にも応えていく、育児の支援者としての役割も担っている[*3]ことを学生が認識する機会としたい。

児童虐待の相談件数が年々増加している社会的な要因の一つに、核家族化に伴う育児の密室化があげられる。地域の子育て力の低下、ソーシャルネットワークの不足などから、相談できる相手がいないという環境では、母親が育児不安や育児困難感を抱えやすく、解消しにくい状況にあるとされている[*4]。そのような社会情勢下、母子にかかわる医療者の果たす役割は、育児不安や育児困難感を抱える母親に対し、早期から支援をしていくこと[*4]であり、外来や入院の場面で、母親の抱える日常の小さな困り事に専門家としてタイムリーに応えていくことが重要である。そのことを学生が理解しやすい形で教材化できる単元であると考える。

指導観

■ 学生観を考慮した指導の視点

基本的には、子どもの生活のイメージ化が困難な現役生を中心とした、子どもと接触経験の少ない学生が理解できることを目標においた授業展開とする。そうした学生も極力立体的に子どもの生活のイメージ化が図れるよう、簡単な事例により具体的な年齢や状況を設定したうえで、いくつかの問いをつくり、

CHECK
- [*2] 集団で高め合うことができるグループ編成をすることが大切である。
- [*3] 学生の視野を広げる授業展開をすることが大切である。つまり、「小児看護=子どもの看護」という固定概念から抜け出させるように導いていく。
- [*4] 学生には、社会状況をふまえた看護師の役割にも注目させる。

考えさせながら授業展開をする*5。配布資料やパワーポイント資料にも子どもの写真や絵を活用し*6、生活のイメージ化を助ける*7。

一方、子育て経験のある学生では、自身の経験からだけでなく、小児の発達の知識をふまえた根拠のある生活援助につなげることができるよう、「小児の理解」で学んだ機能的・生理的特徴や発達の知識を想起させるため、意図的に質問しながら知識の定着化を図るとともに、生活援助の統合化を促すようはたらきかける*8。

■ 小児看護学における指導の視点

小児看護学の授業進度上、本科目は、「小児の理解」に続いて、小児と家族の保健統計や健康な小児の日常生活援助について学ぶ科目設定である。次年度に履修する「小児健康障害援助論Ⅰ・Ⅱ」に向け、基礎的知識を習得する段階である。

したがってこの単元では、発達の基礎知識を応用し小児の生活援助に活かすことができるよう、知識を想起させる質問を取り入れながら授業を展開する。特に排泄の援助では、粗大運動、微細運動、言語などの発達の基礎知識を活用し、生活援助に発展させて考えられることが必要である。それらの知識を学生に問いかけ、想起させながら正しい知識の定着化を図り、生活援助に発展させていく。さらに、排泄の援助に必要な知識として排泄の神経支配の発達やメカニズムを理解しておく必要があり、本授業の主軸となるこの知識をもとに学生が考えられることを目指す。

■ 単元全体の流れ

本単元の初回に、事前に課した発達段階の異なる３事例（発熱や食欲不振などの症状で外来受診した設定）について、「食事」「排泄」「睡眠」などの発達や、関連する知識を活用し、状況をアセスメントすることを課題とするグループワークを行う。これは学習するテーマに関する事柄に学生が主体的に取り組むことができるようにするためのもので、事前に各自で学習してきたワークシート（学習課題用紙）をグループワークで完成させ、「排泄」の授業のおむつについての課題のように、２回目以降の各授業のなかで発表して共有する課題もある。

したがって単元全体としては授業、個人ワーク、グループワークを組み合わせ、各テーマについて学習する流れとなる。

単元の指導目標

1．小児の日常生活援助に必要な成長発達に関する既習の知識を想起し、言語化できる。
2．小児の日常生活行動の自立過程を理解し、ポイントを説明できる。
3．小児の日常生活援助の実際を理解し、根拠とともに説明できる。

CHECK

*5 イメージしながら学ぶための事例の活用は有効である。
*6 視覚に訴える補助資料は、学生の理解を促進する。
*7 事例、場面を教材化する取り組みは、実際の看護場面のイメージ化につながり、看護師がどのような役割を果たすべきかを考えるよい動機づけとなる。効果的な教材となり得る。
*8 同じ内容を学ぶなかでも、質問を変えることで学生の特徴に合わせた「学び」ができるように工夫する。

第Ⅱ章 学習指導案の実際

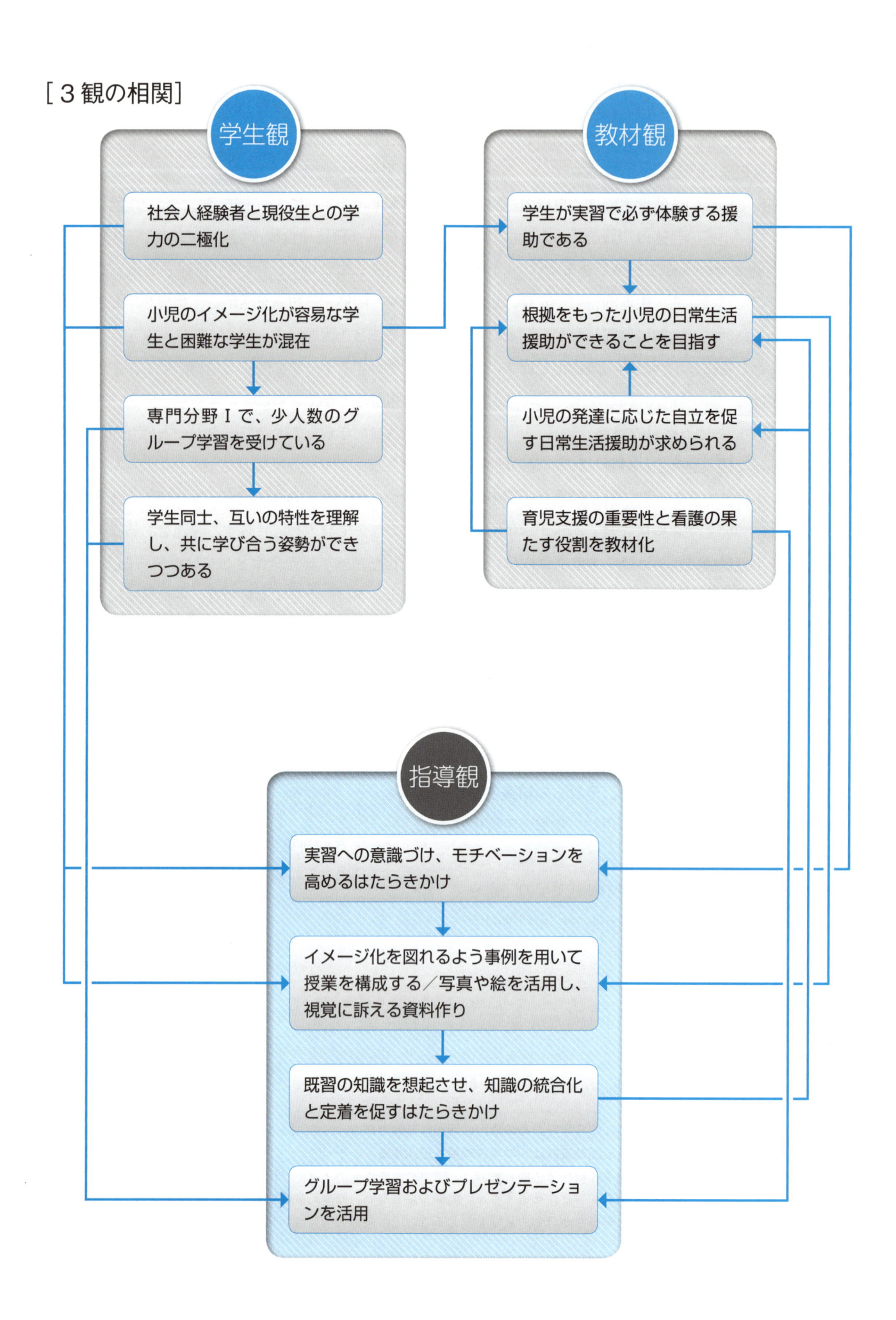

[３観の相関]

学生観
- 社会人経験者と現役生との学力の二極化
- 小児のイメージ化が容易な学生と困難な学生が混在
- 専門分野Ⅰで、少人数のグループ学習を受けている
- 学生同士、互いの特性を理解し、共に学び合う姿勢ができつつある

教材観
- 学生が実習で必ず体験する援助である
- 根拠をもった小児の日常生活援助ができることを目指す
- 小児の発達に応じた自立を促す日常生活援助が求められる
- 育児支援の重要性と看護の果たす役割を教材化

指導観
- 実習への意識づけ、モチベーションを高めるはたらきかけ
- イメージ化を図れるよう事例を用いて授業を構成する／写真や絵を活用し、視覚に訴える資料作り
- 既習の知識を想起させ、知識の統合化と定着を促すはたらきかけ
- グループ学習およびプレゼンテーションを活用

146

5 単元の指導計画

回	時数	主題	主な授業形態	教材・教具	評価方法
1	2	小児の日常生活への援助を教授する。 1．小児と栄養 　1）小児の栄養の特徴 　2）小児各期の栄養 　3）健全な栄養摂取への援助	・講義 ・グループ演習	・パワーポイント資料 ・離乳食、食器見本 ・演習課題（事例）	・科目筆記試験
2	2	2．小児の排泄 　1）小児の排泄の特徴 　2）排泄の神経メカニズムの発達 　3）排泄行動の自立過程と自立への援助 　4）排泄にかかわる問題	・講義	・パワーポイント資料 ・ワークシート	
3	2	3．小児の睡眠、衣生活、清潔 　1）睡眠 　　（1）子どもの睡眠の変化 　　（2）睡眠・覚醒のリズム 　2）衣生活 　3）清潔	・講義	・パワーポイント資料	
4	2	4．小児と安全 　1）安全な環境への配慮 　2）安全教育 5．基本的生活習慣自立への援助	・講義	・パワーポイント資料	

6 単元の指導目標と評価

評価規準＼評価の観点	関心・意欲・態度	思考・判断	技能・表現	知識・理解
1. 小児の日常生活援助に必要な成長発達に関する既習の知識を想起し、言語化できる。			△	○
2. 小児の日常生活行動の自立過程を理解し、ポイントを説明できる。		△		○
3. 小児の日常生活援助の実際を理解し、根拠とともに説明できる。	△		○	

様式 2　本時の学習指導案

1 本時の指導目標：

(1) 小児の基本的生活習慣（排泄）の自立への援助および保健指導ができる基礎的能力を習得させる。
1. 排泄の神経支配の発達および排泄行動の発達過程を説明できるようにする*9。
2. 小児の排泄の援助について、ポイントを説明できるようにする*9。
3. 授業終了時、排泄に関する事例の母親からの質問に対し、上記 1、2 の知識を活用して回答することができるようにする。

2 準備するもの：

- 配布資料（パワーポイント資料）
- 事前の学習課題用紙は各自で準備させる

3 授業展開 1（下記）：

[ねらい ➡ 主題 ➡ 学習活動]

本時の主題

【学生側】小児の排泄行動はどのように発達するのか？ どのような能力が備われば、排泄は自立するのか？
【教員側】根拠をもって小児の排泄の援助を行うことを目指す。

本時のねらい

小児の排泄の援助を行うためには、その自立過程を理解し、自立を促す援助ができることが必要である。本時では、看護師として出合うことの多い母親からの質問にどのように答えるかを考えさせる*10 ことによって、既習の知識を想起するとともに、新たに学ぶ排泄のメカニズムや排泄行動の発達過程を考え合わせ、根拠をもって排泄の援助を行うことができる知識を身につけてほしい。

学習活動 1　本時の学習目標の確認（5分）。
事例（1歳6か月健診での母親からのトイレットトレーニングに関する質問に対する回答）を考え、ワークシートに記入する（5分）。　**10分**

学習活動 2　小児の排泄の特徴について、以下の問いをとおして考える。
【Q1 子どもがおむつを使わなくなるのは何歳頃か？】*11　**10分**

学習活動 3　排泄の神経支配の発達と排泄のメカニズムについて、以下の問いをとおして考える。
【Q2 排泄はどのようなメカニズムで行われているか？】*11　**15分**

学習活動 4　排泄行動の自立過程について、以下の問いをとおして考える（15分）。
【Q3 トイレットトレーニングは、いつどのように始めればよいのか？】*11
前回授業の事例で、おむつの選択について調べてきたことを1グループが発表（20分）。　**35分**

学習活動 5　排泄にかかわる問題について、説明を聴く。　**10分**

学習活動 6　本時のまとめを聴き、「学習活動1」で提示した事例の回答を改めて考え、ワークシートに記入する。　**10分**

4 授業展開 2 ［具体的な授業展開］

構成	分	学習内容と活動	指導方法と留意点
導入	10	▶パワーポイント資料の確認。 ▶説明を聴く。 ▶学習目標を確認する。 ▶事例を読み、ワークシート1の空欄に回答を各自で書き込む。 回答 個人差があるので焦らなくても大丈夫ですよ。など 回答 なんとなく……。	▶配布したパワーポイント資料の確認を促す。 ▶事前の学習課題として取り上げた事例（1か月検診のため外来受診した母子。紙おむつと布おむつ、どちらがよいのかという、おむつの選択に関する母親からの質問にどのように答えるか）について調べてきたことを、本時の授業中に発表してもらう予定であることを確認する*12。 ▶本時の学習目標の説明。 ▶事例の説明。1歳6か月健診での母親からのトイレットトレーニングに関する以下の質問についてどのように答えるか考え*13、ワークシート1（パワーポイント資料の最初のページに掲載）の空欄に各自で考えを書き込むよう指示。 「保育園では、他の子はもうトイレでおしっこもうんちもできるようなんですが、うちの子はまだ何もできないんです。どうすれば早くできるようになりますか？」 ▶2～3人に、考えを発表してもらう。 発問 学生の回答に対し、「そう考える根拠は何か？」 ▶母親を納得させる説明ができるためには、自分が正しい知識をもち、相手にわかるように伝える能力が求められることを話す*14。
展開1	10	回答 ・1歳 ・2歳 ・3歳 回答 ・弟がそうだったから。 ・なんとなく。	▶事例の母親の質問に根拠をもって答えるのに必要な知識を確認するため、以下の問い・発問をする*15。 Q1「子どもがおむつを使わなくなるのは何歳頃か？」 Q1-1「なぜそう考えるのか？」 発問

CHECK

*9 どのように援助するかを考えさせる前に、しっかりとメカニズム（理論）を理解させることが大切である。

*10 小児の排泄のメカニズムを学ぶ授業であるが、大前提として看護師として臨床で働くための学習であるので、こうした状況設定はとても重要である。

*11 Q1～Q3をとおして、学生は子どもの生活や身体内部のメカニズムを理解する。この理解があるからこそ、事例の母親の質問に答えられる、ということを学生は実感する。

*12 事前の学習を利用した授業展開も、学生の理解を深める（つなげる）ことになる。

*13 これが本時の導入の核となる部分。ここで学生の「考えよう」という学習意欲を引き出す。こうした導入は、ぜひ参考にしたいところである。

*14 看護実践は、自己の成長のうえに発展する。つまり学び続ける看護師を育てることが重要である。

*15 排泄の援助を考えるのに必要な知識を想起させるための問いおよび発問が、非常に効果的に組み込まれている。

第Ⅱ章 学習指導案の実際

構成	分	学習内容と活動	指導方法と留意点
展開1（つづき）	10	**回答**・歩けるようになる。 ・"おしっこ"と言える。 ・お座りができる。 **回答**[知識の想起→調べる→回答] ・1歳3か月 **回答**[知識の想起→調べる→回答] ・1歳 **回答**[知識の想起→調べる→回答] ・7か月 ▶説明を聴きながら、"考える→知識の想起（調べる）→知識を活用し理解する→知識の統合化・定着化を図る"という一連の流れ*17で知識の確認を行う。 ▶説明を聴く。	Q1-2「どのような能力が備われば排泄は自立するか？」発問 Q1-3「歩けるようになるのは何歳頃？自立歩行の90％通過率の年齢は？」*16 ▶知識の確認 Q1-4「一語文が話せるようになるのは何歳頃？」*16 ▶知識の確認 Q1-5「お座りができるようになるのはいつ頃？」*16 ▶知識の確認 ▶これらのことから、子どもの排泄行動が自立するのは自立歩行ができる1歳3か月以降で、かつ一語文が話せるようになる頃からと考えられることを説明する。 ▶以下について説明する*18。 　1．小児の排泄の特徴 　　・一日の尿量と排泄回数 　　・抗利尿ホルモン分泌の日内リズム 　　・睡眠・覚醒リズムの発達と尿生成量の変化
展開2	15	▶問いについて考えながら説明を聴く。	▶以下の問いを立て、学生に考えさせながら説明する。 Q2「排泄はどのようなメカニズムで行われているか？」*19 　2．排泄の神経支配の発達と排泄のメカニズム 　　・反射的排泄と随意的排泄 　　・排尿・排便の神経支配の発達と排泄のメカニズム
展開3	35		Q3「トイレットトレーニングは、いつどのように始めればよいのか？」*19 　3．排泄行動の自立過程 　　・トイレットトレーニングについて*20 　　・乳児の股関節の特徴 　　・正しいおむつの当て方

CHECK

*16 授業のなかで発達に関する知識を確実に身につけさせることも大切である。
*17 同じパターンで授業を展開すると、学生にとってわかりやすいものになる。
*18 時間が許せば、教員による説明だけでなく、子育て経験のある学生などに実体験を語ってもらう時間を組み込むことも有効である。
*19 Q2とQ3は、それぞれ別個ではなく連続した問いとして授業を進めていくことに留意したい。
*20 トイレットトレーニングについても、乳児の排泄のメカニズムを理解するうえで、考えさせることが必要である。

学習指導案の実例［小児看護学］ 2-4

構成	分	学習内容と活動	指導方法と留意点
展開3（つづき）	35	▶1グループが発表する。 ▶他の学生は発表を聴き、母親の質問にどのように答えるか各自で考える。	▶本時の冒頭で予告した、前回授業の事例に関連しておむつの選択について調べてきたことの発表を促す。 ▶発表内容をまとめる。
展開4	10	▶説明を聴く。	▶以下について説明する。 　4．排泄にかかわる問題 　　・下痢、便秘、退行現象、夜尿
まとめ	10	▶説明を聴き、事例の母親からの質問への回答をワークシート2の空欄に記入する。	▶まとめと説明。改めて、導入で提示した事例の母親からの質問（1歳6か月健診でのトイレットトレーニングに関する質問）にどのように答えるか、ワークシート2（パワーポイント資料の最後のページに掲載）の空欄に各自記入するよう指示する[*21]。

評価の観点

【学習内容の習得状況】
1. 導入で提示した母親の質問に答える事例に関心を示す姿勢がみられたか
2. 排泄の援助に必要な発達の知識を想起し言語化できたか
3. 事例の母親への質問の答えが、授業の終わりには必要な知識を活用した根拠のある内容へと変化していたか

【授業者の教授・活動】
4. 時間配分は妥当であったか
5. 学生への指示、説明はわかりやすいものであったか
6. 学生の反応をとらえて授業内容に反映できたか

CHECK　*21　ここで導入で提示した質問に戻ることで、学生は自分の学習成果を確認することができる。これは学生にとってうれしいことであり、また次への学習意欲を喚起する。このとき、最初に問われたときと、授業を終えた今とで、自分の答えがどのように変化したのかについても注目させるとよい。

第Ⅱ章 学習指導案の実際

ワークシート1（「導入」での問い）

※配布したパワーポイント資料の最初のページに掲載。グレーの文字の部分を学生に記入させる。

翼君は1歳6か月の男児です。
1か月前から母親が仕事を始めたため、保育所に通いはじめています。
本日、1歳6か月健診で外来受診し、母親が看護師に次のように質問をしてきました。

> 保育園では、他の子はもうトイレでおしっこもうんちもできるようなんですが、うちの子はまだ何もできないんです。どうすれば早くできるようになりますか？

●あなたが看護師だったら、どのように答えますか？

> 個人差があるので焦らなくても大丈夫ですよ。
>
> など

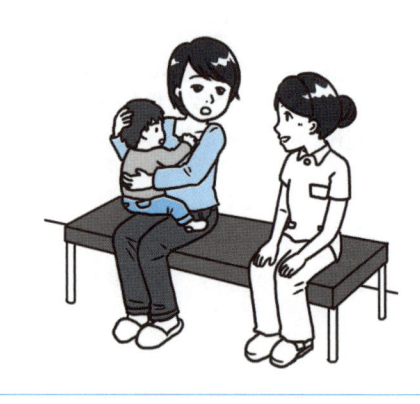

ワークシート2（「まとめ」での問い）

※配布したパワーポイント資料の最後のページに掲載。グレーの文字の部分を学生に記入させる。ここでは模範例を示している。

翼君は1歳6か月の男児です。
1か月前から母親が仕事を始めたため、保育所に通いはじめています。
本日、1歳6か月健診で外来受診し、母親が看護師に次のように質問をしてきました。

> 保育園では、他の子はもうトイレでおしっこもうんちもできるようなんですが、うちの子はまだ何もできないんです。どうすれば早くできるようになりますか？

●改めて、あなたが看護師だったら、どのように答えますか？

> 子どもが一人でトイレに行っておしっこやうんちができるようになるには、歩けることや言葉で意思を伝えられることのほかに、おしっこやうんちが溜まったらトイレに行くまでがまんできるような神経伝達の機能が整うことが大事なんです。そういう神経の機能が発達して排泄の機能が整ってくるのがだいたい1歳半頃といわれています。だから翼君も、これから少しずつトレーニングを始めてみてはいかがでしょうか。
>
> まずトイレに翼君が好きなキャラクターのグッズをそろえるなどの準備をしておき、翼君の様子を見ていてトイレかなと思ったら、タイミング良くトイレに誘ってみてください。失敗しても叱らず、できたらたくさん褒めてあげることを繰り返すうちに上手にできるようになると思いますよ。
>
> でも個人差がありますので、あまり焦らずに翼君のペースで進めていくのが一番です。

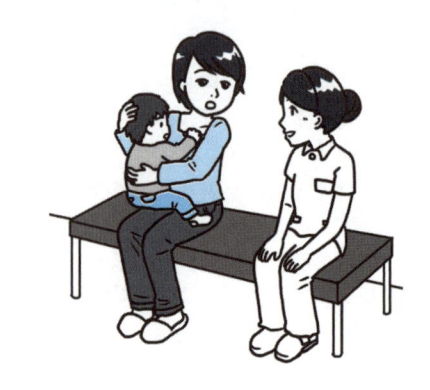

2-5 学習指導案の実例
母性看護学

様式 1 単元全体の学習指導案

1 科目名：
母性看護学概論（1単位30時間）

2 学習者：
専門学校3年課程1年次生後期、40名

3 単元名、授業時間数：
「母性を取り巻く現状と法制度」（6時間）

4 単元考察：

学生観

■ 学生、クラスの特徴

人数は男性11名を含めた40名で、年齢層は18〜37歳と幅広い。現役生のほか、母親であり育児をしながら学んでいる学生、また社会人経験のある学生（身近に妊産婦や小さな子どもはおらず、妊娠・出産・子育てのイメージが困難）で構成されている。出産・育児経験のない学生も、将来、結婚・出産・育児を経験する可能性がある予備軍である。また、母性看護学の授業では、男子学生も活発に討論に参加し、パートナーとしての支援のあり方を考える機会としている。

入学後ある程度の期間が過ぎると、現役生は社会人経験者・既婚者などから社会のルールや社会生活の常識、学習方法、年上の学生とのコミュニケーションのとり方などを学ぶようになる。また出産経験のある学生の出産・育児体験などを、本人に了承を得て直接聞くことができる環境にある。

このように、学生の特性が様々であることから、学習内容によっては学生同士の意見交換が効果的となる[1]。学習方法の一つであるグループワークについては、他の科目でも行っており、年齢に差はあっても討論などはスムーズにできるクラスである[2]。

文字を読み、理解することをあまり得意とせず、図や絵、動画などの視覚教材に魅かれる。授業の資料をパワーポイントなどで示すと、他の文献にはあたらず、その資料の知識のみで試験に臨む傾向がある。

母性看護学は、どちらかといえば特殊で苦手と感じている学生が多いが、学習内容としては、学生自身の身体の中でまさに起こっている性ホルモンによる周期や、将来活用の機会がある妊娠・出産・育児に関する知識など、身近であるともいえる。また性的産業が存在し、性犯罪が一定数あるのはなぜなのかを考えられる年齢であり、本科目の学習内容をこうした社会背景に関連づけて理解することも十分に可能である[3]。

CHECK
- [1] 異質（多様）な意見を交流させることは、最も学習効果があがる方法の一つと考えられている。
- [2] グループワークや討論により学習を深められるよう、様々な機会に行うことが必要である。
- [3] 学生の年齢や関心をふまえてはたらきかけることは大切である。

また、本単元で扱う法制度や保健統計については、特に学生の苦手意識の強いところである。暗記に徹することで、実際の母子の保健指導などに活用するための知識にはなりにくい。

■ 学習進度

1年次前期に基礎分野で「心理学」、専門基礎分野で「健康支援と社会保障制度」、専門分野Ⅰの「看護学概論」で人間のライフサイクル、ライフステージの特徴や役割などの発達課題を学習している。

本科目を履修する1年次後期は、他の各専門科目でも概論の学習が開始となり、専門科目に興味をもつ反面、膨大な学習量に不安を抱く時期でもある。

教材観

母性看護学概論は30時間(1単位)15回である。母性看護学の目的・対象・役割、母性看護学とリプロダクティブヘルス/ライツ、セクシュアリティ、母性を取り巻く社会の実情と仕組み、母子保健と社会資源、母性と倫理的課題、女性のライフステージ各段階における看護(特に思春期、成熟期、更年期)を学習する。

母性看護学では、周産期のみに焦点を当てた学習ではなく、女性のライフサイクル全体をとらえ、女性が安心して子どもを産み、健やかに成長することを目指すための様々な内容を学習する[*4]。また母性看護学概論では、母子相互作用に影響する内容、母親役割の獲得、性感染症や性に関する犯罪といった社会問題などの学習を通じ、自分の「性」の考え方、妊娠・出産にまつわる倫理的問題について考える機会とする[*5]。

本単元では、母子保健統計および動向をふまえ、母子の日常生活に最も深く関係する法律について理解する。こうした法律は、産科外来での母親への指導、就労女性への支援に活用される。また子育て支援の仕組みやその必要性について関連する法制度が妊産婦の生活する地域で活用されていることも意識づけられる。子ども家庭支援センターでの実際の保健指導や地域支援の具体的活動を、母性看護学実習として位置づけている。

指導観

「人間の種族保存機能を健全に発揮させることの支援」に関する学習内容や生殖に焦点を当て、対象を理解する必要がある。しかし最近では、人間の「性」について、種族よりも個の存在(人権)が重要視されるようになり、「性」の意義に大きな影響を及ぼしている。これをふまえ「セクシュアリティのあり方」について理解を深め、母性の尊重、さらには人間の尊重につなげたい[*6]。

■ 母性看護学概論における指導の視点

①少産少死、若年者の人工妊娠中絶、出生前診断、体外受精、代理出産など、生命誕生に関する倫理的課題が多様化している現在、これらもふまえ、自己の母性観、父性観をさらに深める[*7]。

②看護職は、人間の生命の誕生から死(看取り)までかかわる。母性看護学では、生きることの意味を考え、命を守り育む職業人のあり方を考える機会とする。

③女性が安心して子どもを産み、健やかに成長するために、看護職として保健指導や情報提供を行い、また、自分自身のためにも必要な法律や社会支援について理解する。

CHECK
*4 看護師教育と助産師教育の違いを決定づける重要なポイントである。
*5 学生観と科目の特徴をふまえた、より具体的な指導課題を明確にする。
*6 科目全体をとおして学ぶべき重要な柱を指導観の最初に明記することは重要なことである。
*7 統計から社会の動向をとらえ、自分自身の姿と重ね合わせて指導の視点を実現する。

学習指導案の実例［母性看護学］ 2-5

■ 学生の特性を考慮した指導の視点

① 法制度は学生が苦手とする分野であることから、身近な事柄（妊娠・出産の経験および将来のその可能性など）に関心を寄せ、そこから既習の知識を想起させるようにする。

② グループワークを取り入れ、男性、女性が共に自身の母親像や父親像を述べ合ったり、学生自身の「母子健康手帳」*8 を見るなどの活動を苦手意識を払拭する足がかりとし*9、法的活用の実際を理解する。

③ 産前・産後休業、育児休業など、法律による具体的な規定を学習することで、女性は自分自身のこととして、また男性はパートナーとして、活用のイメージ化を図る。

④ 大事なポイントは繰り返し説明することで、重要事項を正確な知識として定着させる。

> **単元の指導目標**
> 1．母性を取り巻く現状として、出生・死亡の統計から母子保健統計の動向のポイントを説明できる*7。
> 2．わが国と海外主要国の母子保健統計を比較し、母子保健の特徴を説明できる*7。
> 3．母子に関連する主な法律をあげ、主旨や活用方法を説明できる。
> 4．母子に関する法律上の用語の規定を正しく記述できる。
> 5．地域における母性看護に関する身近な支援について調べ、関心をもつことができる。

CHECK
*8 身近にあるものを「教材」として使用することで、法律という学生にとって苦手意識が強いものが、より身近になり、"知りたい"という学習意欲を喚起する。
*9 多様な人たちがそれぞれに自分の考えを述べ、相互に理解していくプロセスを学ぶことが大切である。

第Ⅱ章 学習指導案の実際

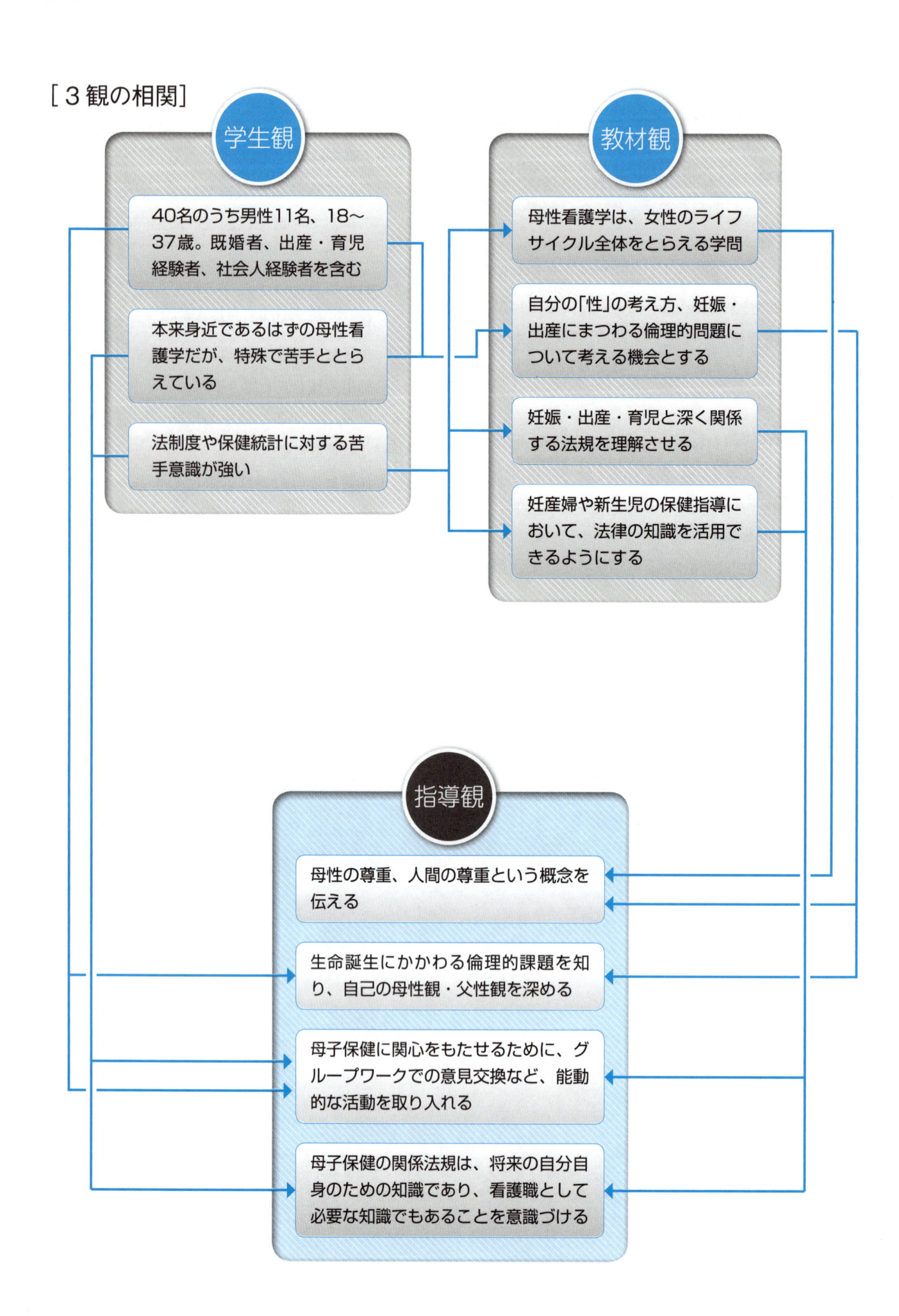

[3観の相関]

学生観
- 40名のうち男性11名、18～37歳。既婚者、出産・育児経験者、社会人経験者を含む
- 本来身近であるはずの母性看護学だが、特殊で苦手ととらえている
- 法制度や保健統計に対する苦手意識が強い

教材観
- 母性看護学は、女性のライフサイクル全体をとらえる学問
- 自分の「性」の考え方、妊娠・出産にまつわる倫理的問題について考える機会とする
- 妊娠・出産・育児と深く関係する法規を理解させる
- 妊産婦や新生児の保健指導において、法律の知識を活用できるようにする

指導観
- 母性の尊重、人間の尊重という概念を伝える
- 生命誕生にかかわる倫理的課題を知り、自己の母性観・父性観を深める
- 母子保健に関心をもたせるために、グループワークでの意見交換など、能動的な活動を取り入れる
- 母子保健の関係法規は、将来の自分自身のための知識であり、看護職として必要な知識でもあることを意識づける

5 単元の指導計画

回	時数	主題	主な授業形態	教材・教具	評価方法
1	2	出生・死亡・婚姻の動向から母子保健の実状を理解させる。	・講義	・テキスト（『国民衛生の動向』）	・科目筆記試験
2	2	母子保健に関する法律から、公的サービスの活用について理解させる。	・講義 ・演習	・テキスト ・ワークシート	
3	2	母子看護に関連する施策と、母性看護の場と職種を理解させる。	・講義 ・演習	・テキスト ・資料 ・DVD	

6 単元の指導目標と評価

評価規準 \ 評価の観点	関心・意欲・態度	思考・判断	技能・表現	知識・理解
1. 母性を取り巻く現状として、出生・死亡の統計から母子保健統計の動向のポイントを説明できる。				○
2. わが国と海外主要国の母子保健統計を比較し、母子保健の特徴を説明できる。	△			○
3. 母子に関連する主な法律をあげ、主旨や活用方法を説明できる。				○
4. 母子に関する法律上の用語の規定を正しく記述できる。			○	△
5. 地域における母性看護に関する身近な支援について調べ、関心をもつことができる。	○			

157

第Ⅱ章 学習指導案の実際

様式 ② 本時の学習指導案

1 本時の指導目標：
(1)妊娠・出産・育児に関する主な法律の内容を教授する。
(2)働く女性を支援する主な法律の具体的な活用を教授する。

・サンプル母子健康手帳、終戦直後の頃の母子健康手帳（妊産婦手帳）
・テキスト

3 授業展開1（下記）：
[ねらい ➡ 主題 ➡ 学習活動]

2 準備するもの：
・配布資料（ワークシート）

本時の主題
【学生側】妊娠から育児まで、どんな法律が母子を守ってくれるの？
【教員側】母性看護に関連する主な法律とその内容・意義を教授する。

本時のねらい
　母子保健に関連する主要な法律と、働く女性が活用できる法律を学ぶ。法律に対する苦手意識をうえつけることなく、むしろ身近に活用できるものとして、看護師の働く職場をイメージさせながら授業を進めていきたい。学生への問いかけや板書、資料の精読により、重要なポイントを繰り返し伝える。また授業者自身の経験談を紹介したり、既婚者や育児経験のある学生の体験を述べてもらうことで興味をもたせ、法律が身近にあることを認識してもらう。
　妊娠がわかったときから女性が安心して妊娠、出産、育児ができるよう活用される法規について、だれもが持っている母子健康手帳[*10]を手がかりに考えていく。これらの法律は、学生が将来、父親として母親として、直接活用する機会があることを意識づける。
　このように母子保健法（母子保健施策）、労働基準法（産前産後休業）、男女雇用機会均等法（健診時間の確保など）、育児介護休業法（育児休業など）に規定されている事柄[*11]は、将来その必要が生じた際に実際に本人が申請して活用するものであり、同時に看護者としても、母子の日常生活に必要な社会資源について指導する場面もある。正しい理解を促す必要がある。
　また、これらの法規を正しく活用するために、統計上使用される用語や規定、数値も覚えるように促していく。

学習活動1 学生自身が持参した母子健康手帳を見ながら、本時の目標[*12]の確認を行う。 **10分**

学習活動2 母子健康手帳の記載項目や内容について、隣の席の人と話し合いながらワークシートに記入する。 **15分**

学習活動3 母子を守る法律「母子保健法」の主な措置項目をテキスト巻末抄録集からワークシートに書き出す。学習活動2で書き出した項目と関連するものを線で結ぶ[*13]。 **15分**

学習活動4 働く女性を守る法律「労働基準法」における妊産婦に関連する規定について解説を聴き、ワークシートにまとめていく。 **15分**

学習活動5 働く女性を守る法律「男女雇用機会均等法」における妊産婦に関連する法規について解説を聴き、ワークシートにまとめていく。 **15分**

学習活動6 働く女性を守る法律「育児・介護休業法」における育児休業の規定について説明を聴き、ワークシートにまとめていく。 **10分**

学習活動7 妊娠から育児まで女性を守る主な法律の名称とその規定内容について、ワークシートを確認しながらおさらいする[*14]。 **10分**

4 授業展開2［具体的な授業展開］

> **補足；本時の授業前の導入（課題の提示）**
> 　可能であれば学生個人の「母子健康手帳」を持参する、あるいは記載された内容を見てくるよう指示する。また、母親に妊娠中から産後の「母子健康手帳」の活用方法などを聞いてくるよう指示する。学生本人が母親の場合は子どもの「母子健康手帳」でもよい。
> 　注意事項として、「母子健康手帳」には個人情報が記載されているので、学校に持参する場合は紛失などしないよう厳重に管理することを伝える。

構成	分	学習内容と活動	指導方法と留意点
導入	10	▶本時の目標をワークシートで確認する。 【回答】・妊娠の診断を受けて市役所に行ったら案内されてもらえた ・近所の市役所出張所に病院の帰りに寄った ・母子保健センターの窓口で申請したら「妊娠は確定ですか？」と聞かれ、「そうです」と言ったら出産までの書類が入った袋を渡された	▶学習目標について以下を説明。 「妊娠から育児まで、どんな法律が母子を守ってくれるのでしょう？これらの法律は、今後、自分自身のこととして活用する可能性があるので、理解して覚えてほしい。また看護職としても、安心して妊娠、出産、育児ができるための社会資源について、指導に活用する必要がある」 ▶持参した母子健康手帳を出すよう指示し、母子健康手帳に関心を引かせる。学生が母子健康手帳を持参しているか確認する。 【質問】出産経験のある学生2～3人に質問する。 「妊娠の診断を受けたら、母子健康手帳はいつどこでもらいましたか？」
展開1	15	▶持参した母子健康手帳を見て隣の席の人と話し合い、ワークシートA欄に記入する。	【発問】母子健康手帳に掲載されている項目について発問し、ワークシートA欄への記入を指示*15。 「皆さんの母子健康手帳には、どんな項目がありますか？隣の人と相談しながらワークシートに箇条書きで項目を書き出してください」

CHECK

- *10 単に興味の喚起にとどまらず、母子の保護についての理解を深めるために、母子健康手帳を活用したい。
- *11 母子の保護に関する措置やサービスは、法律に裏づけられたものであることを、学生に意識させ理解させる。
- *12 学習目標を「○○ができる」「○○がわかる」というだけでなく、「△△について理解を深める」など、やや幅の広いものにすることも、授業によっては必要である。
- *13 この法律があることで、どのようなメリットがあるのか、もしくはこの法律がなかったらどのような不利益が母子に及ぶのかを考えさせる。妊娠➡出産➡退院の流れをふまえ、法律を整理して理解できるような授業展開も考えられる。
- *14 ワークシートを記入していくことで、法律の内容やそれらの関係などが理解でき、知識が定着するように授業を展開することが求められる。
- *15 一方的に説明されるより、母子健康手帳を見ながら学生自身がワークシートに書き出すという作業を行うことで、母子の健康を守るための具体的措置を印象づけることができる。

第Ⅱ章 学習指導案の実際

構成	分	学習内容と活動	指導方法と留意点
展開1（つづき）	15	**回答**・妊娠中の健康診査結果と保健指導内容 ・母親学級受講歴 ・分娩結果と産褥経過の記録 ・出生時の新生児計測結果（出生時体重、検査、出生届出証明済） ・1か月、1歳半、3歳児健康診査 ・新生児訪問指導などの記録 ・先天性代謝異常の検査結果　　など **回答**・予防接種は、1歳6か月と3歳と6歳の健診の記録欄に記載がある	▶回答に対し、補足説明。 「出生時の"検査"は、黄疸検査など、必要に応じて検査したものについて記入する。"出生届出証明済"は、退院時に病院が発行する証明書類を、母親または家族に渡してあるかを記すもので、市町村や年代によって書式が異なっている」 ▶「予防接種についての記載もありますか？」と問いかけ、重要事項である予防接種について着目させる。
展開2	15	▶母子保健法の主な措置と内容を、テキストの巻末資料を参照して書き出す。 **母子を守る法律「母子保健法」の主な措置と内容** ①知識の普及 ②保健指導 ③新生児の訪問指導 ④健康診査（1歳6か月、3歳） ⑤栄養の摂取に関する援助 ⑥妊娠の届出 ⑦母子健康手帳 ⑧妊産婦の訪問指導等 ⑨低体重児の届出（体重2500g未満*16） ⑩未熟児の訪問指導 ⑪養育医療（未熟児の養育に必要な医療） ⑫母子保健施設（母子健康センター）　など ▶ワークシートに書き出した母子健康手帳の内容が、母子保健法の主な措置項目のどれに当たるかを考え線で結ぶ。 ▶実際の戦後の母子手帳を見せて、母子保健施策の歴史を目で見る。	▶母子保健法の主な措置項目を、ワークシートに書き出すよう指示。 「テキスト巻末抄録の母子保健法の措置項目を見てください。その項目をワークシートの主な措置欄に書き入れてください」 ▶母子保健法が母性ならびに乳幼児の健康の保持・増進を図ることを目的としていることに気づかせる。 ▶注意を促したい点について補足説明をする。 ⑨低体重児（低出生体重児）：体重2500g未満が基準となっている。新生児の発育を体重と在胎週数の関連で考えることができる。出生時の体重が低い場合は低出生体重児（未熟児）とよばれ、先天異常、呼吸状態の不良、感染症、自力での栄養摂取が不十分といったリスクが、成熟児（2500g以上）と比較して高い*16。 ⑪養育医療：養育医療の対象は、出生時体重が2000g以下の児、および生活力が弱く一定の症状を示す児。「育成医療」と混同しないように注意。 ▶母子健康手帳にある項目の法的根拠を明確にするため、「母子健康手帳にある項目が、母子保健法の措置項目のどれに当たるか考え、線で結んでみてください」と指示。 ▶法規が公的サービスにつながっていることを、線で結ぶことによって理解させる。 ▶昭和17年にできた現在の「母子健康手帳」の前身である「妊産婦手帳」を全体に提示し、妊産婦の管理は戦前から行われていたことを意識づける。
展開3	15	**回答**・妊娠した人は、出産前に休みを取っていました。産後は人によって会社に出てくる期間が異なっていた	**質問** 出産経験または就労経験のある3人に質問する*17。 「産休はだれでもとれるの？」

CHECK
*16 数字を必ず覚えるべき箇所は強調し、より明確にイメージできるよう指導する。
*17 身近なクラスメイトの体験談は、妊娠・出産にかかわった経験のない学生の関心を引き、理解につながる。

構成	分	学習内容と活動	指導方法と留意点
展開3（つづき）	15	・出産後１年間、休んでいた人もいました ・産前は６週間、産後は８週間が規定ですが、産後は有給休暇を含め９週間休みを取りました ▶ワークシートB欄に、重要事項をまとめる。	▶回答を受け、労働基準法について解説。重要事項について、ワークシートB欄にまとめるよう指示。 **働く女性を守る法律「労働基準法」の規定** ①産前産後の休業期間 ・産前６週間産後８週間、ただし、双胎の場合は産前14週間となる。 ▶学生の回答をふまえ、出産予定日の前・後の休業期間を確認する。 ②妊産婦の就業制限 ・申請により時間外労働、深夜業務を避け、軽易な業務に就かせる。 ③育児時間 ・生後１歳未満の子どもでは、１日30分ずつ２回の育児時間を請求できる。 ▶産前産後休業について、補足説明[*18]。 ・産前の休業は本人の請求により与えられるのに対し、産後の休業は本人の請求の有無に関係なく与えなければならない。つまり、産後休業は本人が就業を希望しても、与えなければならない強制休業である。
展開4	15	[回答] ・勤務先へ特に申し出はしませんでしたが、通勤電車の混雑はとてもつらかった ▶ワークシートB欄に、重要事項をまとめる。	[質問] 出産経験のある学生１人に質問する[*19]。 「妊娠中は、混雑する通勤時間帯を避けて出勤できるの？」 ▶回答を受け、男女雇用機会均等法について解説。重要事項についてワークシートB欄にまとめるよう指示。 **働く女性を守る法律「男女雇用機会均等法」の規定** ①結婚、妊娠、出産を理由とした解雇の禁止 ②妊娠、出産後の健康診査の時間の確保 ③妊娠による勤務時間の軽減、勤務の軽減
展開5	10	[回答] ・子どもが１歳になるまで休みました。休みの期間は、１歳の誕生日の前日までが決まりだったと思います	[質問] 就労経験および出産経験のある学生に質問する。産後の育児休業期間について答えてもらう。 「育児休業を取ったことがある人はいますか？」 ▶育休を取得せずに、妊娠や出産を機会に退職する人もいるので補足説明をする。

CHECK

[*18] 出産後の母体の回復のプロセスをセットにして、"産後休業期間＝８週間"を覚えるような解説方法も考えられる。

[*19] クラスメイトの実体験として、法規と現実の違いなどについても話してもらい、現実的な感覚をもたせることも必要である。

第Ⅱ章 学習指導案の実際

構成	分	学習内容と活動	指導方法と留意点
展開5（つづき）	10		▶回答を受け、育児・介護休業法について解説。重要事項について、ワークシートB欄にまとめるよう指示。 **働く女性を守る法律「育児・介護休業法」の規定** ①育児休業の申し出 ・1歳に満たない子どもの育児休業を、請求により取得することができる。
まとめ	10	回答 ・産前・産後の休みはどれくらいとれますか？期間はどれくらいですか？ ・産後に職場復帰したら、勤務時間や業務内容の配慮はされますか？ ・仕事を抱えながら、妊婦健診に行く時間は確保されますか？ ・育児休暇はどういうものですか？　など ▶ワークシートB欄へ記入する。 回答 指名された学生（1人）は、ワークシートA欄を見て答える。 回答 指名された学生（1つの法律につき各1人）は、ワークシートB欄を見て答える。各法律について内容を説明する。	発問 「仕事をもつ妊産婦から、妊娠・出産に関してどのような質問をされるか想像して、ワークシートB欄に書き出してみましょう*20。隣の人と相談しながら、質問に答えるために必要な法規のおさらいもしてみてください」 ▶就労女性を守る法律（労働基準法、男女雇用機会均等法、育児・介護休業法）のまとめとして、ワークシートB欄への記入を促す。 ▶全員がワークシート（A欄、B欄ともに）に記入できているか確認する。出産経験のある母親として母子健康手帳を活用している人は理解しているが、男性や出産経験のない学生はワークシート記入に時間がかかることが予測されるため、ワークシートの記入に差が出ないように確認していく。 ▶本時全体のおさらいのための発問（以下）をする*21。学生4人を指名して答えてもらう。 発問 「母子保健法の主な措置項目をあげてください」 発問 「働く女性を守る法律をあげて説明してください」 ▶資料を見てもすぐに回答できないなど、つまずいた場合は発言を誘導する。

評価の観点

【学習内容の習得状況】
1. 妊娠・出産・育児に関する法律名と内容を理解できたか
2. 働く女性を支援する主な法律の具体的活用について理解できたか
3. 母子健康手帳の内容と関連して母子の健康管理について理解できたか
4. ワークシート記入はスムーズにできたか

【授業者の教授活動】
5. 学生の法律への興味・関心を引き出すことはできたか
6. 学生から意図的に回答を引き出すことはできたか（指名した学生は回答に苦労していなかったか）

CHECK
*20 妊産婦からの質問に答えられるようにするためにも、幅広い法律の知識が必要であることを認識させる。
*21 繰り返し回答させることで知識の定着を図る。宿題や単元途中での小テストなども取り入れ、少し時間をおいた後に知識を再生させることも重要である。

ワークシート
※グレーの文字の部分（記入例）を学生に書き込ませる。

この時間の目標
1. 妊娠・出産・育児に関する主な法律の内容を学ぶ。
2. 働く女性を支援する主な法律の具体的な活用を学ぶ。

この時間の学習テーマ 妊娠から育児まで、どんな法律が母子を守ってくれるの？

A 妊産婦・乳幼児を守る法律

母子健康手帳に記載されている内容
- 妊娠中の健康診査結果と保健指導内容
- 母親学級受講歴
- 分娩結果と産褥経過の記録
- 出生時の新生児計測結果（出生時体重、検査、出生届出証明済）
- 1か月、1歳半、3歳児健康診査
- 新生児訪問指導などの記録
- 先天性代謝異常の検査結果
- 予防接種の記録

母子保健法の主な措置と内容
① 知識の普及
② 保健指導
③ 新生児の訪問指導
④ 健康診査（1歳6か月、3歳）
⑤ 栄養の摂取に関する援助
⑥ 妊娠の届出
⑦ 母子健康手帳
⑧ 妊産婦の訪問指導等
⑨ 低体重児の届出（体重2500g未満）
⑩ 未熟児の訪問指導
⑪ 養育医療（未熟児の養育に必要な医療）
⑫ 母子保健施設（母子健康センター）

B 働く女性を守る法律

就労女性に関連する法規と主な内容

1. 労働基準法
   ① 産前産後の休業期間
   ・産前6週間産後8週間、ただし双胎の場合は産前14週間となる。
   ・産後休業は本人の請求の有無にかかわらず、与えられるべき休業である。
   ② 妊産婦の就業制限
   ・申請により時間外労働、深夜業務を避け、軽易な業務に就かせる。
   ③ 育児時間
   ・生後1歳未満の子どもでは、1日30分ずつ2回の育児時間を請求できる。

2. 男女雇用機会均等法
   ① 結婚、妊娠、出産を理由とした解雇の禁止
   ② 妊娠、出産後の健康診査の時間の確保
   ③ 妊娠による勤務時間の軽減、勤務の軽減

3. 育児・介護休業法
   ① 育児休業の申し出
   ・1歳に満たない子どもの育児休業を、請求により取得することができる。

働く妊産婦からの質問を考えよう！

例）
- 産前・産後の休みはどれくらいとれますか？期間はどれくらいですか？
- 産後に職場復帰したら、勤務時間や業務内容の配慮はされますか？
- 仕事を抱えながら、妊婦健診に行く時間は確保されますか？
- 育児休暇はどういうものですか？

2-6 学習指導案の実例
精神看護学

様式 1 単元全体の学習指導案

1 科目名：
精神看護学方法論Ⅱ（1単位30時間）

2 学習者：
専門学校3年課程2年次生後期、40名

3 単元名、授業時間数：
「対象理解と精神看護の方法」（16時間）

4 単元考察：

学生観

■ 学生の特徴

学生は、20〜40歳代と年齢層に幅があり、大卒者・社会人経験者・男性が1割ずつ含まれている。授業準備もよくできており、居眠りはあるものの私語はなく授業態度は良い。しかし、成績上位の者と成績不振者との学力差が非常に大きく二層性を示している。

学生の全体像の特徴は、①自分で問題を解決していく能力を獲得する段階にある、②本をじっくり読む体験に乏しい、③理論や概念的な学習には苦手意識がある、④傷つかないよう距離を保った関係や本音で付き合わないなど、人間関係上、葛藤を避ける傾向がある、⑤自己中心性があり、自分を振り返る能力に乏しい、⑥客観的事実をとらえて、論理的に思考する力が弱いなどである[*1]。

■ 学習進度

学習進度は、すべての看護学の概論は修了しており、精神看護学に関連する科目については、下表のような状況である。

時期、分野	科目、内容
1年次前期 基礎分野	「人間の発達と適応」：人間の一生（ライフサイクル）をエリクソンの発達理論をとおして理解する。
1年次前期 専門基礎分野	「疾病の成り立ちと回復の促進＜ストレス＞」：ストレスとは何か、ストレスコーピング
1年次後期 専門分野	「精神看護学概論」：精神看護における主要概念、フロイトの力動論、マーラーの分離-個体化理論、認知行動理論をとおし、自己理解・自己管理について学んでいる。
1年次全期 専門分野	「基礎看護学＜共通基本技術＞」：人間関係技術
1年次 臨地実習	コミュニケーション・生活援助実習1単位
2年次前期 専門基礎分野	「臨床心理学」：援助関係技術、心理療法
2年次前期 専門分野	「精神看護学方法論Ⅰ」：精神病理の基礎知識と精神状態別の看護について
2年次 臨地実習	看護過程実習2単位、成人期の患者理解および治療・処置別看護実習2単位

CHECK
[*1] 現代の学生の特徴である。この特徴をふまえたうえで、指導観の「精神看護学における指導の視点」①にあげられているような指導を行う必要がある。

164

学習指導案の実例［精神看護学］ 2-6

■ 学生の状況

3年次からの領域別実習をひかえ、不安があり落ち着かない様子が感じられ、特に、精神障害をもつ患者のイメージが具体的にわかない、これまで経験したことがない人間関係の構築にとまどいを感じるなど、様々な不安が予想される。また、慣れない実習という学習環境で主体的に学べるかということや、患者の心だけでなく自分の心とも向き合う日々が続くことを漠然と認識している。ある意味では、学習する動機づけとして大切な時期である。

少しでも早く患者を理解し、良い看護を提供したいという願いを学生はもっている。そのためには、精神症状のある患者をどのように理解し、どのように接すればよいか、その具体策を求めていると予測できる[*2]。

教材観

■ 教材の選定にあたって

人間は、人生において困難や障害に直面すると、習慣的な問題解決の方法を用いて、それを克服しようとする。しかし、克服のための対処方法をもち合わせていなかったり、または自我の脆弱性により、様々な反応が起こる。これらの反応を起こす人々を精神看護の対象ととらえる。

精神看護は、「治療的人間関係技術を用いて、その人に現れている反応（状態）の意味や背景を考え、理解し、その理解に基づいたニードや課題を、治療的人間関係技術によって看護の対象者本人が気づき、ニードを充たしていく過程をサポートすることである」と教授している。

しかし、学生は精神看護の対象者をどのように理解し、どのようにサポートすればよいかという方法については、なかなかイメージできず、漠然とした理解で終わってしまうことが多い[*3]。特に、対象者自身が明確にできていないニード・課題をどのように見出せばよいかという点は、学生にとって非常に難しい課題である。行き当たりばったりの看護をしないためにも、より具体的で客観的な根拠のある看護ができることを目指して、教材解釈や授業方法の工夫を行う必要がある。

■ 本単元のねらいをふまえた教材観

この科目は、3つの単元で構成されており、本単元は2つ目に位置づくもので、8回16時間である。本単元のねらいは、①患者理解のための様々な理論を理解し、実践に役立てようと思える、②事例をとおして精神看護の方法を理解する、である。2回（4時間）ずつ4つの基礎理論を学び、それぞれ1回目は上記①を、2回目は上記②をねらいとする。ここでは1、2回目の「ペプロウのパターン相互作用論をもとに対象理解または関係性の理解を行い、事例を用いて、精神看護の方法を具体的に学ぶ」に焦点化し、以下に教材観を示す[*4]。

ペプロウによると、「看護師の面接技術は、心優しく善意に満ちてはいても、漠然としていて理論的基盤の弱いものである」[1]とある。また、「精神看護を行う看護師の相互作用は、もっと科学的で、体系的で、個別的で、明確で、恣意的（勝手気まま）

CHECK

[*2] 学生のレディネスを把握することで、レディネスに応じた学習への期待がもてる。
[*3] 授業のなかで大切にしたい点。学生にとってイメージしにくい事柄、「見えないもの」を見えるようにする指導方法として、ワークシートの工夫が考えられる。
[*4] 単元全体をとらえたうえで、本時の授業の課題へと焦点化している。学習指導案は、このように常に全体を考えながら書くことが大切である。

165

第Ⅱ章 学習指導案の実際

データに振り回されることのないものにできる」2)とも述べている*5。

　本授業は、精神看護の対象者がニード・課題を充たすのに、ペプロウのパターン相互作用論が効果的であることを理解し、学生が今後の精神看護にその理論を活用したいと思えることを主題とする。

　ニードが明確であれば、状況（環境）に影響を受けつつも、そのニードを充足する行動をとる。しかし、ニードが不明確な場合は、不安や混乱が生じ、やみくもに不安軽減行動を行う。その不安軽減行動は決してニードの充足につながるものではない。事例で取り上げる患者は、多飲水という行動によって不安の軽減を図っている（p.173〜175の**資料**を参照）。しかし、多飲水は生命をも脅かすことになる。そこで、ペプロウのパターン相互作用論のパターン統合において、対象者本人がニード・課題が充足する過程をとおし、精神看護の本質を理解する*6。

指導観

■ 精神看護学における指導の視点

①目に見えないからといってあきらめず、目に見えないものほど大切にし、クリティカルに根拠をもち創造的に対応するという姿勢を養う（行き当たりばったりの看護をしない）*3。

②精神障害者が偏見と差別を受けてきた歴史的背景を念頭におき、人間性を尊重するという倫理的態度を養う（自尊感情を高めるかかわりをする）。

③自己の感情をコントロールし、自己を振り返り、自己を活用し、主体的な学習ができる能力を身につける（プロセスレコードのスーパーバイズを受ける）。

④多くの体験や関係性をとおし、観察力や感性を培い、あきらめずに関心を注ぎ続け、対象の潜在的な能力に注目できる姿勢を養う。

■ 学生観を考慮した指導の視点*7

①受け身の学習を助長しないため、学生の主体性や興味関心を喚起する。

②理解度の高い学生と低い学生との差があることへの対応として、最低限到達する学習目標と発展目標を位置づける。

③概念理解が困難な学生にとっては、目に見えないかかわりを理解するのは困難である。目に見えないものを、目に見える形にして教授する（ワークシートの活用）。

単元の指導目標

1．患者の理解およびその関係性の構築のために、基礎的な理論を学ぶ必要性を認識できる*8。

2．事例の看護場面において、基礎的な理論を適用できる。

3．事例の看護場面を、理論学習で得た知識をもとに説明できる。

4．事例の看護場面において理論を活用した経験が、今後の自分の精神看護の実践場面に活用できることに気づく。

CHECK

*5 授業で取り扱うペプロウの理論が、学生観で示した学生の課題を克服できる可能性があることを指摘したものである。
*6 精神看護の対象理解、そしてアプローチの方法を学ぶのに効果的な教材である。
*7 学生観の細かな点までも指導観に活かされている。
*8 表面的に「どうすればよいか」を教えるのではなく、「どのように考えればよいか」を教えるためには非常に大切な指導目標である。

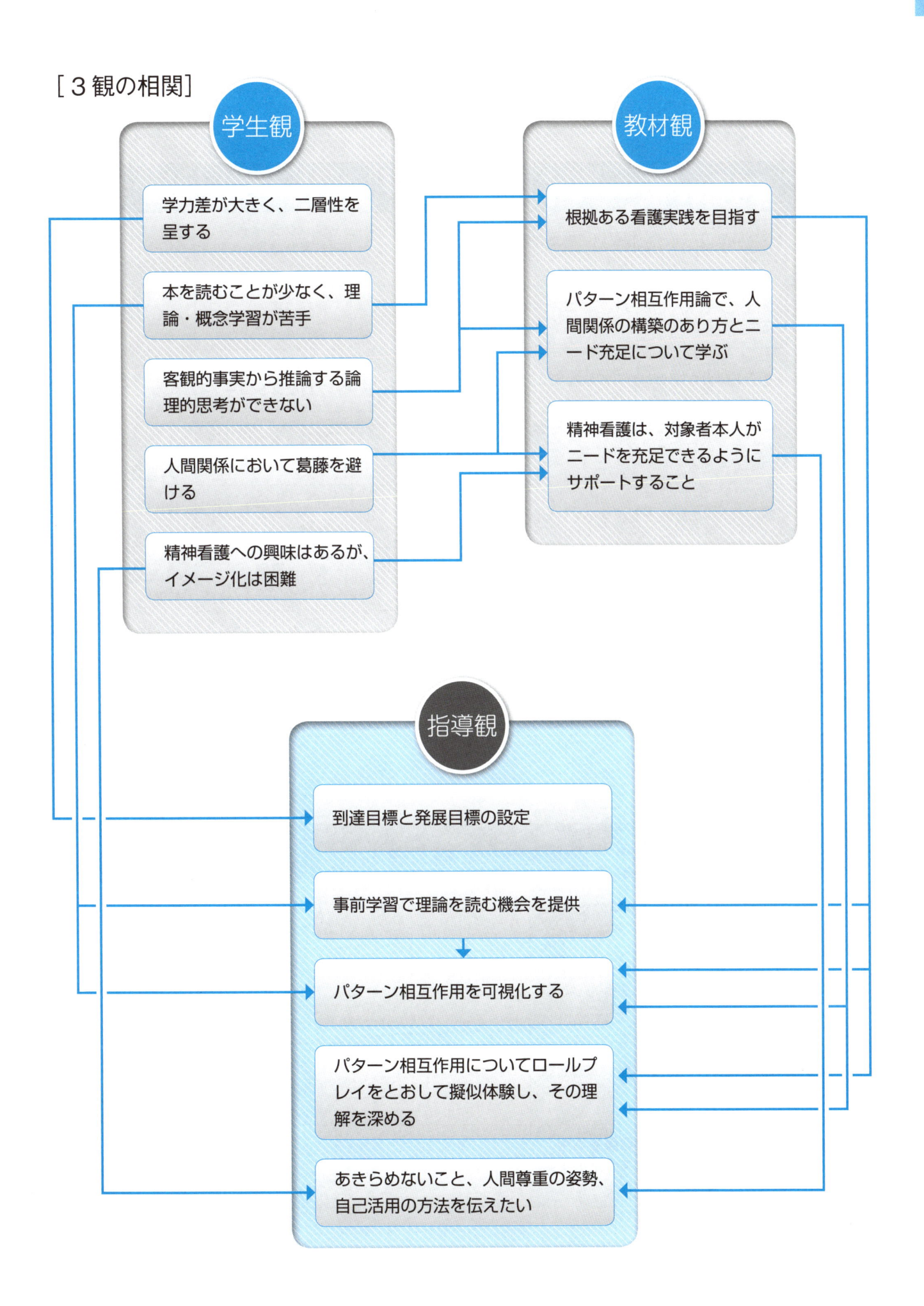

学習指導案の実例［精神看護学］ 2-6

[３観の相関]

学生観
- 学力差が大きく、二層性を呈する
- 本を読むことが少なく、理論・概念学習が苦手
- 客観的事実から推論する論理的思考ができない
- 人間関係において葛藤を避ける
- 精神看護への興味はあるが、イメージ化は困難

教材観
- 根拠ある看護実践を目指す
- パターン相互作用論で、人間関係の構築のあり方とニード充足について学ぶ
- 精神看護は、対象者本人がニードを充足できるようにサポートすること

指導観
- 到達目標と発展目標の設定
- 事前学習で理論を読む機会を提供
- パターン相互作用を可視化する
- パターン相互作用についてロールプレイをとおして擬似体験し、その理解を深める
- あきらめないこと、人間尊重の姿勢、自己活用の方法を伝えたい

167

第Ⅱ章 学習指導案の実際

5 単元の指導計画

回	時数	主題	主な授業形態	教材・教具	評価方法
1	2	ペプロウのパターン相互作用論を教授する。	・事前学習課題 ・講義 ・演習	・ワークシート ・参考文献 ・資料	・科目筆記試験
2	2	事例（多飲水）をとおして、ニードを充足する看護を考えさせる。	・講義 ・演習	・資料（事例） ・ワークシート	
3	2	マイクロカウンセリングを教授する。	・演習	・DVD視聴 ・プロセスレコード	
4	2	事例（妄想状態）をとおして、想定外の患者とのコミュニケーションについて考えさせる。	・講義 ・演習	・資料（事例） ・ワークシート	
5	2	フロイトの力動論を教授する。	・講義 ・演習	・ワークシート ・資料	
6	2	事例（統合失調症慢性期）をとおし、意欲低下のある患者の看護を考えさせる。	・講義 ・演習	・資料（事例） ・ワークシート	
7	2	クラインの対象関係論を教授する。	・講義 ・演習	・ワークシート ・資料	
8	2	事例（うつ病）をとおして、拒否する患者の看護を考えさせる。	・講義 ・演習	・資料（事例） ・ワークシート	

6 単元の指導目標と評価

評価規準 \ 評価の観点	関心・意欲・態度	思考・判断	技能・表現	知識・理解
1．患者の理解および関係性の構築のために、基礎的な理論を学ぶ必要性を認識できる。	○			
2．事例の看護場面において、基礎的な理論を適用できる。		○		△
3．事例の看護場面を、理論学習で得た知識をもとに説明できる。		△	○	
4．事例の看護場面において、理論を活用した経験が、今後の自分の精神看護の実践場面に活用できることに気づく。	△			○

様式 2 本時の学習指導案

1 本時の指導目標：
(1) 事例（p.173〜175）のパターン相互作用を確認し、パターン統合を明確にする。
(2) パターン統合の意味するものが理解できるようにする。
(3) ニードの充足について考えることができるようにする。
(4) 体系的で治療的な精神看護を理解できるようにする。

2 準備するもの：
配付資料（資料、ワークシート）

3 授業展開1（下記）：
［ねらい ➡ 主題 ➡ 学習活動］

本時の主題
【学生側】どうすれば、患者は大量の水を飲まなくなるのだろう？
【教員側】根拠をもって援助するため、ペプロウの理論の理解と活用方法を教授する。

本時のねらい
事前学習課題であったペプロウのパターン相互作用論の理解と、前回授業の内容の理解は、本時の授業理解に大きく影響するため、本時の授業進行中にも、前回の授業で学んだ、パターンの定義・パターン相互作用と統合について例題とともに想起を促し、事例の理解や理論活用の助けとする。
人間は行動によってニードを充足する。ニードを充足するために意思決定を行い、行動化する。しかし、不安や変調があると、人間は必ずしもニードがはっきりせず、混乱を生じ、ただ単に不安軽減行動を行い、本来のニードは充足されないまま、不安・焦燥・混乱状態が継続する[*9]。このようなとき看護者は、患者のニードを明確にし、本人がそのニードを充足できるようにかかわる必要がある。
そのニードをどのように明確にしていくのか、またそのニードをどのように充足するのかを、事例（資料）およびワークシートで展開していくなかで、パターン相互作用論の意味を学んでいく。また、その学びが今後の精神看護に治療的・予測的に活用できることに気づくことを目指したい。

学習活動1 ワークシートの図（ニードの充足構造）に記入しながら、学習目的の確認を行う。**10分**

学習活動2 事例のパターン相互作用とパターン統合の確認をする。ワークシートの表1〜3を作成する。**30分**

学習活動3 パターン統合の意味するものや、ニードの充足について、前後左右の学生同士でバズセッションし、質問・発問に対する回答から理解したことを、ワークシートのA欄に記入する[*10]。**35分**

学習活動4 今後の精神看護の課題を明確にし、ワークシートのB欄に記述する。**10分**

学習活動5 全体の概観について聴き、ワークシートのC欄に記述する。——発展目標 **5分**

CHECK
[*9] 本時の授業で学生に学んでほしい内容がコンパクトに示されている。この内容を事例やワークシートに具現化した授業となっている。
[*10] 学生が集中して活動できる時間はおおむね20分前後。「展開2（35分）」のなかで学習活動を小分けにする際の目安にしたい。

第Ⅱ章 学習指導案の実際

4 授業展開2［具体的な授業展開］

> **補足：本時の授業前導入内容**
>
> **（1）事前学習課題の提示**
>   学生が何とかしなければならないと思える、臨場感あふれる臨床でのリアルな場面[*11]（多飲水患者の実例）を紹介したうえで、ペプロウのパターン相互作用論の読破を促す。事前学習課題において理解を求める内容は、①パターンの定義、②パターン統合とパターン相互作用の理解（患者の顕著な問題パターンを発見し、パターンを変化させる効果的なパターン統合を目指す）である。
>
> **（2）1回目（前時）の授業内容**
>   生活場面（親と子との関係「おねだりの場面」、教員と学生との関係「授業風景」）の簡単な事例をもとに、パターン相互作用論の理解を促す[*12]。また、本時の授業で用いる、目に見えないかかわりを目に見える形にする方法を例示する。

構成	分	学習内容と活動	指導方法と留意点
導入	10	▶ワークシートの確認。 ▶説明を聴く。 ▶前回授業を想起しながら、ワークシートに書き込む。 ▶学習目標をワークシートで確認。	▶学習目的（願い）の説明。 「行き当たりばったりではない、単なるおしゃべりではない、治療的で体系的な精神看護をしてほしい」 ▶ワークシートの図（ニードの充足構造）により、本来の充足行動と、精神障害の場合の充足行動を説明する。誤った充足行動により、生命の危機を生じることもあり、看護の意義を説明する[*13]。 ▶ワークシートの図（ニードの充足構造）の空欄への記入を促す。 ▶学習目標の提示。
展開1	30	▶ロールプレイングを試聴する。 ▶ワークシートの表1に書き込みながら、表の作成方法を理解する。 ▶ワークシートの表2、表3を完成する。	▶事例をロールプレイングするよう指示。 多飲水行動がいかに悲惨かを伝え、事例の看護に取り組む意欲を喚起する。 ▶学生に質問しながら、教員主導でワークシートの表1を完成させる。パターンを示す。A氏と学生の行動を列挙し、そのパターンを命名。そして、そのパターン統合の明確化について説明する。 【机間巡視】ワークシートの表2、表3の完成を指示。 ▶表2、表3のパターン名とパターン統合を確認し、説明する。

CHECK
*11 学生の興味・関心を喚起するのに必要な条件である。
*12 生活概念（ふだんの生活のなかで培う概念）からの導入は、学生にとってイメージ化しやすく、本時の授業への導入には効果的と思われる。
*13 「導入」で、実際に看護師になったときの場面を想起させるような話題を取り上げる。

構成	分	学習内容と活動	指導方法と留意点
展開2	35	**回答**・表2:「対立的」から「代償的」または「相互性」パターン統合に変化。 ・理由:待つ姿勢。 ・表2➡3:「対立的」から「相補性」または「相互性」パターン統合に変化。 ・理由:きっぱり制止した。 ・表3:「相補性」または「相互性」から「相互性」パターン統合に変化。 ・理由:熱いお茶を提供した。 ▶バズセッション[*15] **回答**[*15] A氏の自発性の発現を妨害しなかったから。 **回答** 関係が崩れるかもしれない勇気ある行動により、患者に向き合うことができたから。 **回答** 人間と人間、当たり前のこととして、おもてなしをしたから。自尊感情を高めた。 ▶バズセッション[*15] **回答**[*15] ニードを充足した。 ▶ワークシートのA欄に記入。	**質問**「A氏のパターン統合が変化している箇所とその理由は何か[*14]」 **板書** 机間巡視で確認したなかから、ワークシートに記入できていることを、学生の言葉のままひろい、黒板に書き出し順次表を仕上げていく。学生の気づきを促すため、変化の場所には、赤線で強調する。 ▶「なぜなのか」「なぜなのか」と、繰り返し問う。 ▶学生のつぶやきや小声を大切に取り上げる。 ▶以下の発問について、バズセッションとワークシート記入を指示。 **発問**「待つ姿勢は、なぜA氏のパターンを変化させたのか[*16]」 **発問**「きっぱりした制止は、なぜ飲水の続行を停止させたのか」 **発問**「熱いお茶の提供は、なぜ飲水を停止させたのか」 ▶次の発問について、バズセッションとワークシート記入を指示。 **発問**「相互性パターン統合は、何を充足したのか」 ▶相互性パターン統合が、どのようなニードを充足したのか、以下を説明。 1. 役割理論では女性・妻・患者・子どもなどの役割のなかで、人間として尊重されその役割が充足された。 2. マズローの基本的欲求の階層の5つのニードのうち、充足されたのは、「愛・所属」および「承認」のニードである。

CHECK

*14 「なぜ?」「その理由は?」と問うときは、学生の多様な反応をあらかじめ予想し、授業者としてどのように返答するかを考えておくとよい。

*15 バズセッションのあとに学生からの意見を引き出すことを繰り返す授業展開により、多くの学生が意見を述べることができるようになる。

*16 具体的でかつ、学生の思考を深化させ得る発問である。

第Ⅱ章 学習指導案の実際

構成	分	学習内容と活動	指導方法と留意点
展開3	10	**回答**・パターンを観察し、まさにお茶が欲しいタイミングを理解していた ・お茶がもたらす効果を実感していた　など ▶説明を聴き、ワークシートのB欄に記入。	**発問**「なぜ、学生は熱いお茶を出せたのか」 ▶体系的で治療的な精神看護を行うには、次のことが大切であると説明する[*17]。 　1. パターンを観察 　2. 良いパターンは強化し、悪いパターンは変化させる。 　3. 目標は、相互性パターン統合 　4. ニードの充足を確認
まとめ	5	▶説明を聴き、ワークシートのC欄に記入。	▶全体をとおして考えてほしいこと（以下）を説明[*18]。 　1. 悪いパターンが持続しているという、うまくいかないことのなかに密やかに進んでいることがあるという意味について 　2. 目に見えないニードの充足を、"半分でいい"と、目に見える量で表現するという意味

評価の観点

【学習内容の習得状況】
1. 事例のパターン相互作用が理解できたか
2. パターン統合の意味することが理解できたか
3. 相互性パターン統合が患者のニードにつながるものと理解できたか
4. 今後の精神看護に理論を活用しようと思えたか

【授業者の教授活動】
5. 事例のロールプレイングに学生が関心を示す姿勢がみられたか
6. ワークシートの内容は適切であったか
7. 発問は適切であったか
8. 事例は適切であったか

CHECK
[*17] 最終的には、患者をどのようにみて、どのような看護をしたらよいかがわかるようにまとめる。
[*18] 「まとめ」だからといって、一つの答えを述べて終わる必要はない。意味を考えさせて終了するという形の授業も大切である。

資料　［事例——多飲水行動をとる患者］

1．事例の概要　「病的多飲水にある統合失調症患者の看護」

　A氏は、40歳代、女性、統合失調症、任意入院。20歳代で受けた暴行がショックで発病。入退院を繰り返し、現在の病院・病棟に入院して約10年になる。最も大きな問題点は、体重が1日に3kg以上も増加するほどの多飲水である。保護室に隔離するなどの対策や水が容易に飲めないような管理が行われていた。治療は薬物療法、作業療法、週に1回の医師による精神療法が行われていた。

　学生の解決目標は、「できるだけ水分摂取量が減る」である。解決策として、多飲水行動の観察、飲水時の声かけ、傾聴、共感、受容的態度で接する。実習1週目は、A氏の飲水に対する学生のやさしい制止に、A氏はまったくの無反応であった。2週目のかかわりでは、待つ姿勢がA氏との関係性を深めた。2週目後半に、看護師の強い制止をヒントに、学生も強い制止を試みると効果があった。しかし最終的には、学生が行った通常のパターナリズムを脱した肯定的なアプローチによりA氏の多飲水行動は激減した。自己のニードが明確ではないA氏が、やみくもに行っていた不安軽減行動である多飲水が激減したということは、本来のニードが充足されたと考えられる。

2．用語の説明

　病的多飲水（「水中毒」といわれている）とは、「検査所見や臨床症状の有無にかかわりなく、精神障害において過剰な水分摂取が見られる病態である」と定義されている。病的多飲水は低ナトリウム血症による痙攣や意識障害など、身体的に重篤となり回復が困難となる場合もある。多飲水の原因は、精神症状（異常体験に基づく幻覚、妄想）、向精神薬の副作用、内科疾患などとの関連がいわれているが明確とはなっていない。むしろ、治療環境が多飲水傾向を助長するのではないかという報告が多くある。

3．患者と学生のかかわりの概要——学生の実施と患者の反応

1週目

　1週目は主に患者を理解するために患者のそばにいた。そこで、飲水を制止する声かけや飲水行動の観察を行い、また信頼関係を築けるように、加えてコミュニケーションのなかで感情が表出されるようにはたらきかけた。以下、場面ごとの学生の実施と患者の反応を示す。

実施　OT（作業療法）室に来てから1時間が経過し、A氏が急に席を立って飲水行動に移った。そして、その行動が繰り返されたので、やさしく「**Aさん、もうそろそろやめときましょうね**」と声をかけた。

資料（つづき）

1週目

- 反応　無反応で飲水は続行された。
- 実施　無反応だったA氏に対して、もう一度やさしく同じ声かけをした。
- 反応　「もう、言わんといて！」と言いながら、飲水のペースが早くなった。
- 実施　別の日にも、OT室で飲水行動を始めたA氏にやさしく「**Aさん、もうやめとかないとしんどくなりますよ**」と言った。
- 反応　「うん、わかった。あと、こんだけな」と言いながら何杯も飲水した。
- 実施　飲み続けているA氏に「**Aさん、しんどくなりますし、やめときましょうよ**」と言った。
- 反応　「もー！」と言いながら、A氏は最後の一滴まで吸いつくように飲水した。

1週目の観察で得られたA氏の飲水行動のパターン

❶ A氏にとって、うるさいと感じるほどの雑音が周囲にあると、その人を睨みつけ「もうええって」と言い飲水する。
❷ 「もー」と独り言を言いはじめて、しばらくすると耐えられないといった態度で飲水する。
❸ 作業に集中しなくなった頃に、ブツブツ言いながら飲水する。
❹ 周囲を何度か見回し、飲水する。
❺ 作業が思うようにいかないのか、表情が険しくなり飲水する。

❶～❺のいずれかが飲水前に決まって見られ、多いときでコップ8～10杯（1杯200cc）飲水した。

- 実施　学生の少しでも早く信頼関係を築きたいという焦りが生じたせいか、初日からA氏に積極的に近づき話しかけた。「Aさん、○○しませんか？」
- 反応　「ええわ、やめとくわ」と、うっとうしそうに拒否し、「**もー頼むわ、あっち行っといて。また、会おうな**」と言って、その場を離れた。
- 実施　A氏の隣に座った学生は、なぜか「**何かをしゃべらなければ**」という思いになり必死に会話を始めようとし、「**Aさん……**」と、言いかけた。
- 反応　「もうええって！」と言ったかと思うと、急に立ち上がり、学生のそばから離れていった。
- 実施　A氏との会話が続いたので、この調子ならA氏の感情が引き出せると思い、そのまま、いろいろと質問を行った。
- 反応　徐々にA氏は返答しなくなり、自分の思っていることを一方的に話しはじめ、会話が成立しなくなった。A氏の表情はしだいに険しくなり、急に立って怒ったようにその場を離れた。
- 実施　A氏の隣に座った学生は、A氏の拒否的態度がみられなくなるようにするにはどう接すればよいかわからなかった。そのため、この日は学生から積極的に話さず、待つ姿勢でA氏にかかわった。
- 反応　A氏はその場から離れようとせず、楽しそうにしており、会話も長く続いた。

資料（つづき）

1週目

実施 A氏は過剰飲水により眼球が上転し、流涎がみられ、表情は険しかった。「**しんどいのですか**」と声をかけた。

反応 「ううん、しんどくない！ もーそんなん言わんといてーなー、もー！」と怒り口調になり、その場を離れていった。

実施 眼球上転を認め、なんとなくぼうっとしているA氏に「**しんどいですか**」と近寄った。

反応 学生を振り払うかのように「しんどくないって。もうええ！」と言い、目を閉じ黙ってしまった。

2週目

実施 学生の気づかないうちに飲水していたA氏にいつものようにやさしく言うのではなく、「**Aさん、もうやめましょうよ！ しんどくなりますよ！**」と、きっぱりと強めの口調で言った。

反応 「はい」と、素直にやめた。

実施 OT室に向かうとき、喫茶で飲んで行くと言い張るA氏に「**今、何しに行く時間ですか。今は飲めません！**」ときっぱり言った。

反応 「あー、あかんの。ふーん」と素直に聞いて、OT室に行った。

実施 1週目で見出した❶〜❺のパターンが見られたので、飲水行動へと移行する前にタイミングよく、「**Aさん、熱いお茶はいかがですか**」と、お茶を差し出した。

反応 A氏は思いも寄らなかったという感じで、「わー、ありがとう！ いれてくれはんの？ ありがとうな、〇〇さん」と、とてもうれしそうだった。その日のOT室での半日は、そのコップ一杯のお茶を飲むだけですんだ。それ以後、その一日はお茶を求めたり、自ら飲水行動に移ることはなかった。

実施 次の日、お茶を促そうと思い、「**Aさん、熱いお茶をいれますので待っていてくださいね**」。

反応 「**半分でいいから、いれてくれる**」と、量を意識した言葉があった。それ以後の飲水行動はなかった。

2週目の最終日

実施 学生の誘いに対して「もういいから。もう！」と不快な表情を示したので、「**Aさん、デイルームで待っていますので、後でよかったら来てください**」と言って、自分からその場を離れた。

反応 10分くらい経ってからA氏がデイルームに来た。姿を見せなくなったかと思うと、「〇〇さーん」と学生のところに走ってきたり、横に座ってきたりした。

実施 眼球上転を認めた。それ以前に飲水していたとのこと。口数が少ないこと、表情が険しいことなどを考慮して、A氏に「**ちょっと、しんどいですね**」と、共感的態度で背中をさすった。

反応 「ふー」と息をついて「あーしんどいわ」と目を閉じ、初めて学生に感情を示した。

実施 A氏が嘔吐した。A氏の背中をさすり、椅子に座ってもらい、手を握り、「**さっきは、びっくりしましたね。とても、しんどかったですね**」と共感的態度で言った。

反応 「あーびっくりしたなー。ふぅ」と深く腰をかけて壁にもたれかかった。そして、「なーしんどかったなー」と目を閉じ、リラックスしているようだった。

第Ⅱ章 学習指導案の実際

ワークシート ［ニードの充足を考える］

※グレーの文字の部分を学生に書き込ませる。

one point 復習 1
パターンとは、行動の特徴的な様式である。

one point 復習 2
パターンとは、別個の行為からなる一つのまとまりである。

one point 復習 3
パターンは、別個の行為が共有する規則性・特徴を明らかにする。

学習目標
1. 事例のパターン相互作用を確認し、パターン統合が明確にできる。
2. パターン統合の意味するものが理解できる。
3. ニードの充足について考えることができる。
4. 体系的で治療的な精神看護が理解できる。

図：ニードの充足構造

ニードが不明確なため不安になり、飲水行動でむやみに不安軽減を図っていたが、学生とのパターン統合でニードが少し明確となり、A氏自身が本来の充足行動がとれるようになった。

ニードを障害している状況が、パターン統合によって変化した。

〈学生〉の行動

パターン統合

ニード → 状況 → 〈A氏〉の行動

充足行動

176

ワークシート（つづき）

表1
1週目（A氏の飲水行動に対する学生のかかわり）のパターン相互作用を確認し、パターン統合が明確にできる

学生の言動	学生のパターン	A氏の言動	A氏のパターン	パターン統合*
やさしく制止する	制止のパターン	無反応	・飲水続行 ・学生に反応しない	対立的パターン統合
同様に、やさしく制止する		もう、言わんといて！		
脅しの制止		飲水続行		
脅しの制止		もー！		

表2
1週目（A氏に学生がかかわるコミュニケーション場面）のパターン相互作用を確認し、パターン統合が明確にできる

学生の言動	学生のパターン	A氏の言動	A氏のパターン	パターン統合*
○○しませんか	積極的関心	あっち行っといて	・積極的にかかわらない ・拒否	対立的パターン統合
Aさん……		もうええって！		
いろいろと質問		その場を離れる		
沈黙・待つ	消極的関心	会話が続く	・消極的かかわりを受容	代償的パターン統合 相互性パターン統合
しんどいのですか？ しんどいですか？	質問 感情の反映（−）	しんどくない しんどくない	・質問には答えない	対立的パターン統合

表3
2週目（A氏の飲水行動に対する学生のかかわり）のパターン相互作用を確認し、パターン統合が明確にできる

学生の言動	学生のパターン	A氏の言動	A氏のパターン	パターン統合*
きっぱり制止	勇気ある行動	はい	・素直に返事する	相補性パターン統合 相互性パターン統合
飲めません		あー、あかんの		
熱いお茶	肯定的	わー、ありがとう！	・救われた喜び （ニードの充足）	相互性パターン統合
熱いお茶		半分でいい		

*「相互性（ニードの適合）」「相補性（支配と服従）」「代償的（互いの役割交換）」「対立的（ニードの不適合）」から選択して記入する。

ワークシート（つづき）

A　パターン統合の意味するものを理解し、ニードの充足について考える

Q1．A氏のパターンが変化したところはどこか？
- A1．待つ姿勢
- A2．きっぱり制止したところ
- A3．お茶の提供

Q2．A氏のパターンが変化したところのパターン統合の種類は何か？
- A1．相互性パターン統合……対立的ではない

Q3．なぜ、A氏のパターンは変化したのか？
- A1．（待つ姿勢が）相手のペースに合った
  （待つ姿勢が）A氏が発言できる機会をつくった
- A2．（きっぱり制止したことで）飲んでほしくないという思いが言葉にのって、A氏の胸に響いた
  （きっぱり制止したことで）パターナリズムに反応した
- A3．（お茶の提供は）肯定的アプローチ
  （お茶の提供により）人間として、ふつうの扱いを受けた

Q4．パターン統合が、どのようなニードを充足したのか？
- A1．人間としての尊厳（人間としての役割）
- A2．愛・所属、承認（マズロー）

B　まとめ

1. 相手のパターンを観察する。
2. 発達を促進するパターンは強化し、反復を繰り返し、発達を妨げるパターンは変化を目指す。
3. 自己とのパターン相互作用から、パターン統合を明確にすることができる。
4. パターン統合が、ニードの充足につながったであろうことを、行動の変化で理解する。
5. 以上のことを、精神看護の実践に役立つ知識と理解し、身につけることが大切である。

C　全体をとおして考えてほしいこと

1. 「やさしい制止」の効果のなさ ⇒ うまくいかないことのなかに、ひそやかに進んでいることを見つめる。
2. 「半分でいいからいれてくれる」 ⇒ 決して量だけを表しているのではない。ニードの充足が、受け取ったものを目に見えるようにしてくれる。
3. 息をついて「あーしんどいわ」 ⇒ 成立しているもののすばらしさ。そして、ありのままにかかわっている学生の姿（変化）。
4. なぜ、この学生は熱いお茶を出せたのか？　（発展目標）
   - A1．今しかないという、そのタイミングをパターン観察から理解していた。
   - A2．強い制止の後、制止は自分も嫌なこと。できれば肯定的アプローチをしたい。
   - A3．強い制止の後の患者の反応から、学生の安堵感（リラックス）。
   - A4．お茶のもつ意味（学生の過去の体験）。
   - A5．おもてなしの心、当たり前の心。

2-7 学習指導案の実例 在宅看護論

様式 1 単元全体の学習指導案

1. **科目名：**
   地域看護総論Ⅰ（1単位15時間）

2. **学習者：**
   専門学校3年課程1年次生後期、40名

3. **単元名、授業時間数：**
   「地域看護の概要と、地域と生活」（15時間）

4. **単元考察：**

学生観

■ 学生の特徴

　学生は、18歳から20歳代後半までと、年齢層の幅は比較的狭い。社会人経験者はクラス全体の13％を占め、うち数名が介護職経験者である。男子学生はクラス全体の15％を占めている。

　クラス全体や個々の学生の特徴として、①まじめに課題に取り組み、授業態度は比較的良好である、②著しい学力差はなく、中間・下位層が目立つ、③学生同士の学習会の実施など、主体的に学ぶ意欲がある[*1]、④全体的に穏やかでクラス内で自己表現することが少ない[*1]、⑤役割意識が弱く、他人任せの傾向がある、などである。

　また、現代学生の特徴の一つでもある、科学的思考により学習する経験が少ないことや、生活体験や対人関係が希薄な社会のなかで育っており、実体験が不足していることも特徴としてあげられる。

■ 学習進度と学生のニード

　地域看護論に関連する学習の進度は、下表のとおりである。

分野	科目	時間数
基礎分野	心理学（人間関係論、ライフサイクルと発達課題）	30時間
専門基礎分野	保健医療論Ⅰ（医療倫理、医療看護の制度や施策、わが国の疾病構造、医療供給体制や諸問題）	15時間
専門分野Ⅰ	基礎看護学 ・看護学総論Ⅰ ・基礎看護技術（コミュニケーションに関する理論と技術、自己理解と他者への表現方法、日常生活援助、フィジカルアセスメント）	240時間
専門分野Ⅱ	精神保健Ⅰ（自己・他者理解の演習）	15時間
臨地実習	基礎看護学実習Ⅰ-1	30時間
	基礎看護学実習Ⅰ-2	60時間

　専門分野Ⅱの専門領域別看護総論の授業は、本単元と同時期から開始される。

CHECK　*1 学生の特徴をふまえ、主体性を引き出すために本時で行うような「私の地域図」というテーマは有効である。

第Ⅱ章 学習指導案の実際

　臨地実習については、2回の基礎看護学実習をとおし、患者とのコミュニケーションや信頼関係の構築、安全・安楽・個別性を考慮した看護技術の実施など、看護の基本において大切な学びを経験している。看護実践の経験はわずかではあるが、患者を理解し個別性を追求した看護を考え提供したい、また自己の看護実践能力を少しでも成長させたいという願いがあると推測する。

■ 地域看護の特性のとらえ方

　地域看護の対象者は、病院実習でかかわる患者とは異なり、地域で生活しているすべての人々である。学生にとっては、地域看護の具体的なイメージを描くことは難しいと考えられる[*2]。ただ、自分が暮らす地域への思い入れはあり[*2]、多かれ少なかれ、自分が生活している地域に関する興味・関心はあるものと予測する。

教材観

■ 地域看護の土台となる考え方を伝える

　地域看護とは、個人や家族、地域社会を視野に入れ、地域で生活する人々を対象とする、地域で展開される看護活動の総称である。

　A校では、「在宅看護論」を「地域看護論」と称している。在宅看護を学ぶためには、在宅看護の対象者を、地域で生活する人々と広くとらえ、対象者をとりまく地域社会を流動的に見る力、科学的な視点でとらえる力を育てたいと願っている[*3]。そのうえで、変化する社会に目を向けながら対象者の健康問題をとらえ、さらにその多様な健康要求に応えるための看護を学ぶことを目指している。

　しかし学生は、病院での場合とは異なる対象者の理解のすべや、社会や生活をどのようにみるのかという方法がわからず、漠然とした理解になりがちである。そこでまずは、地域看護の対象理解として、自分も含め地域で生活するすべての人々は、社会情勢や生育環境、暮らしのありようから、個人の生活様式・生活習慣に影響を受ける、つまり「その人なりの生活がある」ということの理解が必要となる。そして、住み慣れた場所と慣れ親しんだ人々との関係のなかで、いつまでも健康で暮らしていたいという要求[*4]をもっている。また、病院などで療養生活を送る患者の多くは、家に帰りたいという願いをもっている。患者はいずれ家に帰る、つまり地域で生活する人であることをふまえ、臨床看護の対象者から地域看護の対象者へとつなげて学ぶことを意図したい。

　地域看護の実践は、日本国憲法第25条[*4]に謳われている「すべての人が健康で文化的な最低限度の生活を営む権利」を保障すること、またプライマリヘルスケアやヘルスプロモーションの理念[*4]に基づいた活動である。学生の多くは青年期にあり、身近なコミュニティとの関係は希薄であり、地域社会に参加する経験は少ないと推測される。そのため、自分が住む地域の保健医療福祉活動の実際を学ぶことで、上記の理念の理解を促していく。

■ 単元全体の構成

　本単元のねらいは、①地域看護の概要を理解し、②自分の地域を知り地域の多様性に気づくことができ、③地域看護における生活をみる視点を理解する、である。

　地域看護を初めて学ぶことになる本単元の1・2

CHECK

[*2] 「自分の地域に思い入れはあるのに、地域看護のイメージがもてないのはなぜか？」を探る。授業では、看護師の視点で地域を見つめさせることが必要となる。

[*3] この授業を貫通する「ねらい」が明確に示されている。

[*4] 個人的な思いと、憲法やWHOの理念という広い視点の両側面から、「ねらい」を設定している。このような授業を展開することで、自己と学問世界との統合へ導くことができる。

回目の授業では、地域看護の概要を理解することを主題とする。地域看護の必然性の理解は、少子化・高齢化・核家族化など、社会現象として現れている事象にとどまらず、『国民衛生の動向』のデータから、こうした事象を事実として理解できるよう、科学的根拠に基づいた学習の経験*5の一つとしていく。

多くの学生は、自分の生活する地域について知る機会が少ないと推測する。そこで、前述のねらいを実現していくためには、学生が地域看護を身近に学べる体験学習の工夫が必要である。具体的には、2回目の授業で「私の地域図」を作成し、グループディスカッションを行う。3・4回目の授業では「私の地域リサーチ」として、自分が住む地域を自分の足で歩いて見て知る、地域の人と直接話をし、地域の人の健康要求を知るという活動を行う。その内容をレポートにまとめ、5・6回目の授業で発表し合うことで、地域の多様性に気づきながら学びを深めていく。

そして7・8回目の授業では、1～6回の既習内容を想起させながら、地域と生活との関連について考え、地域看護における生活をみる視点につなげて理解することができるようにしていく。

指導観

■ 地域看護における指導観

①地域看護における対象者を理解し、「地域」とは何か、「生活する」とはどういうことか、自己の地域観、生活観を養う*6。
②自分が暮らす地域について興味・関心をもち、人々が慣れ親しんだ地域で生活することの意味について考え、地域看護における生活をみる視点を養う。
③憲法第25条に掲げられている健康な生活を営む権利は、自分を含め、だれもが平等にもっていることを理解し、人権意識を培う。
④健康被害や疾病は、社会の構造や変化、現在の社会情勢に影響を受けることを理解し、疾病の自己責任論で終わらせることなく、対象者の人権を守る姿勢を養う。

■ 学生観を考慮した指導観

①主体的な学習への参加を促し、学生の興味・関心を引き出す方法や、体験学習を取り入れる*7。
②地域を取り巻く事象について、データや歴史的事実といった客観的な情報を通じ、根拠をふまえ科学的に理解する学習力を育てる*7。
③グループワークやディスカッション、レポート発表の場で、学生の自己表現力をサポートする*8。
④③から、クラスの仲間と学ぶという経験をすることで、グループダイナミクスを活かした力を身につけさせる*8。

単元の指導目標

1. 地域看護の概要とその必然性について理解することができる。
2. 自分が住む地域を知り、地域の多様性に気づくことができる。
3. 地域看護における生活をみる視点について理解することができる。
4. 地域の特徴や地域住民の要求について知り、今後の地域看護活動の実践に活用することができることに気づく。

CHECK

*5 データをもとに論理的に考える授業は"ひとりよがり"の看護から抜け出すきっかけになる。
*6 学生の特徴を加味し、この授業で取り扱う内容を明確にする。
*7 学生の興味や個人的な体験と、歴史的事実やデータを融合させる授業となっている。
*8 ①②で得た個人的な思いや考えを、③④では同じクラスの仲間に開示し、より"社会的"な思考や表現に高めることは大切である。

第Ⅱ章 学習指導案の実際

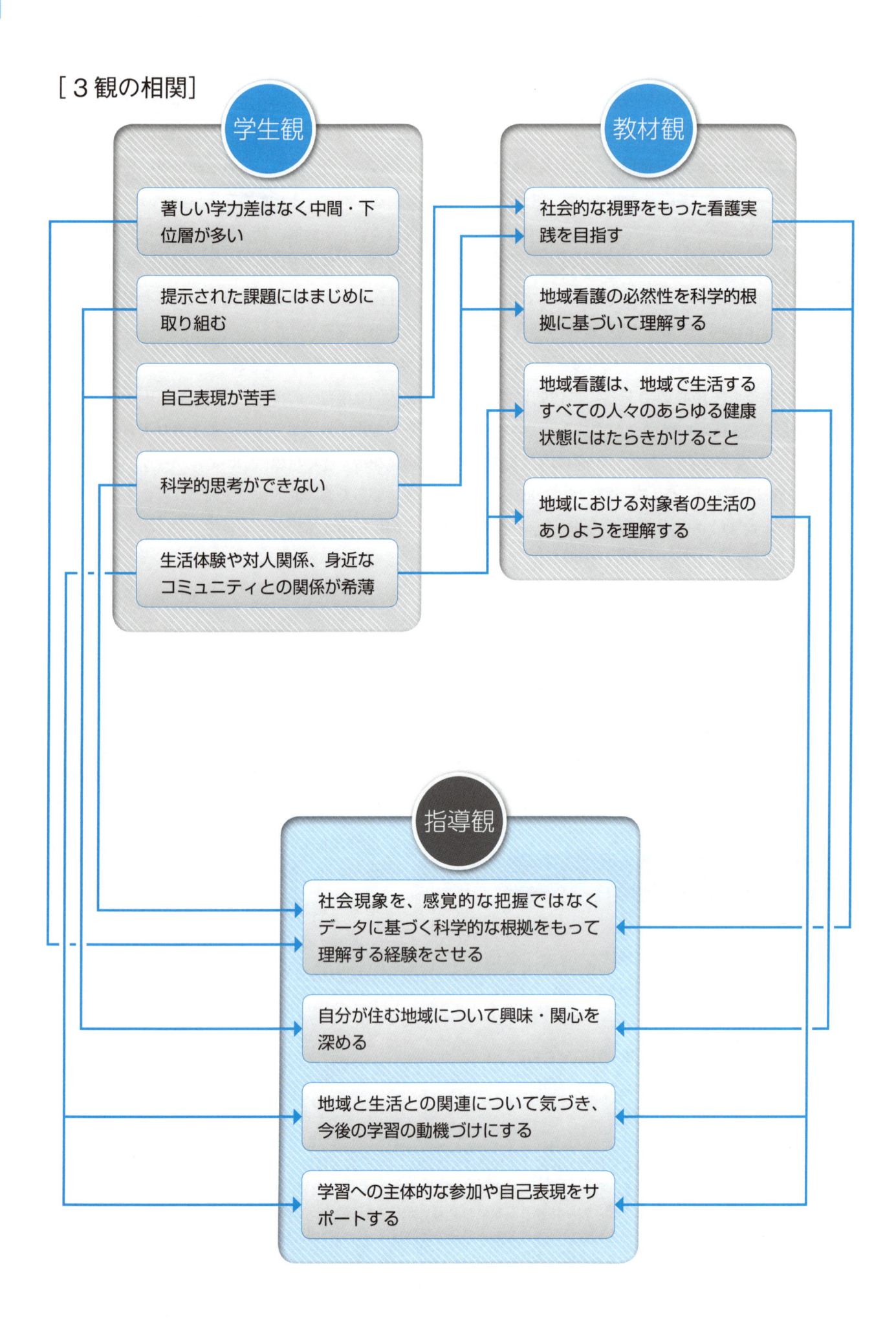

[3観の相関]

学生観
- 著しい学力差はなく中間・下位層が多い
- 提示された課題にはまじめに取り組む
- 自己表現が苦手
- 科学的思考ができない
- 生活体験や対人関係、身近なコミュニティとの関係が希薄

教材観
- 社会的な視野をもった看護実践を目指す
- 地域看護の必然性を科学的根拠に基づいて理解する
- 地域看護は、地域で生活するすべての人々のあらゆる健康状態にはたらきかけること
- 地域における対象者の生活のありようを理解する

指導観
- 社会現象を、感覚的な把握ではなくデータに基づく科学的な根拠をもって理解する経験をさせる
- 自分が住む地域について興味・関心を深める
- 地域と生活との関連について気づき、今後の学習の動機づけにする
- 学習への主体的な参加や自己表現をサポートする

5 単元の指導計画

回	時数	主題	主な授業形態	教材・教具	評価方法
1	2	地域看護の概要と必然性について教授する。	・講義	・テキスト ・配布資料	・総合評価*
2	2	地域看護の必然性をふまえ、演習（「私の地域図」の作成）をとおして自分が暮らす地域について考えさせる。	・講義 ・演習	・テキスト（『国民衛生の動向』） ・配布資料	
3 4	3	演習「私の地域リサーチ」を行う。	・演習	・配布資料 ・自分が住む地域の写真 ・レポート	
5 6	4	演習「私の地域リサーチ」の発表をとおして、地域住民の願いや地域の多様性を理解させる。	・演習後の発表 ・ディスカッション	・レポート	
7 8	4	地域と生活の関連から、地域看護における生活をみる視点について考えさせる。	・講義 ・演習	・資料 ・ビデオ教材	

＊総合評価：出席状況や課題の提出、授業への参加状況などから総合的に評価する。

6 単元の指導目標と評価

評価規準 \ 評価の観点	関心・意欲・態度	思考・判断	技能・表現	知識・理解
1. 地域看護の概要とその必然性について理解することができる。		○		△
2. 自分が住む地域を知り、地域の多様性に気づくことができる。	△		○	
3. 地域看護における生活をみる視点について理解することができる。		△		○
4. 地域の特徴や地域住民の要求について知り、今後の地域看護活動の実践に活用することができることに気づく。	○		△	

第Ⅱ章 学習指導案の実際

様式 2 本時の学習指導案

1 本時の指導目標：

(1) 地域看護の必然性について理解できる。
(2) 自分が暮らす地域について知り、地域への興味・関心をもつことができる。
(3) 地域と生活とのつながりについて考えることができる。

2 準備するもの：

・テキスト（『国民衛生の動向』）
・配布資料（ワークシート、「私の地域図」）
・パワーポイント資料

3 授業展開1（下記）：

[ねらい➡ 主題➡ 学習活動]

本時の主題

【学生側】地域看護の必然性を理解して、私の地域のイメージを描こう。
【教員側】地域看護の必然性について事実からの理解を促し、自分の地域について考えさせる。

本時のねらい

「地域看護の必然性には、①疾病構造の変化、②人口構造の変化、③世帯構成の変化、④医学・医療の発展、⑤健康に対する要求の多様化がある」ことを知ることで、社会と地域看護との関連性について理解し、今後の授業で地域看護を学ぶ意味について考えることができるよう学生の学びを促したい。社会変化（少子化、高齢化、核家族化など）を、マス・メディアから得た情報や感覚的な理解ではなく、データ（『国民衛生の動向』より）から客観的な事実として把握する手段を学び*9、科学的思考につながる学習方法に触れる一経験になるようにしていきたい。
前時の授業内容には上記①および②が含まれており、それらからの連続性を意識して本時の内容に入る。本時では、前時に引き続きデータから事実を把握するという学習方法をとることで、より地域看護の必然性を客観的な事実とつなげて理解することができるよう、学生の学びを助けていく*10。
「私の地域図*11」を書くことで、まずは自分が住む地域を意識し、今後の学習の動機づけとしたい。また、「私の地域図」に書かれた内容から、地域と生活との関連に気づくことを目指したい。

学習活動 1 データから科学的に事象をとらえることを意識する。 5分

学習活動 2 地域看護の必然性③「世帯構成の変化」についてテキストを見ながらデータを資料に各自記入し、全体で正しいデータを確認していく。同④「医学・医療の発展」、同⑤「健康に対する要求の多様化」について説明内容をワークシートに記入する。 25分

学習活動 3 「私の地域図」を書く。 15分

学習活動 4 「私の地域図」をもとにグループワークを行う。グループワークで意見交換した内容を全グループが発表し、クラス全体で共有する。グループワークの内容、発表で得られたことは、資料に記入していく。 30分

学習活動 5 「私の地域図」に取り組んだ感想を書き出し*12、次回授業「私の地域リサーチ」の説明を聴く。 15分

CHECK

*9 「学習活動1」につながる点である。授業の導入は、必ずしも学生の興味を引くところから入らなければならない、というわけではない。
*10 本時では、データなどの情報から、地域看護の必然性を理解させる。次回の授業に予定されている「私の地域リサーチ」での地域住民へのインタビューにつながる学習となることが大切である。
*11 こうしたネーミングは学生にとって身近に感じられ、取り組んでみようという気持ちにさせる。

学習指導案の実例［在宅看護論］◀ 2-7

4 授業展開2［具体的な授業展開］

構成	分	学習内容と活動	指導方法と留意点
導入	5	▶本単元で学んでいることの意図を確認し、前時の授業内容の説明を聴いて想起する。	▶地域看護における教員の願いを伝える。過去の臨地実習での経験を引き合いに、以下を説明。 「病院の実習では血液検査などの検査データを確認したが、地域看護で扱う疫学的データは、厚生の指標としての統計のデータである。地域看護を考えるうえでは、感覚的な理解ではなく、データが示す事実に基づいて科学的に事象をとらえてほしい。この授業では、データの見方、解釈・判断の方法を経験していく」 ▶前回、地域看護の必然性のうち、①「疾病構造の変化」、②「人口構造の変化」、について調べて学習したことを話し想起させる。
展開1	25	▶地域看護の必然性③「世帯構成の変化」に関するテキストの表・図、データを確認する。 ▶前後左右の学生同士で相談しながら、データをワークシートの所定のグラフに記入する。 ▶記入したデータが正確であるかを確認する。 ▶データから判断できる事実をワークシートに記入する。 回答 指名により回答する。 ・増加しているのは「単独世帯」「夫婦のみの世帯」「親と未婚の子のみの世帯」で、減少しているのは「三世代世帯」 回答 指名により回答する。 ・核家族世帯が多い ・一人暮らしの高齢者が増えている ・三世代世帯の減少から、家族で介護をすることが難しくなっている	▶テキストのページ数、参照する表・図を提示し、ワークシートD欄（地域看護の必然性③「世帯構成の変化」）のグラフに必要なデータを記入するよう指示する。 **机間巡視** 近くの席の学生と相談しながら記入することを勧める[*13]。正確にデータを記入できているか確認し、記入箇所やデータがわからない学生には説明や指示をする。 ▶パワーポイントに正確なデータを表示し、学生に自分がワークシートに記入したデータとの照合を促す[*14]。 ▶データから判断できることは何か、判断した事実をワークシート（上記グラフの下欄）に記入するよう指示する。 ▶上記事実について学生が理解できたか確認するために次の質問をする。 「65歳以上の者のいる世帯で、増加している世帯、減少している世帯はどれか」 **発問**「今のわが国の世帯構成をふまえると、一般的に社会でいわれている社会現象として、どのようなことがあげられるか」 ▶学生からの回答について解説したり、発問と回答のやり取りをしながら学生の発言を促す[*15]。

CHECK

*12 本時のまとめの段階で、「データからの社会情勢の読み取り➡私の地域図からの気づき➡これら2つの活動をとおした"地域"のとらえ方の変化」について自覚させられるとよい。

*13 隣の席の学生と少し意見を交わすだけでも、対話的・交流的な学習を展開することができる。

*14 まず自分たちで考え、そしてそれが正しいかどうかを確認するという展開は、自分の出した答えはどうだったかという興味をもっている学生にとって、授業内容に集中しやすい展開となっている。

*15 教えたい内容を教員が言葉で伝えることは簡単かもしれないが、それをあえて学生の考えとして引き出すよう導く。こうした展開が、学生の「わかる」という体験につながる。

185

第Ⅱ章 学習指導案の実際

構成	分	学習内容と活動	指導方法と留意点
展開1（つづき）	25		▶学生の回答内容を支持しながら、以下を説明*16。 「家族で介護を担うことが困難であり、在宅における看護・介護の社会的サポートの必要性がある」
		▶パワーポイントの表示内容をワークシートの所定欄に記入する。	▶地域看護の必然性④「医学・医療の発展」、⑤「健康に対する要求の多様化」についてパワーポイントに表示して説明し、要点をワークシートD欄（地域看護の必然性④⑤）の所定欄に書き込むことを指示する。
		▶指名により発表する。	▶地域看護の必然性①〜⑤について学習した感想を聞く。
展開2	15	▶「私の地域図」の確認。 ▶説明を聴く。 ▶前後左右の学生の記入内容を確認しながら「私の地域図」を書く。 ▶教員の質問に答えながら「私の地域図」を書き進める。	▶「私の地域図」について説明する。 「地域看護を学ぶために、まず自分が住んでいる地域について知ることで、地域に関する理解を深める」 ▶「私の地域図」の作成を指示。 「自分が住む地域の図を書いてみよう」*17 自分が"ここまでが私の住む地域"と思う範囲で、地域にあるものも具体的に記入するように説明する。 【机間巡視】「私の地域図」への記入内容や記入状況を確認する*18。記入が進まない学生には理由を尋ね、また記入内容が具体的ではない学生には、質問をしながら具体的に記入できるよう助言をする。
展開3	30	▶グループワークを行う。各グループに分かれて各自の「私の地域図」について提示し、グループメンバーに自分の地域を紹介する。相互に質問・意見交換をする。メンバー全員が紹介を終えたら、ワークシートに記入する。 ▶発表に備えて各グループでまとめをする。 ▶グループごとに順次グループワークの内容を発表し、クラス全体で共有する。 【発表内容】 ・それぞれ書いた地域の範囲が違う ・地域の違いによって書いてあることが様々 ・自然や印象に残っているものが書いてある ・地域の人が利用しているものが書いてある ・意外と自分の地域を知っていた、もしくは知らなかった　など	▶作成した「私の地域図」をもとに、グループワークを行い、後から発表してもらうことを伝える。 【机間巡視】グループワークの状況と内容を確認する。参加姿勢が気がかりな学生がいるグループには、当該学生の「私の地域図」の内容に触れたり、グループ全体にアドバイスをする*19。 ▶グループワークによってワークシートに記入した内容を、グループごとに発表するよう指示。 ▶発表内容がわかりにくい場合や、表現が不足している場合には、教員が質問により誘導・確認し、明確にしていく。

CHECK
*16 「データ」と「社会的な必要性」を正しく結びつけることができているか、何人かの学生に説明させ、確かめるのも有効である。
*17 だれもが取り組むことができる具体的な活動であり、自然と地域に関心を向けることができる。
*18 作業がスムーズに進んでいない学生に対し、どのように指導するかをあらかじめ想定しておくとよい。
*19 アドバイスの際は、「答えがわかる」ではなく「思考が進む」ようにはたらきかけることが大切である。

構成	分	学習内容と活動	指導方法と留意点
展開3（つづき）	30	▶板書の内容を見ながら、説明を聴く。	板書 発表内容を板書し、共通点や相違点を確認してワークの内容を共有させる[20]。板書により、グループワークの内容を整理してまとめることで、学生の理解を促進する。 ▶学生が述べたことを承認しながら、「私の地域図」に書かれていた内容は、「自分の身近な生活に密着したもの[21]」「人々がその地域で生活するために必要なもの」「自分とかかわりがあり、歴史や思い出があるもの[22]」であることを説明し、地域には生活に関連しているものがあると気づくことができるように伝える。
まとめ	15	▶「私の地域図」の感想を記入する。 ▶次回の授業内容の説明を聴き、不明点を教員に質問して確認する。	▶「私の地域図」に取り組んだ感想を所定欄に記入するよう促す。 ▶次回授業で実施する「私の地域リサーチ」について以下の説明をする。 「実際に自分が住む地域を歩いて調査する演習である。日常的にこうした体験をする機会は少ないが、積極的な学習を期待する」

評価の観点

【学習内容の習得状況】
1. 厚生の指標としてのデータを正しく読み取り記載することができたか
2. データから事実を解釈し、地域看護の必然性について理解することができたか
3. 自分の暮らす地域に興味・関心を示す姿勢から、自身の生活と地域との関連に気づくことができたか
4. 次回、または今後の授業への意識づけができたか

【授業者の教授活動】
5. 配布資料は適切であったか
6. ワークシートの項目は、グループワークを効果的に進められるものになっていたか
7. 地域に興味・関心をもち、主体的に授業に参加できるよう、学生の学びをサポートしているか

CHECK
- [20] 学生から出された意見をまとめる、視覚的に見えるものにするために、板書を有効活用する。
- [21] 「私（学生自身）の地域」と「患者（地域住民）にとっての地域」の共通点および相違点についても触れると、より一層学習が深まる。
- [22] 地域とは、ただの住む場所ではなく、一人ひとり「思い」が異なるものであることを話すのは大切である。"答えのない問い"の典型である。

第Ⅱ章 学習指導案の実際

ワークシート [地域看護の概念と必然性]

※グレーの文字および図の部分を学生に書き込ませる。
p.188～189(Ⓐ～Ⓒ、およびⒹの地域看護の必然性①②)は前時の授業内容

Ⓐ 地域看護の概念

地域看護領域の位置づけ

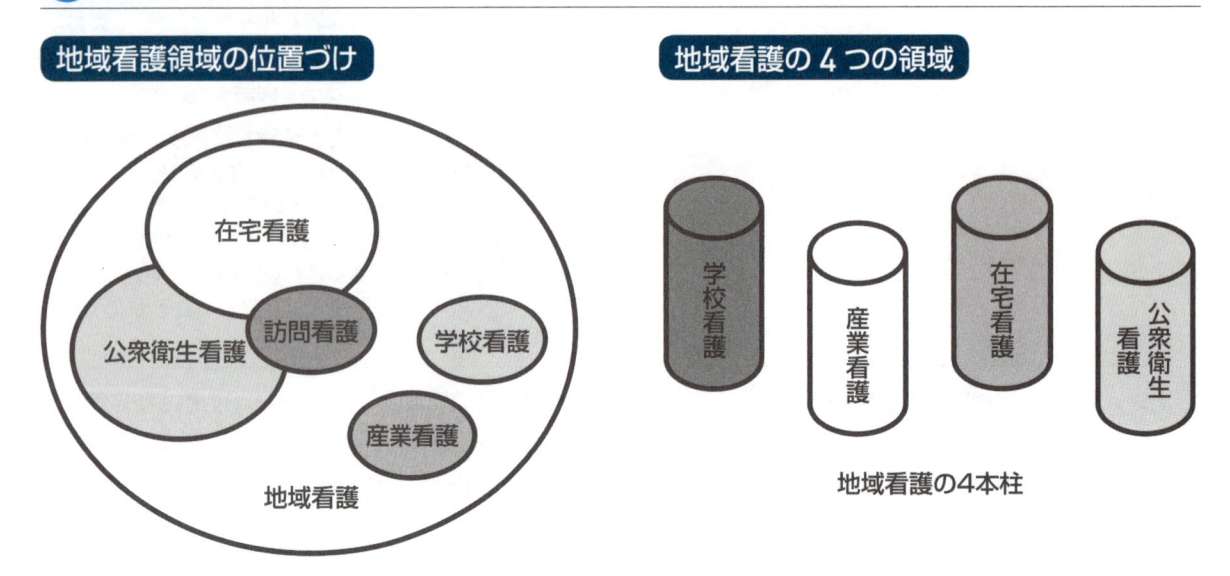

在宅看護／公衆衛生看護／訪問看護／学校看護／産業看護／地域看護

地域看護の4つの領域

学校看護／産業看護／在宅看護／公衆衛生看護

地域看護の4本柱

Ⓑ 地域看護総論の授業のねらい

1. 地域で生活する対象の健康問題を科学的視点でとらえ、対象の医療に対する要求をつかむための基礎的な知識と態度を学ぶ。
2. 地域に生活する対象の健康問題の特徴を理解し、地域保健医療福祉活動の実際を知り、地域看護の役割を理解する。

Ⓒ 地域看護学で何を学ぶのか？（目的）

1. （ 地域 ）に対する理解を深める。
2. （ 地域で生活する人々 ）の（ 健康問題・健康要求 ）を理解する。
3. 地域で生活する人々の健康問題を解決するための（ 地域の保健医療福祉活動 ）について考える。

地域看護学のキーワード

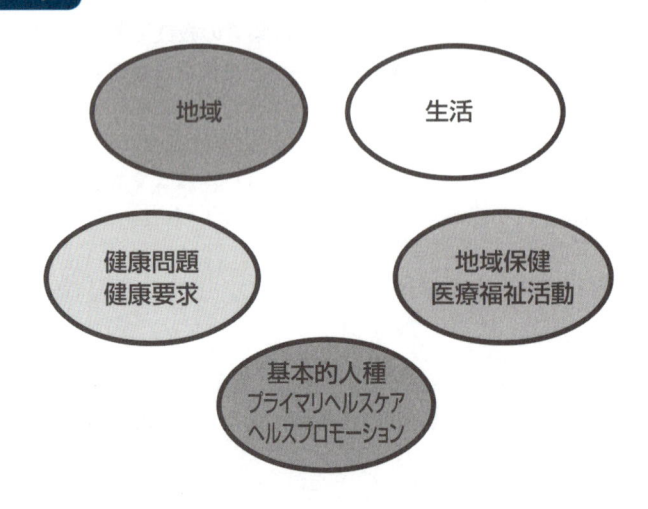

地域／生活／健康問題 健康要求／地域保健医療福祉活動／基本的人種 プライマリヘルスケア ヘルスプロモーション

188

ワークシート［地域看護の概念と必然性］（つづき）

D なぜ、いま「地域看護」なのか？

地域看護の必然性① 「疾病構造の変化」

☑ わが国の死因について、『国民衛生の動向』p.53、p.54、p.400からわかること

① わが国の昭和25年までの死因の第1位は（ 結核 ）であったが以降減り、昭和50年にはその死亡率が1ケタ（人口10万対）になった。
② （ 悪性新生物 ）は、昭和25年以降増え続け、昭和56年には死因の第1位になり、以降ずっと、平成23年もなお第1位となっている。
③ 上記①、②から、わが国の死因の中心が（ 感染症 ）から（ 生活習慣病 ）に大きく変化したことがわかる。
④ わが国の主要死因は（ 悪性新生物 ）（ 心疾患 ）（ 脳血管疾患 ）である。
⑤ 平成23年の死亡数・死亡率では、わが国の主要4死因は以下のとおりである。
　　第1位（ 悪性新生物 ）、第2位（ 心疾患 ）、第3位（ 肺炎 ）、第4位（ 脳血管疾患 ）

➡ 死因の中心が、感染症から慢性疾患・生活習慣病に大きく変化した。

> ということは…
> ● 生活や仕事と深く関係し、発症。
> ● 病気にならないためには、自分で自分の生活をコントロールできるようになることが必要。
> ● 病気の変化は多くは不可逆的でゆっくり進み、自覚症状が少ないため、予防や早期発見が重要。
> 　※生活や仕事の場での援助が必要
> 　➡ 施設（病院）から家庭や会社があるところでの看護が必要になる。

地域看護の必然性② 「人口構造の変化」

☑ 年齢3区分別人口構成割合（％）を、『国民衛生の動向』p.42 表2から読み取ろう

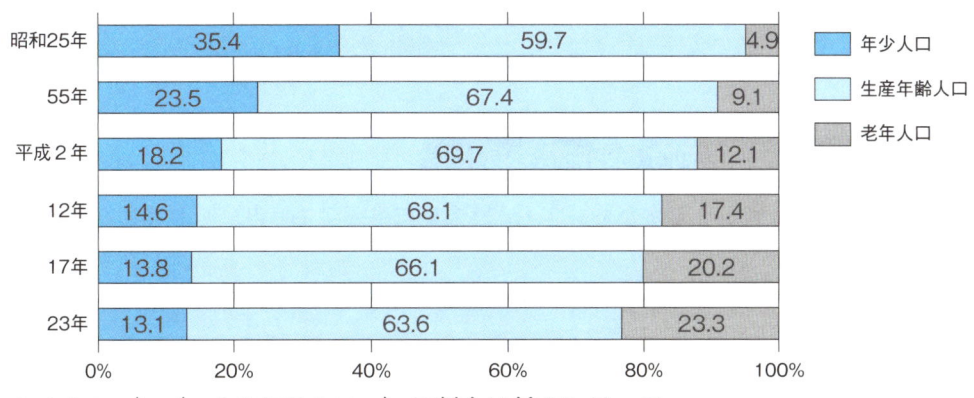

年	年少人口	生産年齢人口	老年人口
昭和25年	35.4	59.7	4.9
55年	23.5	67.4	9.1
平成2年	18.2	69.7	12.1
12年	14.6	68.1	17.4
17年	13.8	66.1	20.2
23年	13.1	63.6	23.3

① （ 年少人口 ）、（ 生産年齢人口 ）の割合は低下している。
② （ 老年人口 ）の割合は上昇している。

➡ 少子化と高齢化が起こっている。働き盛りの年代の人口が減っている。

> ということは…
> ● 保育・保護、健康管理、健康増進、疾病の予防、医療、介護などの担い手に変化があり、人々の要求を満たすには、地域や社会として取り組む必要がある。

ワークシート ［地域看護の概念と必然性］（つづき）

地域看護の必然性③ 「世帯構成の変化」

☑世帯構成別にみた65歳以上の者のいる世帯数の推移（構成割合［％］）を、『国民衛生の動向』p.45 表7から読み取ろう

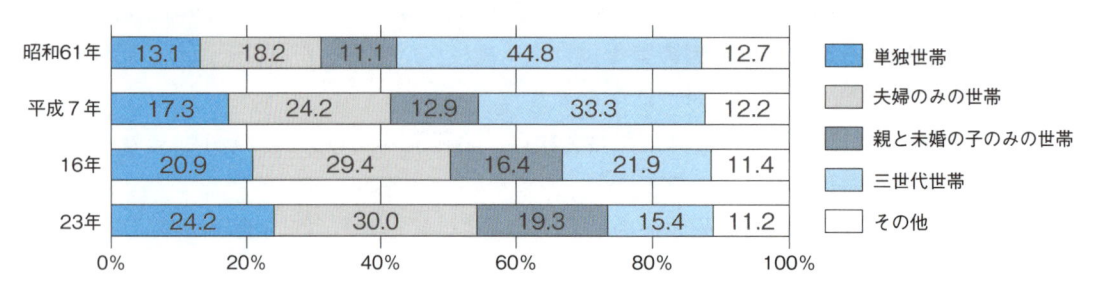

年	単独世帯	夫婦のみの世帯	親と未婚の子のみの世帯	三世代世帯	その他
昭和61年	13.1	18.2	11.1	44.8	12.7
平成7年	17.3	24.2	12.9	33.3	12.2
16年	20.9	29.4	16.4	21.9	11.4
23年	24.2	30.0	19.3	15.4	11.2

①高齢者の（　単独世帯　）が増加し、（　三世代世帯　）は減少している。
②（　一人暮らしの高齢者　）、（　夫婦共に高齢者　）、（　親と未婚の子のみ　）の世帯が増加している。

➡一人暮らしの高齢者が増加、未婚率の上昇に伴い親と未婚の子の世帯が増加、核家族世帯が多い、高齢者が高齢者を世話する、という社会の姿がみえてくる。

> さらに、『国民衛生の動向』p.43、p.44からいえること
> ●地域における看護・介護の担い手の変化があり、社会的サポートが必要である。

地域看護の必然性④ 「医学・医療の発展」

➡医療技術の進歩により医療処置に伴う身体への負担は小さくなり、早期離床や社会復帰が可能になった。

> ということは…
> ●病気や障害をもちながら生活・労働する人々への専門家のサポートや社会のサポートが必要になる。

地域看護の必然性⑤ 「健康に対する要求の多様化」

➡健康な人はより健康に、病気や障害があっても、終末期にあっても、自分らしく生きたいと願う人々の要求がある。

> だからこそ！
> ●看護職として、地域で生活する人々の基本的人権を守る役割がある。

> では、改めて「地域」を考えてみよう！
> ●自分が考える「地域」とは？「地域」のイメージは？
> ●「私の地域図」を書いてみよう！ そこから見えてくるものは……

私の地域図

※イラストは、地域図の例を示している。

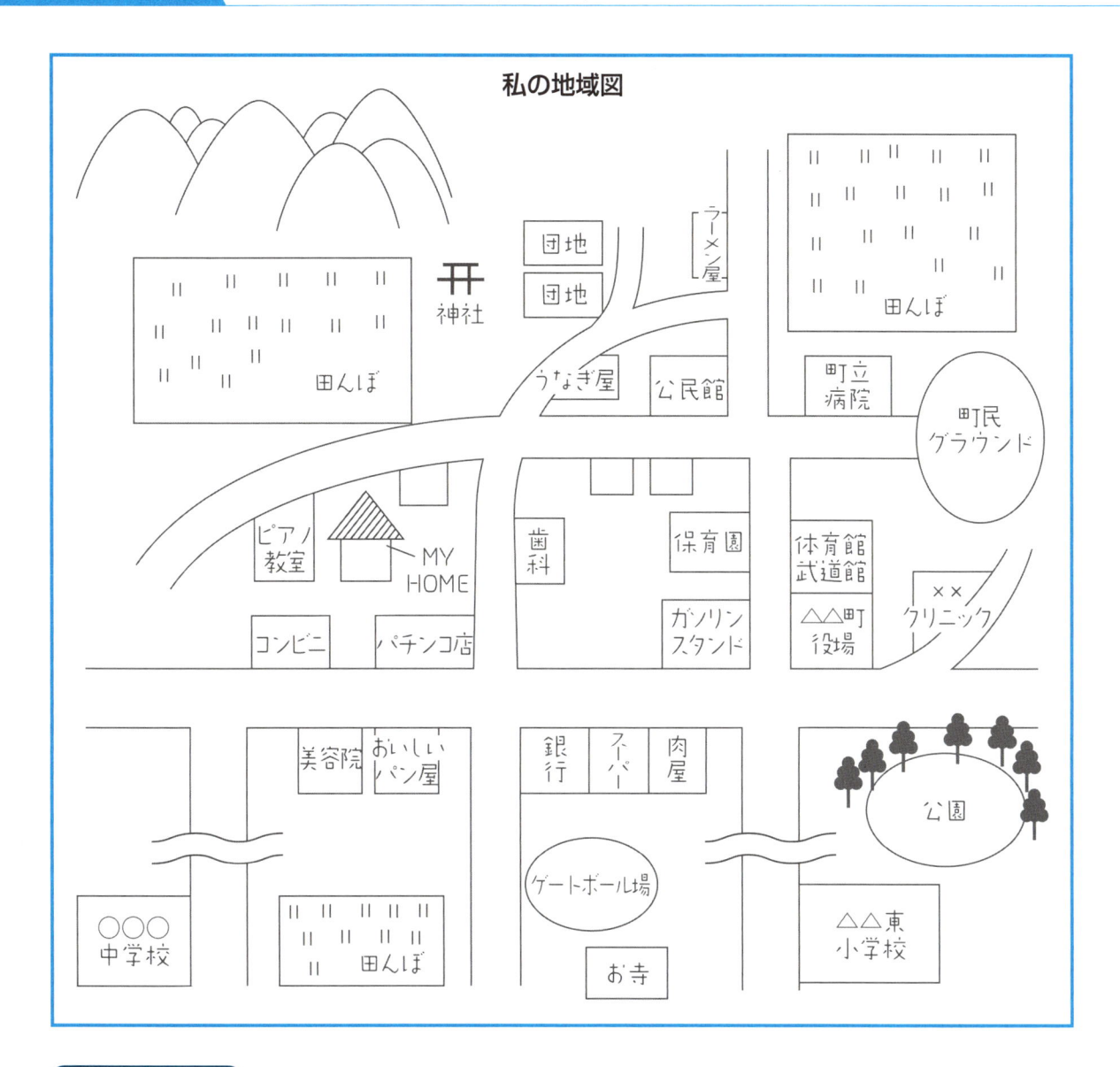

私の地域図

（地域図の例：神社、田んぼ、団地、ラーメン屋、うなぎ屋、公民館、町立病院、町民グラウンド、ピアノ教室、MY HOME、歯科、保育園、体育館・武道館、××クリニック、コンビニ、パチンコ店、ガソリンスタンド、△△町役場、美容院、おいしいパン屋、銀行、スーパー、肉屋、公園、○○○中学校、田んぼ、ゲートボール場、お寺、△△東小学校）

グループワーク

［グループメンバー：＿＿＿＿＿＿＿＿＿＿＿＿＿＿＿＿＿＿＿＿＿＿＿＿＿＿＿＿＿＿＿＿＿＿＿＿＿］

1．メンバーの地域図には何が記載されていたか。

2．各自の地域図について、ディスカッションをとおしてわかったことは何か。

3．「私の地域図」に取り組んだ感想

2-8 学習指導案の実例
看護の統合と実践

様式 ① 単元全体の学習指導案

1 科目名：
看護の統合と実践（1単位30時間）

2 学習者：
専門学校3年課程2年次生後期、40名

3 単元名、授業時間数：
「OSCE」（18時間）

4 単元考察：

学生観

■ **学生の特徴**

　学生は7割が高校卒業後ストレートに入学してきた現役生である。生活体験としては、少子化や核家族化により高齢者と身近に接する機会が少なく、授業や実習においては、主体的かつ積極的に"なぜ？""どうして？"と考えることが苦手な傾向にある[*1]。学習態度はまじめで、課題の一つひとつにていねいに取り組む。

　現役生以外の3割の学生は年齢層に幅があり、大卒者、社会人経験者、育児中の者など背景は様々である。入学前からの学力を携え、基本的な学習習慣が備わっている者が多く、提出物の内容到達度も高い[*1]。

学習集団としては、成績上位者と成績不振者の学力差があり、二層性を示している。

■ **学習進度**[*2]

　1年次に共通基本技術、生活支援技術を履修し、看護診断過程に重きをおいた「基礎看護学実習」を終えている。専門分野では、2年次前期に「老年看護学Ⅰ実習」で介護老人保健施設・介護老人福祉施設での実習を終えている。同じく2年次前期の「老いと健康問題」で老年期にある大腿骨頸部骨折の患者の看護を学んでいる。また、本単元の直前に「成人看護学Ⅰ実習」を終えたばかりである。

■ **学生の状況**

　2年次に履修すべきすべての実習を終え、各々がそれぞれの実習での気づきや学びを振り返っている。情報収集に時間がかかり、看護計画立案までに多くの助言を要するが、一人ひとりの患者とのかかわりを大切にできている学生も多い。全体的に、評価を気にしすぎる傾向があり、知識・技術にいつも不安を感じている学生が多い。

教材観

■ **教材の選定にあたって**

　「看護師に求められる実践能力と卒業時の到達目

CHECK
[*1] 特性の異なる学生が集まるクラスは、「自分への気づき」が生じやすいとも考えられる。
[*2] 単元考察は、それまでの学生の学習内容を基本にして行う。特に3年次生の授業であれば、その授業は3年間の学習のなかにあるという意識を教員がもつことが大切である。

標」における看護実践能力のⅠ群：「ヒューマンケアの基本的な能力」、Ⅱ群：「根拠に基づき、看護を計画的に実践する能力」、Ⅲ群：「健康の保持増進、疾病の予防、健康の回復にかかわる実践能力」については、これまでに終えた実習で学んだ知識・技術を統合し、対象の状況に応じた看護を実践する能力をどこまで身につけているか、きちんと客観的評価を行って確認していきたい*3。そのために、同Ⅳ群：「ケア環境とチーム体制を理解し活用する能力」を活用しながら、それ自体を身につけられる演習形態を取り入れ、さらにⅤ群：「専門職者として研鑽し続ける基本能力」については各自が振り返り課題を明確にすることを期待している。

■ 本単元のねらいをふまえた教材観

本単元のねらいは、①対象の状況に応じた看護を実践することができる、②演習をとおして自己の課題を明確にすることができる、である。

本科目は、前半の単元で「看護診断過程」の復習を行い、後半の単元で「OSCE」に取り組むという2つの単元で構成される。OSCEは、その時点での看護実践能力がどのくらい身についているかを評価し、今後の学習や実習につなげていく単元として位置づけている。したがって、学習形態も看護場面を想定し、「一人の患者を入院時に担当する」「プライマリーナースとして看護診断を確定する」「看護計画を立案し、実践する」「チームで計画を検討し修正する」という一連の流れに沿って設定し、求められる看護実践能力においてどのような力をつけるべきかが見える形にしたい*4。

本単元で扱うシナリオ*5は、大腿骨頸部骨折の高齢者の事例とした。手術療法・牽引療法という治療的意味合いを十分考慮すべき事例であり、臨地実習でよく出合う状況である。既習の生活支援技術でも、実施に際しては治療の要素を考慮し（例：牽引による体位変換・排泄援助など）、解剖生理学的知識を活用した技術の応用が強く求められる*6。"行うべきこと"と"行ってはいけないこと"がわかりやすい事例ではあるが、応用力が求められるぶん、学生にとっての難易度はやや高い*7。

なお、前半の単元の看護診断過程では、個人ワークやグループワークで学習を進めており、学生個々により多少の差はあるものの、看護に必要な知識に関しては確認できた教材である。

これまでの実習、および本科目の両方を終えて身についた看護実践能力を、3年次に行う残りの専門領域別看護学実習に活かせるような単元としたい。

指　導　観

■ 看護の統合と実践における指導の視点

①看護実践能力の評価の視点は、「看護師に求められる実践能力と卒業時の到達目標」に示されている5群が意識できるよう、OSCEで繰り返し提示する。1つの看護技術をマニュアル化して実践することを求めるものではないため、OSCEで登場するシナリオの看護場面を複数用意し、Pre OSCEなどで用いるステーション課題も使い分けたうえで、どの看護場面でも同じ評価項目を用い

CHECK
- *3 客観的に評価することによって、これまでの指導の成果がみえるとともに、学生自身に自らの課題を意識させることができる。
- *4 学生自身が自らの能力を評価し、これからの学習課題が明確になる学習形態である。
- *5 授業のねらいが具体的であるほど、シナリオも具体的になる。ねらいをできるだけ明確化することが大切である。
- *6 既習知識や技術を統合し、OSCEでの単元のねらいをふまえた事例設定である。
- *7 扱う教材のメリットや難点をしっかり分析することは大切である。

る*8。
②また、シナリオのケア環境についての問題点を発見させるテストを行い、これまで培った知識や観察力をどれだけ統合できるかを客観的に評価する。このケア環境は、患者にとってふさわしくない状況を演出し、決められた時間内で問題を見つける形式とする*9。
③OSCEでは、看護実践場面の臨場感を演出するために、教員は指導的立場にあると同時に、場面に応じてモデル人形を活用して患者役を演じ、モデル人形の代わりに返答をするなど、学生が患者と対話しながら看護実践ができるよう配慮する*10。

■ 学生観を考慮した指導の視点
①看護技術は動作の統合化を図ることを目的に、学生が計画性をもって主体的に練習できるように意欲を喚起する。
②毎回の演習では、教員は練習の見守り役ではなく、学生の誤った実践を見つけた際には積極的にその行為を指摘し、学生が考えるべき要点が何かを示唆するようにかかわる。
③学生が緊張感なく肯定的にOSCEに臨めるように、あらかじめ評価項目を提示して何を目標に努力すればよいのかを示しておく。
④リフレクションシートは、「患者の状況の想起」と「自己の看護実践能力」の2つの視点から構成し、それぞれにおいて教員はタイムリーに介入を行うものとする。

> **単元の指導目標**
> 1．ケア環境を瞬時に把握できる観察力を培うことができる。
> 2．対象の状況に応じて、適切な日常生活援助を安全・安楽に実践できる。
> 3．チームの協働の意義を理解し、看護の役割を認識することができる。
> 4．看護実践能力を評価し、自己の課題を明確にすることができる。

CHECK
*8　この授業の特徴は、評価と連動した授業であるという点である。
*9　どのようにすればよいかを考えさせるためのはたらきかけが重要になってくる。
*10　学生に、評価を自分の資質・能力の向上のために用いることを伝えるのは大切である。

[3観の相関]

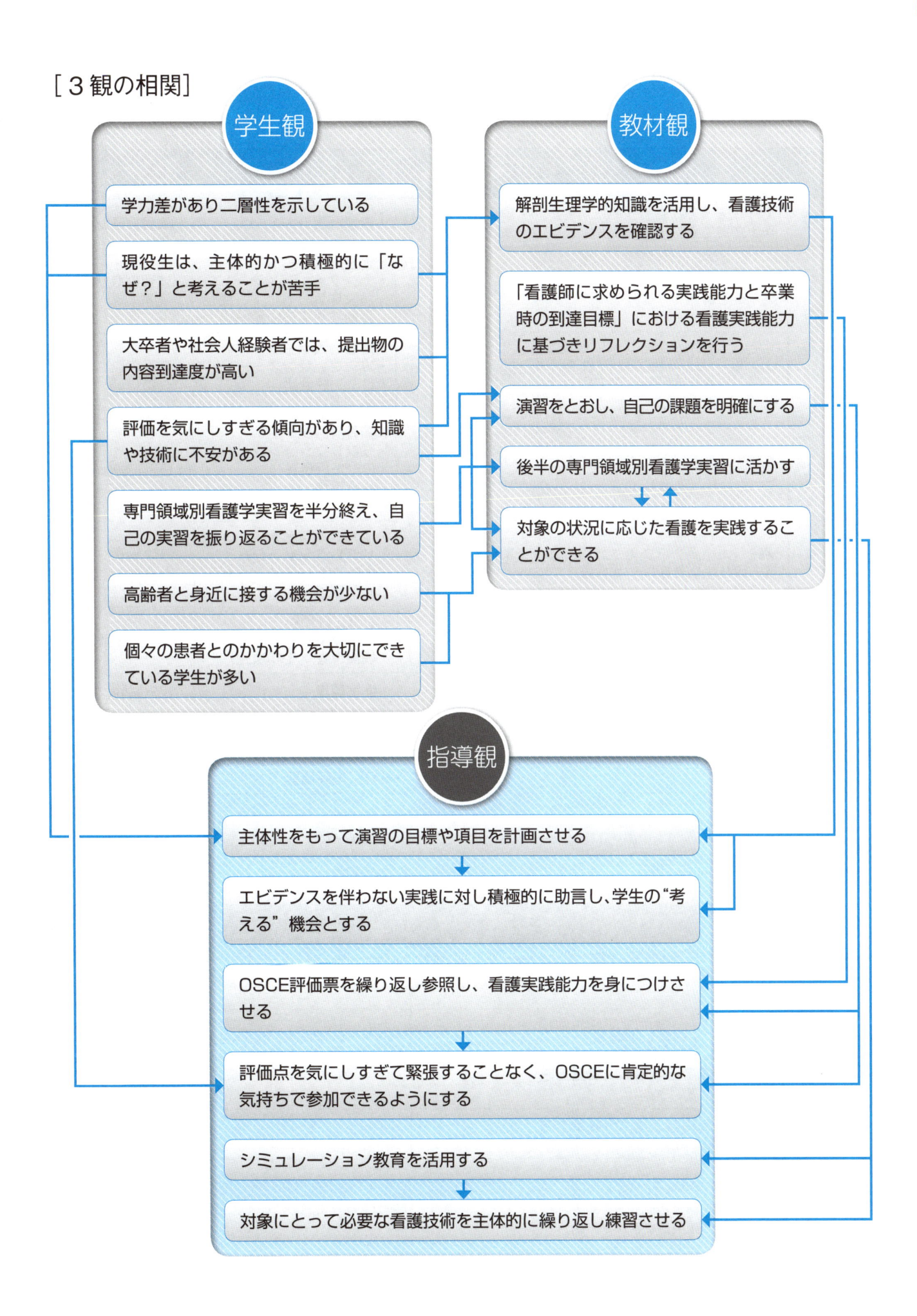

学生観
- 学力差があり二層性を示している
- 現役生は、主体的かつ積極的に「なぜ?」と考えることが苦手
- 大卒者や社会人経験者では、提出物の内容到達度が高い
- 評価を気にしすぎる傾向があり、知識や技術に不安がある
- 専門領域別看護学実習を半分終え、自己の実習を振り返ることができている
- 高齢者と身近に接する機会が少ない
- 個々の患者とのかかわりを大切にできている学生が多い

教材観
- 解剖生理学的知識を活用し、看護技術のエビデンスを確認する
- 「看護師に求められる実践能力と卒業時の到達目標」における看護実践能力に基づきリフレクションを行う
- 演習をとおし、自己の課題を明確にする
- 後半の専門領域別看護学実習に活かす
- 対象の状況に応じた看護を実践することができる

指導観
- 主体性をもって演習の目標や項目を計画させる
- エビデンスを伴わない実践に対し積極的に助言し、学生の"考える"機会とする
- OSCE評価票を繰り返し参照し、看護実践能力を身につけさせる
- 評価点を気にしすぎて緊張することなく、OSCEに肯定的な気持ちで参加できるようにする
- シミュレーション教育を活用する
- 対象にとって必要な看護技術を主体的に繰り返し練習させる

第Ⅱ章 学習指導案の実際

5 単元の指導計画

回	時数	主題	主な授業形態	教材・教具	評価方法
1	2	チーム医療の視点を含めた演習計画を立案する。	・講義 ・演習	・演習計画シート	・演習計画シート
2 3	4	シナリオの看護計画から導いた看護技術を習熟させる[*11]。	・演習	・演習計画シート ・カンファレンスシート ・病室環境（ベッド、生活援助技術での物品一式）	・演習の取り組み姿勢
4	2	OSCEで問う看護実践能力をイメージ化させる（Pre OSCE）。	・演習	・演習計画シート ・カンファレンスシート ・OSCE評価票 ・病室環境	・演習の取り組み姿勢
5	2	看護実践能力の総合的評価（1）について指導する。	・OSCE （その1）	・演習計画シート ・リフレクションシート ・OSCE評価票 ・病室環境 ・モデル人形	・OSCE評価票
6	2	実践した結果をふまえた計画の修正に取り組ませる。	・演習	・演習計画シート ・リフレクションシート ・カンファレンスシート ・病室環境	・リフレクションシート
7	2	看護実践能力の総合的評価（2）について指導する。	・OSCE （その2）	・OSCE評価票 ・病室環境 ・模擬患者（1年次生）	・OSCE評価票
8	2	ケア環境をアセスメントする。	・試験	・病室環境	・視覚試験
9	2	自己課題の明確化とチーム医療における協働を考える。	・講義 ・演習	・演習計画シート ・リフレクションシート ・カンファレンスシート ・OSCE評価票	・リフレクションシート

6 単元の指導目標と評価

評価規準 \ 評価の観点	関心・意欲・態度	思考・判断	技能・表現	知識・理解
1. ケア環境を瞬時に把握できる観察力を培うことができる。	△	○		
2. 対象の状況に応じて、適切な日常生活援助を安全・安楽に実践できる。			○	△
3. チームの協働の意義を理解し、看護の役割を認識することができる。	△		○	
4. 看護実践能力を評価し、自己の課題を明確にすることができる。	○	△		

> **CHECK**　[*11] 演習とOSCEを組み合わせることで、看護実践能力を徐々に高めていくことができるようにする工夫がなされている。

様式 2 本時の学習指導案

1 本時の指導目標：
(1) 看護技術を繰り返し練習し、技術力を向上させる。
(2) OSCEの概要がわかり、受験方法をイメージできるようにする。
(3) OSCEにおける評価の視点を理解できるようにする。

2 準備するもの：
・個人の演習計画シート
・カンファレンスシートとファイル
・OSCE評価票（Pre OSCE用）
・実習室の準備（ベッド、寝具・便器・食器・清拭用具などの物品）

3 授業展開1（下記）：
［ねらい ➡ 主題 ➡ 学習活動］

本時の主題	【学生側】シナリオの看護計画に沿った看護を提供し、これを看護実践能力として評価してみよう！ 【教員側】Pre OSCE

本時のねらい　Pre OSCEとは、目指す看護実践能力がどのようなものであるかを理解する一手段としてOSCEを事前に体験する場である。目的として、①本番のOSCEでは、緊張感から自己の看護実践能力を十分に評価できない状況に陥ることが多いため、事前準備の機会とすること、②単にマニュアル化された技術をシナリオに沿って実施するのではなく[*12]、「看護師に求められる実践能力と卒業時の到達目標」に示される看護実践能力の視点に対し、シナリオに適した看護が提供できたかを考える機会とするものである。OSCE評価票を学生に提示することで、具体的に看護実践能力をどのような視点で評価するのか、また何を目標として看護実践能力を磨けばよいのかを示唆するねらいもある。

学習活動1 前時までの演習成果を確認する。本日の学習目標・タイムスケジュール・各グループの役割分担を確認する。 **5分**

学習活動2 自分たちが設定した看護の場面を用いて技術練習を行う。 **30分**

学習活動3 OSCEにおける評価項目と受験方法を理解する。 **8分**

学習活動4 各グループの代表者によるPre OSCEを実施する。 **12分**

学習活動5 グループごとにPre OSCEのリフレクションを行う[*13]。 **10分**

学習活動6 OSCEについて全体で説明を受ける。 **20分**

学習活動7 カンファレンスシートの記載。次回のOSCE（その1）における準備や方法についてのガイダンスを受ける。 **5分**

CHECK
[*12] 画一的な能力の伸長ではなく、個別性を尊重することで実践力を高めることが求められる時代である。そのため、状況のなかで考えることを学生に求めるということが、本授業の柱である。
[*13] リフレクションを深めるプロセスを大切にしたい。

4 授業展開 2　[具体的な授業展開]

> **補足：本時の授業前導入内容**
>
> **（1）演習計画の作成とカンファレンスによるチームでの振り返り**
> 　これまでの実習で事例のような患者を受け持った経験のある学生は、看護の実際を体験し、熟慮できている。
> 　1回目の授業では、看護診断の学習を振り返り、個人で作成した看護過程の展開の課題を返却している。これから始まるOSCEでの学習目標と授業展開について説明し、円滑に技術演習に取り組めるよう示唆している。演習計画シートは個人とグループ（各グループ6〜8名で構成）で作成し、カンファレンスを行った場合は各グループがカンファレンスシートに記録して、毎回次の演習に活かせるようファイリングしている。
>
> **（2）2・3回目の授業内容**
> 　実習室において演習形式で行う。学生6〜8名のグループを1人の演習担当教員がかかわるチームティーチングで教授する。学生は演習計画に沿って練習する技術をいくつか選択し、難易度の高いものは繰り返し行っている。演習担当教員は安全・安楽・自立・個別性などにおいて気になる行為を見つければ積極的に指摘している[*14]。演習の終わりには、本日の課題がどこまで達成できたか、グループ間で話し合い、クラス全体に発表の場を設けて学びを共有している。なお4回目（本時）の授業も実習室において演習形式で行う。
>
> **（3）事例紹介**
> 　75歳、女性。夫と長男家族の4人暮らし。小学校教諭をしていたが現在は無職。自転車で転倒し救急搬送され、右大腿骨骨折と診断されて入院。人工骨頭置換術実施予定。介達牽引2kg、ベッド上安静、右足外転位保持、疼痛時には消炎鎮痛薬の処方あり。既往歴は高血圧のみで入院歴はない。入院時、体温36.2℃、脈拍72回、呼吸数16回、血圧130/88mmHgである。

構成	分	学習内容と活動	指導方法と留意点
導入	5	▶黒板付近に集合する。 ▶説明を聴く。 ▶本日の学習の目標を確認する。 ▶演習計画シートを確認する。 ▶各グループへ移動する。	**主担当教員による進行** ▶出席確認、身だしなみチェック、返却物の内容確認。 ▶黒板に示したタイムスケジュールを確認。 ▶本日の学習の目標（以下）を提示する。 　1．看護技術を繰り返し練習し、技術力を向上させる。 　2．OSCEの概要がわかり、受験方法をイメージできる。 　3．OSCEにおける評価の視点が理解できる。 ▶本時の演習について、状況（看護場面）を設定して看護技術を練習する、ということを説明する。 ▶演習計画シートに、自分が練習を行う看護の場面の設定がきちんと記載できているか確認。 **巡視** 担当教員（1人当たり学生6〜8名を担当する）はそれぞれの学生が記載できているか確認する。 ▶記載が確認できた後に各グループの指定の場所へ移動するよう指示。

CHECK *14　演習でチームティーチングを行う場合には、指導の大まかな観点を共有することが大切である。

学習指導案の実例［看護の統合と実践］ 2-8

構成	分	学習内容と活動	指導方法と留意点
展開1	30	**状況（看護場面）を設定した技術練習** ▶役割分担を決定する。 　1チーム内の役割分担：チームリーダー1名、スタッフナース1名、患者1名、家族1名（夫または嫁） ▶場面に即した技術を行う（1人約7分×3～4人）。 ▶1人が実践を終えるごとに、チームでの簡単なリフレクションを行う。	**演習担当教員によるチームティーチング（学生6～8名に対し1人の演習担当教員が付く）**[15] ▶グループごとに学生間で役割分担を決定し、グループをさらにA・Bチームに分け、演習を開始するよう指示。 ▶学生が主体的に動けるように初めは見守る[16]。割り当てられた時間のなかで、一つの場面ごとにきちんとリフレクションできるよう配慮する。 ▶前回までは2人1組で練習を行ってきたが、本日はある看護場面を設定し1人7分程度に限定して行うことを説明。 ▶各グループ内の2チームが同時に実践しているため、適宜それぞれのチームに入り演習状況を把握する[17]。 ▶安全・安楽・自立・個別性において、気になる個所があれば積極的に指摘する。 ▶**発問**（1人終えた時点で）「リーダーへ報告すべきこととは？ 家族の人はどう感じた？ スタッフナースは改善点は何だと思った？ 患者の感想は？」などを問いかける。 ▶回答に応じて助言する。自己の課題に対する修正を行って次に活かすようにすることを説明。
展開2	8	**OSCEにおける評価項目と受験方法の理解、ステーション課題の明確化** ▶黒板付近に集合する。 ▶説明を聴く。 ▶OSCE評価票を受け取る。 ▶説明を聴く。	**主担当教員による説明** ▶全体へ、黒板付近に集合するよう指示。 ▶"OSCEとは"について以下を説明（第1回の授業で「演習の進め方」として一度確認している内容）。「OSCEは"客観的臨床能力試験"と訳され、技術の手順にとどまらず、対象理解および場面や状況判断に基づく看護の実践能力を評価するものである。ステーション課題とはOSCE当日に与えられる"試験の内容"であり、具体的には本日各自が演習計画シートに書いたような簡単な場面の設定が記載されているものである。ステーションとは試験を受ける会場（療養環境のスペース）を指す」 ▶OSCE評価票（Pre OSCE用）を配布。 ▶看護実践能力のうち、I群：「ヒューマンケアの基本的な能力」、II群：「根拠に基づき、看護を計画的に実践する能力」、III群：「健康の保持増進、疾病の予防、健康の回復にかかわる実践能力」をこの単元で主に評価するために作成した項目であることを説明。

CHECK
[15] 学習の目標を達成するために効果的な指導方法である。
[16] 「見守る」「待つ」などを意図的に行うことは、学生の主体性を引き出すために大変重要である。
[17] 演習がうまく進まないチームにどのようなアドバイスをするか、あらかじめ想定しておくとよい。

構成	分	学習内容と活動	指導方法と留意点
展開2（つづき）	8	▶疑問があれば質問する。 ▶グループに移動し、Pre OSCEのステーション課題を明確にして演習計画シートに追記する。	▶Pre OSCEの実施にあたり、以下を指示。 「OSCEでの看護場面を想定し、自分たちでステーション課題を考えてみる*18。再度グループに戻ってA、Bいずれかのチームが OSCEを実施し、実際に評価を受けてもらう」
展開3	12	**グループの代表者によるPre OSCE** ▶自分たちの作成したステーション課題を確認する。 ▶Aチームは、シナリオの状況に対応した看護を実践する*19（実施10分）。 （▶Bチームは評価項目に沿ってAチームの評価を行う*19。） ▶Aチームは実践を終了してステーションをいったん退出する。	**演習担当教員によるチームティーチング** ▶実施するチームを選択してもらう。学生の希望や推薦に委ねてもよい。 ▶選択されたAチームに、ステーション課題を開始するよう指示。 （例）「○○さんから"排泄したい"と呼ばれた場面」 ▶実施にあたっての留意点（以下）を説明。 「決められた役割分担に徹する。終了したらチームリーダーに報告する。Bチームは評価項目に沿って評価を行う」 ▶評価項目に沿って観察する。評価票に記載する。 ▶合図により終了を知らせる。Aチームは担当教員の合図があるまでステーションの外で待機するよう伝える。
展開4	10	**教員・チームメンバーとのリフレクション** ▶ステーションに入室し、リフレクションに参加する。 回答 ・緊張した ・○○さん（患者）が"痛い"とおっしゃったときは焦ってしまったが、すぐに足の角度や表情を確認して痛みを取り除くことができた　　　　　　　　など 回答 ・便秘傾向であると判断し、腹部に力を入れていきみやすいようにした ・固定されているため骨盤のひねりはできないと考えたため　　　　　　　　　　　など	**演習担当教員によるチームティーチング** ▶各担当教員が再度ステーション内への入室を合図し、リフレクションを開始する。 ▶学生の緊張度が高ければ、まずはねぎらいの言葉をかける。 質問「実践しての感想はどうか」 「振り返って考えた際に、よく工夫できたと思う点とできていなかったと思う点は何か」　など 質問「なぜ、この体位を選択したのか」 「配慮した点は何か」 「患者のどの言葉に関連させて対応したのか」 「環境面で配慮したことは何か」 「安全面として○○（受験者の行為）はよかったか」 「便器の準備の際の配慮はどうか」 「時間は適切であったか」 「プライバシーの配慮として妥当であったか」 　　　　　　　　　　　　　　　　　　など*20

CHECK

*18 自分たちで考えを進めていくことができないグループは、実際の看護場面を十分にイメージできていない可能性がある。そうしたグループに対しては、教員は学生に"想像力をはたらかせてみなさい"と伝えることも必要である。

*19 学生同士の相互評価は適度な緊張感を維持するのに効果がある。

*20 グループの特徴によって振り返りの観点をどこまで具体的に伝えるかを考える。

学習指導案の実例［看護の統合と実践］ 2-8

構成	分	学習内容と活動	指導方法と留意点
展開4（つづき）	10	▶説明を聴き、メモを取る。 ▶指名されたBチームの学生が答える。 ▶カンファレンスシートにリフレクションで得られた助言などを記載する。	▶学生の回答に応じた助言を行う。「便器の挿入に対しては○○に配慮できるとさらに良い」など。 ▶評価者であるBチームの学生に、どのように評価したか尋ね、実践した学生に提示するよう促す[*21]。 ▶学生の回答に対する助言を行い、さらに評価項目において教員が気になった点があれば加えて助言する。
展開5	20	**全体の質疑応答** ▶黒板付近へ集合する。 【質問】・時間内に終わらないときはどうすればよいか　　　　　　　　　　　　　　　　　　　　など ▶説明を聴く。	**主担当教員による確認と指導** ▶全体へ、黒板付近に集合するよう指示。 【質問】「OSCE試験に関して疑問や質問はないか？」 【回答】「時間内での看護実践能力を問う。本日は時間を要する看護実践もあったと思うので、実際の試験では時間内で終えられる（または終えるべき）内容で問う予定である[*22]」 （▶質問が出なければ感想を数人に聞く。） ▶OSCE評価項目の内容に即して、試験の一場面を例にあげて補足説明する。OSCEに対する負の印象だけがインプットされないよう、評価票をあらかじめ提示することの利点や教員の願いなどを加えて伝える。
まとめ	5	▶カンファレンスシートを完成させる。 ▶次回OSCEの確認。 ▶まとめや確認を終えた学生から片づける。	▶カンファレンスシートの提出を指示。 ▶次回のOSCEにおける準備や方法についてのガイダンス。本日Pre OSCEを受けていない学生も、練習時にPre OSCE評価票を用いて他者評価を受けておくよう伝える。 ▶実習室の片づけを指示。

評価の観点

【学習内容の習得状況】
1. 看護技術の練習を進んで行ったか
2. 状況に応じた看護を考察できたか
3. 技術演習やリフレクションなどのグループ討議に積極的に参加できたか
4. OSCEの概要がわかり、受験方法がイメージできたか
5. OSCEにおける評価の視点が理解できたか
6. チーム医療に必要な協働を意識して、演習グループ内での役割が果たせたか

【授業者の教授活動】
7. 技術練習の時間配分は妥当であったか
8. 必要物品は十分にそろえられていたか
9. チームティーチングにおいて教員間で教授方法の差異はなかったか
10. ワークシートの内容は適切であったか
11. 全体の集合やグループへの移動など動線がスムーズであったか
12. 評価票は理解できる内容であったか
13. 学生の反応をとらえて演習に反映できたか（質問に答えるなど）

CHECK
[*21] 看護実践を評価する力をつけることも、実践能力を伸ばすには大切なことである。
[*22] まずは実践内容を重視し、次に時間内で終了することの大切さに気づかせる。「評価」は、看護実践能力を習得するために重要であることが理解できる回答である。

第Ⅱ章 学習指導案の実際

個人の演習計画シート

※グレーの文字の部分は学生の記入例。

看護の統合と実践Ⅰ（OSCE）演習計画シート

| 学籍番号 | | 氏名 | |

私の目標

私の演習計画

回数	個人における取り組みの計画
2	看護技術の練習項目 演習に持参すべき持ち物 最初の演習における課題 本日の自己の演習目標　など
3	
4	個人練習を行う状況（看護場面）の設定 例）初めて便意を訴えられ、ナースコールで呼ばれる。大部屋。 Pre OSCE 　状況の設定 　　例）入院当日の午後。入院後初めて便意を訴えられ、ナースコールで呼ばれた。4人部屋の窓際のベッド。 　ステーション課題 　　例）排泄の介助を行ってください。
5	OSCE①の自己の目標　など
6	OSCE②に向けての新たな課題 本日の自己の演習目標 チームでの自分の役割についての目標　など
7	OSCE②の自己の目標　など
8	
9	単元のまとめをするにあたっての準備　など

※演習計画は途中で追加・修正してもよい。その場合は青色で記載し、担当教員に確認してもらうこと。

カンファレンスシート

※グレーの文字の部分は学生の記入例。

看護の統合と実践Ⅰ（OSCE）カンファレンスシート

学生氏名 （カンファレンス参加者）	学生A、学生B、学生C、学生D、学生E、学生F			
演習・カンファレンス日	○月○日○時	担当教員	○○先生	

カンファレンステーマ：

進行役：学生C　　　　記録者：学生D

＜進行の例＞

事実（出来事をありのままに）

↓

そのとき感じたこと

↓

評価（何がよかった？何が問題であった？）

↓

分析（メンバーで知識を寄せ合って考える）

↓

総合（解決策を抽出しまとめる）

＜学生からの発表＞

●学生Aさんの「出来事」と感じたこと
　殿部にタオルを敷くために殿部を動かしていただこうとしたとき、どのくらい足を動かせないのかをきちんとイメージできていなかった。そのとき、患者の状況を十分に把握できていなかったと思った。

●学生Bさんの「出来事」と感じたこと
　「何をやるか」について計画を立てていたつもりだったが、排泄方法の説明をしようと思ったら、何と言ってよいのか非常に悩んだ。

＜意見交換＞

①学生Aさんの場合
　可動域が理解できていたのか ➡ 振動があるだけでも痛いのではないか。触れるだけでも痛いのではないか。
　ほかに何か方法がなかったか ➡ タオルを敷く理由は何か。タオルの大きさを考慮してもよいのではないか。

②学生Bさんの場合
　具体的な説明とは ➡ 初めての排泄援助では、わかりやすく説明する必要があるが、時間をかけると排泄のタイミングを逃す。説明よりも声をかけるタイミングが大事なのではないか。プライバシーの保護や羞恥心への配慮は必ず必要ではないか。

＜まとめ＞

①患者の状況把握には患者の感覚をタイムリーに把握する。使用する物品についてもう少し工夫してみる。

②説明や声かけについても、具体的に考えておく。ポイントをおさえる。

OSCE 評価票

看護の統合と実践Ⅰ　Pre OSCE 評価票

学籍番号		学生氏名	
評価日	平成　　　年　　　月　　　日		

看護実践能力		評価規準	他者評価（コメントを記載する） 評価者氏名（　　　　　　　）
Ⅰ群「ヒューマンケアの基本的な能力」	1	ケアの説明責任が果たせる	
	2	援助的関係を形成できる	
	3	倫理的な看護実践ができる	
	4	看護職者としての品位がある	
Ⅱ群「根拠に基づき、看護を計画的に実践する能力」 Ⅲ群「健康の保持増進、疾病の予防、健康の回復にかかわる実践能力」	5	必要な情報を収集することができる	
	6	状況判断に基づき、看護行為の順序性を考えて、実施できる	
	7	患者の発達段階や健康状態を考慮した看護が実践できる	
	8	実施した看護援助の根拠が説明できる	
Ⅳ群「ケア環境とチーム体制を理解し活用する能力」	9	適切な人に、的確な報告ができる	
Ⅴ群「専門職者として研鑽し続ける基本能力」	10	看護実践をふり返り、自己の課題を明確にすることができる	

教員コメント欄

2-9 学習指導案の実例
解剖生理学

様式 ① 単元全体の学習指導案

1 科目名：
解剖生理学Ⅴ（1単位30時間）

2 学習者：
専門学校3年課程1年次生後期、35名

3 単元名、授業時間数：
「呼吸の仕組み」（8時間）

4 単元考察：

学生観

■ 学生の特徴

学生は19歳から30歳代まで年齢に幅があり（男性は全体の1割程度）、高校卒業後ストレートに入学してきた現役生は約半数、残りは大卒者や社会人経験者である。このように、これまで受けてきた教育背景も様々であることから、解剖生理学を学習するための基盤となる知識がどの程度備わっているのか、学生個々のレディネスを探るのが難しい。

全体的な学生の特徴としては、看護に関連することは熱心に学習し、年代に関係なく、与えられた情報を暗記し感覚的にとらえることはできる。また、感性をはたらかせて創作する力があり、主体的に物事に取り組む一面もある。しかし、知識を整理して、客観的情報を論理的に関連づけて思考・推測していくことや、知識を活用・応用することを苦手と感じている学生が多い[*1]。こうした特徴は、解剖生理学の学習においては、臓器・器官について、その構造や仕組みを系統別の関連性をふまえてとらえるのではなく、それぞれ個別のものとして覚える傾向にあることの一因であると考える。

学生同士で学び合う場面では、現役生は年上の大卒者、社会人経験者に依存しやすい傾向にあり、グループワークを好むものの、年齢差のあるグループメンバー間で世代を超えた討論に発展しにくい。

■ 学習進度

本科目の関連科目は下表のとおりである。

分野	科目	時間数
基礎分野	生命科学	15時間
	基礎科学	30時間
専門基礎分野	解剖生理学Ⅰ～Ⅳ	120時間
専門分野Ⅰ	基礎看護学方法論Ⅰ「観察」	30時間
	基礎看護学方法論Ⅲ「バイタルサインズ」	30時間

基礎分野のうち、解剖生理学の基盤となる「生命科学」、また看護に必要な化学・物理学の基盤とな

CHECK [*1] 学生の特徴と教材の活用方法を重ね合わせて授業づくりが行われている。

る「基礎科学」を履修したのち、解剖生理学を学ぶ。そして、解剖生理学のうち循環器や呼吸器について学ぶ時期に、「基礎看護学方法論」で看護に必要な観察やバイタルサインズの学習へと進む。

学生は高校までに学んだエネルギー、濃度、圧力といった知識を復習し、専門的知識を学んでいく。看護に必要な知識や根拠を明らかにしながら科学的思考力を培っていくのである。

本科目を履修するのは入学して6か月が経過した頃であり、看護に必要な知識をどのように整理していくのか考えるときでもある。

教 材 観

■ 学生の特性をふまえた授業の組み立て

解剖生理学の知識を応用・活用し、それが看護に必要な患者理解につながっているという感覚を得られる授業の組み立てが必要である。

本科目には4つの単元（心臓・呼吸・腎臓の仕組み、これら3つの仕組みの統合*2）がある。学生は臓器を部分として断片的に暗記し、関連性に意識を向けるところまでは及ばない傾向がある。授業を通じて各臓器・器官の関連性に目を向けさせ、単なる"暗記"ではなく"理解"を促したい。

本単元においては、呼吸器（気管、肺）の構造と合わせ、呼吸中枢、呼吸の仕組み（肋間筋、横隔膜のはたらきと胸腔内圧の変化、ガス交換）を理解し、人間がなにげなく行っている呼吸がどのようにして起こるのかを正しく理解させたい。

学生が興味をもって主体的に取り組むことができるよう、臓器・器官別に整理されている教科書の内容や既習の知識を想起する。また、臓器モデルの創作*3という活動をとおし、自分たちの手を使って感覚的に創造しながら形にすることを大切にする。

このような体験から、ノートや教科書にある臓器・器官に関する平面的かつ断片的な情報が立体的に構造化され、学生の頭の中でその構造・仕組みの特徴を関連づけながらイメージを膨らませることで理解が進むようにしたい。

こうした教材を通じ、自分たちで考え形作るプロセスのなかで、ノートや教科書にある知識・情報とのすり合わせが行われ、「なるほど、こうなっていたのか」という理解・発見に結びつけたい。

そしてグループワークにおいて、学生間で教えたり教えられたりするなかで、相互作用が得られたり、知識の確認・整理がなされることを期待する*1。

■ 論理的思考を助ける事例教材の活用

論理的思考を育てるため、事例を用いる。事例は、頭の中から知識を取り出し応用させながら事実を意味づけ、筋道を立てて起こっている状態を解明していくことに役立つ。

学生の主体的な学習活動を引き出すには、頭の中でイメージでき、学生自身が「できる」と思えることが必要である。そのため事例は簡潔なものにし、自分の身体に置き換えて「なぜ？」と興味をもてるようにする。本時で扱う事例は、大量の発汗（脱水状態）が呼吸に及ぼす影響に焦点化させる内容とし、前時に得た知識を想起しながら、循環血液量の減少や酸素消費の増加が人体に及ぼす影響を考え、関連図*4として表現していく。ここから、看護実践には、

CHECK

*2 人体を理解しようとするとき、循環器系、呼吸器系、などというように系統別にとらえると、"部分"の理解は詳細になるが、全体としてのつながりが見えにくくなる。関連づける・統合するという学習方法は学生の思考力を高め、"部分"を超えた人体全体としての理解につながる。

*3 臓器モデルの創作という創造活動は、想像力の乏しい学生にとって、イメージをかき立て興味を引きつける学び方である。創作した体験は忘れがたいものである。

*4 思考の整理をするためには有効な活動である。

知識を活用し科学的根拠をもって対象を理解することが必要である、という点につなげる。

学習した知識をどのように活用・応用することが、人体の理解、そしてそれをふまえた看護に役立つのかを見通せるよう、授業のまとめには状態の解明や分析、どのような看護援助があるのかなど、次に学ぶ基礎看護技術との関連などを盛り込む。

なお、本科目には、次に履修する「基礎看護学方法論」の看護過程演習、フィジカルアセスメント、基礎看護学実習（日常生活援助を中心にした看護過程）などの科目・単元が関連してくる（下表参照）。

解剖生理学Ⅴ 関連単元	心臓の仕組み	呼吸の仕組み	腎臓の仕組み	統合
看護過程	○	○	○	○
酸素療法、吸引		○		
フィジカルアセスメント	○	○		
基礎看護学実習Ⅲ	○	○	○	○

学生に対しては、「こんなこと知っている？」「基本的で大切な部分なので知っておくといいよ」といったはたらきかけを通じ、知識の大切さに気づくようにする*5。

また、将来の看護師国家試験受験も視野に入れ、こうして整理した知識を応用し、看護師国家試験の出題形式に準じて当該臓器に関連した問題を自作させ、学生自身で知識の定着を確認していく。

指導観

■ 指導に際しての基本的な留意点

学生の科学的・論理的思考力を成長させるため、興味をもって「考えよう」とする力を大切にする*6。指導の目標として、「学習方法がわかる」「整理できる」「関連がわかる」に到達できる道筋をあらかじめ整えておく必要がある。

知識の想起から始め、事例の解明に必要な知識がワークシートに整理できているか確認する。あまりレベルの高いことは求めず、「考えることは楽しい」と感じられるように進める。学生が考えたことをただ否定することはせずに尊重し、ワークシートに示した思考のプロセスをたどりながら修正していく*7。また臓器モデルについては、想起した知識と大きな誤りがないかの確認を行うが、精密さは問わない。

学生の知識が未熟であるのは当然のことであり、その未熟なレベルから少しずつ成長していく力を支えることを大切にする。発表では関連図で示された内容をもとに、どのような看護が考えられるか発問する。

「わかる」につながる実感が、学生のなかで湧き起こるような指導が必要と考える。

■ グループの編成

一度学習している知識をグループワークで思い出したり、正しい理解となっているか確認をしていく過程を大切にしたい。思考力をもちあわせている学生には、物足りなさを感じさせる可能性もある。しかし調べること、探求すること、関連させることが目標であるため、そのような学生にはグループのなかでリーダーシップを発揮することを期待し、メンバーに教えるという役割を自然ともたせることで、メンバー間のバランスをとる。

またグループの人数が多すぎると、能力の高い学生に依存したり、自身の知識の乏しさから思うよう

CHECK

*5 学生の現在の状況から指導をスタートする。そして、学生自身で考えられるようにステップを組み立てる指導が大切である。

*6 論理的思考を成長させる根底に、興味や「考えてみよう」という意欲が必要である、という考え方に注目したい。

*7 間違いを教員がストレートに指摘するのではなく、ワークシートを活用して気づかせる指導方法をとっている点が興味深い。

第Ⅱ章 学習指導案の実際

にワークに参加できずに時間が過ぎてしまう学生が出てくることもある。そのため、できる限り現役生と大卒者・社会人経験者を分け、3～4名の少人数編成とし、メンバー間での学力差が大きくならないようなグループを設定する*8。

ワークのなかでわからないことがあれば、立ち止まって考えることができるグループ環境づくりを意識する。反面、グループによっては、課題が進まない場面も出てくるため、巡視する教員が何につまずいているのかをキャッチすることが必要である。

> **単元の指導目標*9**
> 1．臓器の特徴や機能について、教科書・参考書を活用し調べることができる。
> 2．臓器を立体的にとらえ、知識を整理することができる。
> 3．事例にある症状や状態を、解剖生理学の知識を用いて説明できる。
> 4．臓器の機能と、その障害から起こる症状と看護の関連がわかる。
> 5．調べた臓器・仕組みに関連する問題を作成することができる。

参考 学生が創作した臓器モデルの例

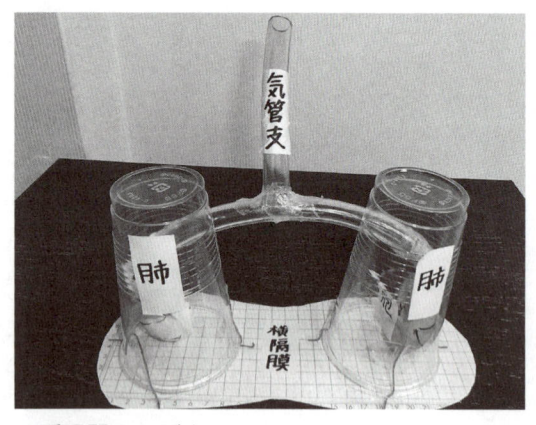

▲呼吸器のモデル

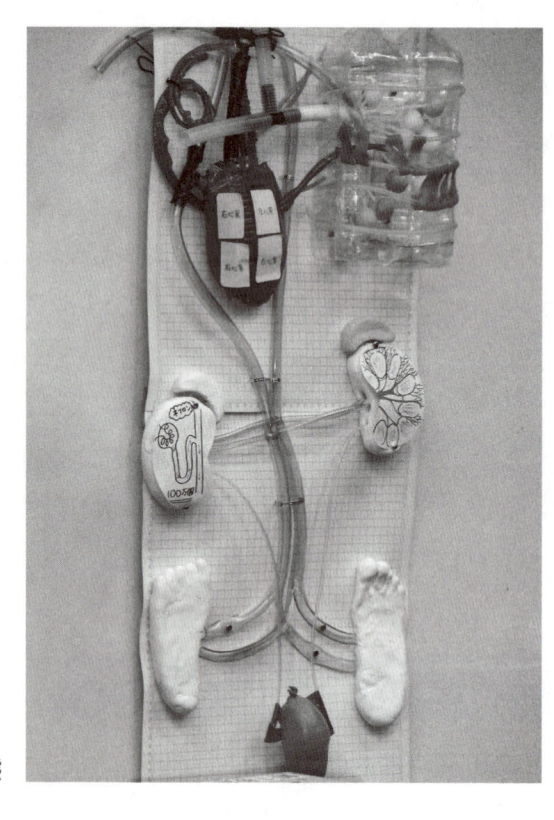

▶心臓・呼吸器・腎臓の3つを一体化した状態

CHECK
*8 同質集団で学ぶ意義と異質な集団で学ぶ意義はそれぞれにあるため、課題に応じて使い分けることが大切である。
*9 理解が少しずつ深まっていくような段階的な目標設定となっている。

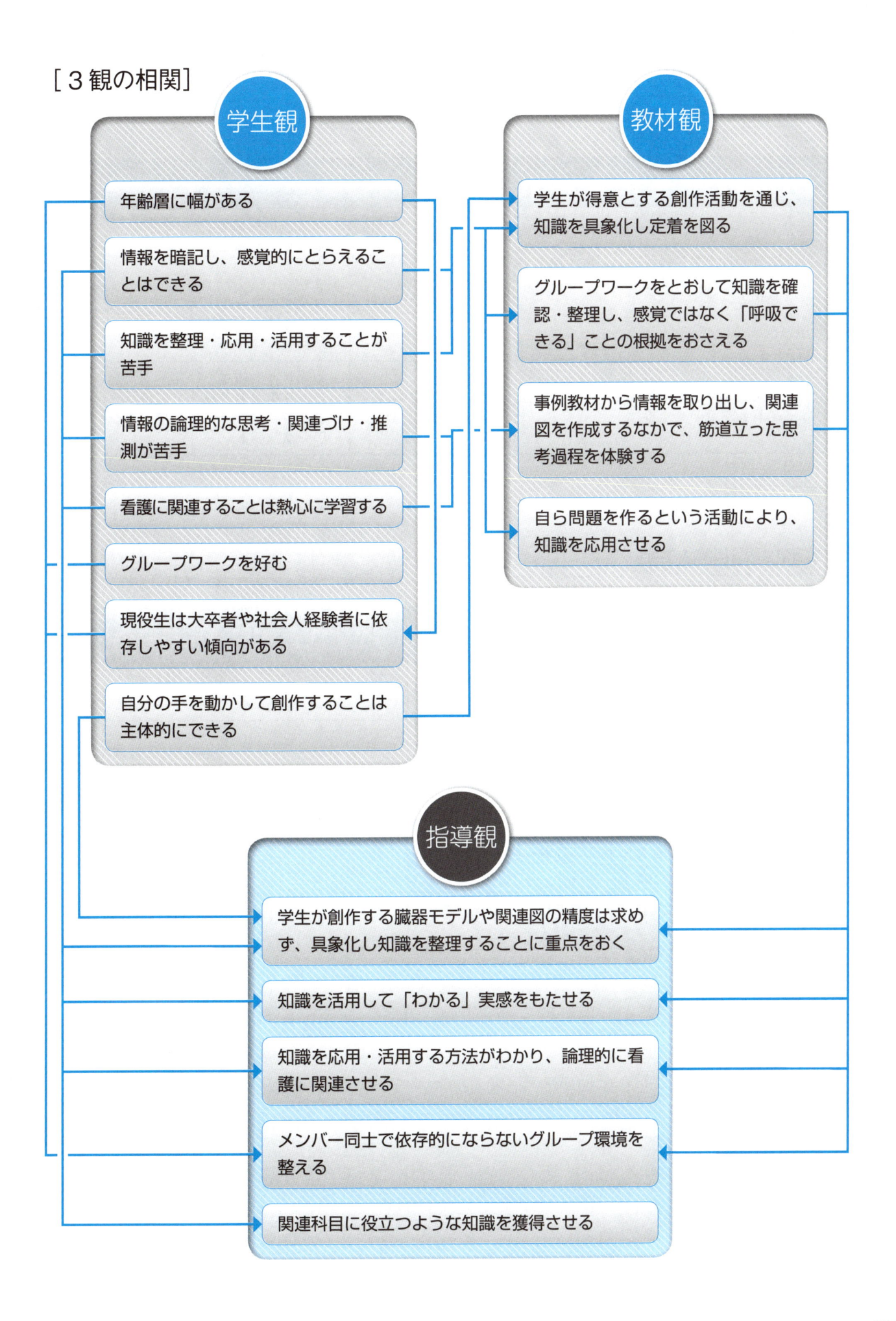

学習指導案の実例［解剖生理学］ 2-9

[3観の相関]

学生観

- 年齢層に幅がある
- 情報を暗記し、感覚的にとらえることはできる
- 知識を整理・応用・活用することが苦手
- 情報の論理的な思考・関連づけ・推測が苦手
- 看護に関連することは熱心に学習する
- グループワークを好む
- 現役生は大卒者や社会人経験者に依存しやすい傾向がある
- 自分の手を動かして創作することは主体的にできる

教材観

- 学生が得意とする創作活動を通じ、知識を具象化し定着を図る
- グループワークをとおして知識を確認・整理し、感覚ではなく「呼吸できる」ことの根拠をおさえる
- 事例教材から情報を取り出し、関連図を作成するなかで、筋道立った思考過程を体験する
- 自ら問題を作るという活動により、知識を応用させる

指導観

- 学生が創作する臓器モデルや関連図の精度は求めず、具象化し知識を整理することに重点をおく
- 知識を活用して「わかる」実感をもたせる
- 知識を応用・活用する方法がわかり、論理的に看護に関連させる
- メンバー同士で依存的にならないグループ環境を整える
- 関連科目に役立つような知識を獲得させる

5 単元の指導計画

回	時数	主題	主な授業形態	教材・教具	評価方法
1	4	気管や肺のモデルを作り、肺の構造・呼吸の仕組みの知識をワークシートに整理させる。	・グループワーク	・DVD、臓器模型 ・創作した心臓モデル ・フセン ・ワークシート ・臓器モデル作成用材料	・ワークシート
2	4	呼吸に関する事例情報を読んで、事例の状態を解明させる。	・グループワーク ・講義	・創作した心臓モデルと呼吸器モデル ・フセン ・ワークシート	・発表 ・ワークシート

6 単元の指導目標と評価

評価規準 / 評価の観点	関心・意欲・態度	思考・判断	技能・表現	知識・理解
1．臓器の特徴や機能について、教科書・参考書を活用し調べることができる。	○			
2．臓器を立体的にとらえ、知識を整理することができる。		○		
3．事例にある症状や状態を、解剖生理学の知識を用いて説明できる。			○	
4．臓器の機能と、その障害から起こる症状と看護の関連がわかる。		△	○	
5．調べた臓器・仕組みに関連する問題を作成することができる。			△	○

様式 ② 本時の学習指導案

1 本時の指導目標：

(1) 肺の構造の特徴や機能を、教科書・参考書を使い調べることができるようにする。
(2) 肺の構造・仕組みを立体的にとらえ、知識を整理することができるようにする。
(3) 脱水による呼吸の変化を説明できるようにする。
(4) 脱水によって引き起こされる呼吸状態・症状と看護の関連がわかるようにする。
(5) 「肺・呼吸の仕組み」に関連する問題を作成できるようにする。

2 準備するもの：

・配布資料（ワークシート1、2）
・フセン
・創作した心臓モデルと呼吸器モデル

3 授業展開1（下記）：

[ねらい➡主題➡学習活動] *10

本時の主題
【学生側】「呼吸ができるって、どういうこと？」を解明し、看護に必要な呼吸の知識を確認しよう。
【教員側】既習知識を想起させ、呼吸の仕組みと看護の視点を理解させる。

本時のねらい
　この授業では、「呼吸する」というテーマに絞り込み、呼吸するということを感覚ではなく知識をふまえ科学的に考えられるようにしたい。前回の授業で呼吸器のモデルを作成し知識を整理している。本時ではその知識を活用し事例の分析に取り組む。学生にも想像できる身近な事例を示し知識を活用し、グループで考えていく。発表では呼吸の状態を関連図に表し説明していく。そして、全体で知識の活用方法を共有する。
　この過程で患者の状態をどのようにみて論理的に解明していくか、そして必要な看護は何かを考えてもらう。授業の最後に確認した知識を活用し、臓器の関連問題を作成させ解答する時間を設ける。この一連の活動をとおし、学習すること、整理すること、応用すること、活用することを学べる時間にすることをねらいとする。

学習活動 1	本時の授業内容の説明を聴き、グループワークに備える。	10分
学習活動 1	提示された事例で起こっている状態を解明し、関連図を作成する。	100分
学習活動 2	自分たちが考えた関連図を発表し*11、全員で共有する。	20分
学習活動 3	グループごとに、呼吸の仕組みに関する4肢または5肢問題を1題作成する*11。それぞれのグループで考えた問題に全員で解答する。	30分
学習活動 4	まとめのなかで、看護に関連させ知識の整理をする。	20分

CHECK
*10 学生が主体的に学習に取り組むポイント（①事例分析で知識を活用する、②グループで討論する、③話し合った内容を他者に説明する機会を与える）が盛り込まれている。
*11 知識を統合するために、発表や作問といった能動的活動を加えており、効果的である。

第Ⅱ章 学習指導案の実際

4 授業展開2 ［具体的な授業展開］

> **補足；本時の授業前導入内容（前時の授業内容）**
> 本時の授業は、呼吸に焦点を当てた単元（8時間）の後半（4時間）に当たる。前時では、呼吸の知識をワークシートに整理した。また、呼吸器（肺、気管）のモデルを作成した。このモデルは、本科目の1つ目の単元（「心臓の仕組み」）の授業で創作した心臓モデルと一体化された状態で本時に臨む。

構成	分	学習内容と活動	指導方法と留意点
導入	10	▶説明を聴く。 ▶12のグループに分かれる。 ▶前回作成した呼吸器のモデル、呼吸器の構造・機能を整理したワークシートを準備。	▶事例への導入と、本時の説明。 「目の前に、呼吸が苦しそうな患者がいたとしたら、皆さんはどのような看護を提供するでしょうか？──患者の状態を理解することは、必要な看護を提供することにつながります。本日は、患者をより理解するための時間にしましょう」 ▶各グループに分かれるよう指示。 ▶事例を提示し（配布したワークシートに同様の内容が記載されている）、事例のAさんの状態のメカニズムを順序立ててフセンに書き出し、ワークシート2に整理していくことを指示*12。 「Aさんは炎天下を歩いていました。すると多量に発汗してフラフラになり、肩で呼吸をして回数も増えてきました。脈拍も増え、四肢冷感がみられます。Aさんの身体の中で何が起こっているでしょうか？」
展開1	100	▶グループワーク。 ・前回ワークシート1に貼り出した肺の知識から、Aさんに起こっていることを考える。 ・発汗していることから、肺にどのような影響があるのか、肺を循環する血液量にどのように影響するのか考える。 ・不足している知識があれば、教科書をもう一度開き調べる。 ・モデルを示しながら、血液の流れや正常な肺胞でのガス交換がどのように変化していくのか考え、意見交換する。 ・循環する血液量が減少することで、それを補う生体の反応は何か、（単元「心臓の仕組み」で学習した）既習知識を思い出し、ホルモンのはたらきに着目する。 ・そのホルモンのはたらきが、Aさんに起こっている状態の何に関連するのか意見交換し考える。 ・呼吸に関連して、血液循環という視点から、酸素運搬の役割を担うヘモグロビンの影響を考える。	▶本事例の整理にあたっては、人が生命の危機状態にあるときにはたらく恒常性（ホルモン、中枢）の理解を促すことがカギとなる。 **机間巡視** グループワークの様子を確認して回る*13。 ・関連図の始まりでつまずいているグループがあれば、「発汗」からスタートさせる。 ・イメージが難しいグループには、モデルを用い、発汗により体液が奪われ、循環血液量減少から考えられることは何かと、アドバイスする。 ・学習した内容が、関連図中のフセンに表現できているか確認する。必要時、知識の追加を指示。 ・多くは求めないが、自分たちが調べた知識が関連図に活用できるように助言する（特にホルモン、中枢）。 ・フセンは何度も貼り替えが可能*14なので、関連がおかしいときには、フセンの入れ替えなどを指示する。

CHECK

*12 本時では、前回の授業で得た知識を確認しながら事例を読み解くという流れをとっている。一方、初回の授業で事例を提示し、事例患者の状態を解明するために、次の授業で肺のモデルを作成する、という方法もあり得るだろう。学生の状況に応じて使い分けたい。

*13 グループで話し合うときに、間違えやすいポイントについても話題にするとよい。

学習指導案の実例［解剖生理学］ 2-9

構成	分	学習内容と活動	指導方法と留意点
展開1（つづき）	100	・酸素量が低下したときに、生体はどのようにはたらくのか呼吸の機能を思い出しながら考える。 ・Aさんに起こっている状態を解明するのに考えられるキーワードをフセンに書き出していく。 ・矢印を書き足しつつ、ワークシート2に書き出したフセンを貼り付け、意見交換をしながら、論理立てて関連図を完成させる。	・書き方は問わないので、自分たちが知識として活用できるよう書き表すことをアドバイスする。 ▶関連図に出てきてほしいキーワードは「発汗」「体液の喪失」「循環血液量減少」など（詳細はワークシート2の例*15を参照）。 ▶調べた知識を活用し、ワークシート2の例のような表現ができているグループを意識的に選び出し、あらかじめ2つのグループに声をかける*16。発表時には、短時間で板書できるように指示しておく。
展開2	20	▶指名されたグループは、板書し、発表する。 ▶ホメオスタシスの理解に重要なホルモンがどのように作用するか、心臓の生理を関連させながら発表する。 回答・発汗があるから水分補給 　　・呼吸が苦しいので安静、酸素吸入	▶Aさんに起こっている状態のメカニズムをどのように解明し理解したのか、2つのグループに発表してもらうことを伝える。 ▶以前の授業で作成した心臓のモデル、前回作成した肺のモデルを組み合わせた形で全体に掲示する。その横に学生がグループで考えた関連図を板書し、事例の解明内容を発表してもらう。 ▶板書のポイント ①肺血流量と呼吸の関連、②呼吸中枢による呼吸の調節の結果、③循環血流低下と交感神経の関連 ▶心臓の知識を関連させることが難しい場合があれば、発表後に教員が板書を追加し関連を示す*17。 発問「発表を聞いて、Aさんにはどのような看護が必要だろうか」 ▶状態を見きわめ、それに応じた看護を提供することが大切であることを補足しながら説明する。
展開3	30	▶グループワーク。各グループで割り当てられた範囲から問題を考える。 割り当てた出題の範囲（担当グループ数） 気管から肺の構造（2）、肋間筋と横隔膜（2）、呼吸の中枢（2）、外呼吸の仕組み（2）、ガス交換（2）、内呼吸の仕組み（1）、酸塩基平衡（1） ▶グループで作成した問題を統合し、全員で解答する。	▶知識を確認するための問題（看護師国家試験を意識した4肢または5肢問題）を作成するよう指示。習得した知識のなかで、大切と考える基本知識を扱った問題とすること、自分たちが作成した問題も解くことを伝える。各グループに出題範囲を割り当てる。 ▶範囲の割り当ては、知識の整理状況をみて、よく調べているところや、質問を受けた内容など、各グループの特徴を考慮する。 ▶各グループが作成した問題を、A3サイズの用紙に集約。縮小コピーし全員に配布する。 ▶1グループ1題ずつ出題するよう指示。解答時間は10分。正答は各グループに説明してもらう。

CHECK

*14 「考える」ということは、フセンを貼り付け入れ替えるように、全体と部分の関係をとらえながら適宜修正を加えていく行為である。
*15 この授業をとおして学生が、p.216の例のような形でイメージできたかも評価のポイントとなる。
*16 発表させるグループの選択は、このように意図的に行うことが大切である。
*17 うまく発表できないことを想定し、どのような助言や指導をするかをあらかじめ考えておくことは重要である。

構成	分	学習内容と活動	指導方法と留意点
まとめ	20	▶説明を聴き、発問に答えながら、新たにわかったことをフセンにメモし、ワークシート2に整理していく。 **回答**・足りない酸素を早く補うため **回答**・酸素をもたないヘモグロビンが増えている状態 ・呼吸状態の観察 ・呼吸しやすい体位の工夫 ・酸素の供給	▶発問・回答のやりとりや、説明を聴いて、必要時フセンにメモしてワークシートに貼り付けるよう指示。 ▶前回の事例との関連を考えさせる。 ▶呼吸が増えるという生体反応の理解を促す。 **発問**「呼吸が苦しいとき、脈拍が上昇するのはなぜか*18」 ▶脈拍の上昇と呼吸状態の関連（呼吸中枢の神経伝達）について説明。 **発問**「四肢冷感（末梢循環不良）がみられる患者はどのような状態にあるのか。どのような援助が必要か*18」 ▶以下について説明。 ・呼吸と末梢循環（爪、指先、唇の色）の関連 ・患者の呼吸の観察（呼吸様式）と呼吸困難時の援助 ▶以下を補足説明する。 ・大量の発汗から、血液循環に影響が出ている点、なぜ呼吸回数が増えているのかに着目させる。 ・循環血液量の減少により肺に流れる血流量の減少、酸素運搬能が低下➡呼吸中枢が刺激され呼吸が促進される。 ・過剰な体液喪失による体力の消耗や頻脈は酸素消費を増加させる➡呼吸中枢が刺激され呼吸数が増加。 ・四肢冷感は血圧低下による末梢血管収縮のため。 ・患者の観察の際、呼吸数の増加、脈拍数の増加などだけを見るのではなく、末梢の冷感や皮膚の色などにも着目し、循環、呼吸の知識を関連させながら*19状態の評価を行うことが重要➡看護過程の分析につながる。 ・末梢循環が悪く、冷感があるときの援助について。 ・医師の指示による酸素療法➡基礎技術につながる。 ・呼吸が苦しいときの体位の工夫。

評価の観点

【学習内容の習得状況】
1. 肺の構造を理解できたか
2. 知識を系統的に整理できたか
3. 心臓とのつながりを理解できたか
4. 事例の状態を解明できたか
5. 状態を関連図で整理できたか

【授業者の教授活動】
6. 理解不足をグループワークで補うことができたか
7. ワークシートの活用は学習方法の一助となったか

CHECK
*18 このような発問で、この授業をとおしてどの程度学生が理解できたかがわかる。授業者側の評価としても活用したい。
*19 学習した知識を応用できるようにするために、「まとめ」のなかで、呼吸の話題だけでなく関連する知識を交えて解説する。

ワークシート1　呼吸の仕組みの復習

※フセンに知識を書き出し、ワークシートの空欄に貼り付けながら項目ごとに整理していく。
フセン内のグレー文字は記入例。

単元：呼吸の仕組み

知識を系統的に整理すると……
1. 看護過程演習の事前学習に活用できる
2. 実習の事前学習に活用できる

● 調べたことは、系統的に整理していく。
「系統」とは、一般には、一定の順序を追って、または原理によって並んでいる（統一のある）つながり。ひとつながりのもの。順序立った筋道に従って組み立てられているさま。
● 図を描くのもOK。

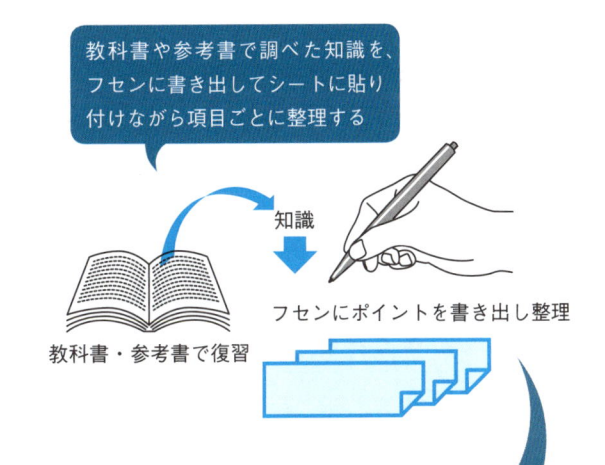

教科書や参考書で調べた知識を、フセンに書き出してシートに貼り付けながら項目ごとに整理する

知識

教科書・参考書で復習　　フセンにポイントを書き出し整理

1. 呼吸器の構造

　　気管から左右の気管支に分かれる

　　肋骨、胸骨、脊柱でできた籠状の胸郭で覆われている

2. 呼吸について

　　ガス交換は肺胞で行われる

　　肺胞で血中のヘモグロビンが酸素を受け取る

3. 呼吸中枢について

　　呼吸中枢は延髄にある

第Ⅱ章 学習指導案の実際

ワークシート2

※完成させた関連図の一例。
フセンに情報を書き出し、ワークシートの空欄に貼り付けながら関連づけて整理していく。

ワークシート2　関連図の作成

単元：呼吸の仕組み

● 事例に起こっていることをグループで解明してみましょう。そして、知識をフセンに書き出し、Aさんの状態に関連づけて関連図で表していきましょう。

> **事例**
> Aさんは炎天下を歩いていました。すると多量に発汗してフラフラになり、肩で呼吸をして回数も増えてきました。脈拍も増え、四肢冷感がみられます。Aさんの身体の中で何が起こっているでしょうか？

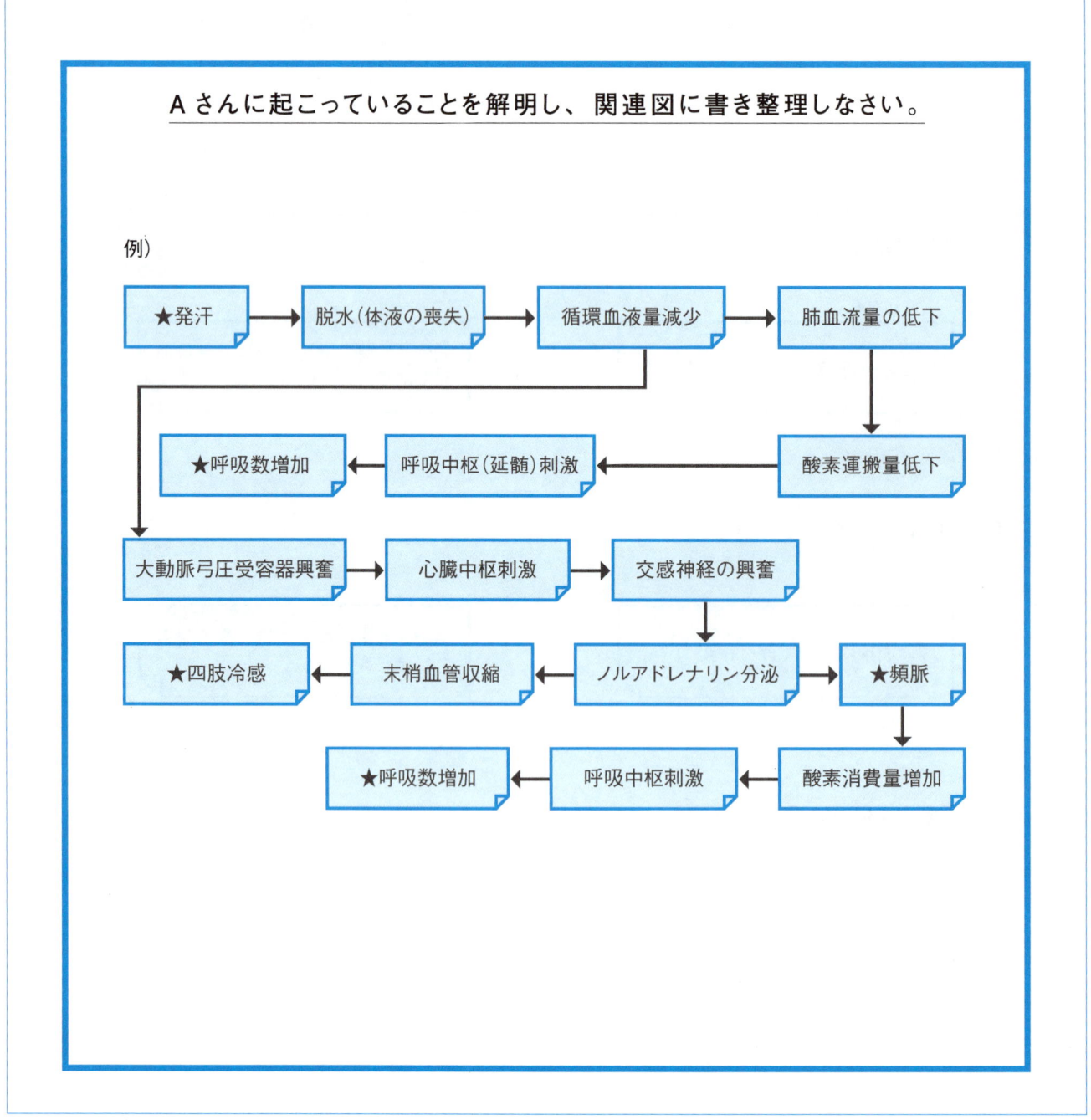

Aさんに起こっていることを解明し、関連図に書き整理しなさい。

例）

★発汗 → 脱水（体液の喪失） → 循環血液量減少 → 肺血流量の低下

★呼吸数増加 ← 呼吸中枢（延髄）刺激 ← 酸素運搬量低下

大動脈弓圧受容器興奮 → 心臓中枢刺激 → 交感神経の興奮

★四肢冷感 ← 末梢血管収縮 ← ノルアドレナリン分泌 ← ★頻脈

★呼吸数増加 ← 呼吸中枢刺激 ← 酸素消費量増加

216

文献一覧

序章

◆引用文献

1) 日本看護協会出版会編：平成24年看護関係統計資料集, 日本看護協会出版会, 2013.
2) 東京都専修学校各種学校協会編：平成23年度文部科学省委託 専修学校の質保証・向上に資する取組の実態に関する調査研究事業事業報告書（概要）, 2012.
3) 日本看護学校協議会：看護師等養成所の管理運営等に関する実態調査（平成24年）, 2012.
4) 日本看護学校協議会：平成23年度看護職員確保対策特別事業 実習指導教員の配置及び業務内容に関する実態調査報告書（平成24年3月30日）, 2012.
5) 厚生労働省：看護教員の養成とキャリアアップに必要な教育システムの再構築に関する研究報告書, 2009.
6) 厚生労働省：今後の看護教員のあり方に関する検討会報告書（平成22年2月17日）, 2010.
7) 厚生労働省：看護師等養成所の教育活動等に関する自己評価指針作成検討会報告書, 2003.
8) 厚生労働省：看護基礎教育の充実に関する検討会報告書（平成19年4月16日）, 2007.

第Ⅰ章

◆引用文献

1) F・コルトハーヘン編著, 武田信子監訳, 今泉友里, 他訳：教師教育学；理論と実践をつなぐリアリスティック・アプローチ, 学文社, 2010, p.152.
2) 野村ユカリ, 他：研究授業報告；地域看護学 対象別地域看護論Ⅰ―新生児訪問指導の実際を教材にして, 京都中央看護保健専門学校紀要, 17：83-96, 2010.
3) 中内敏夫：教材と教具の理論, 有斐閣ブックス, 1978.
4) 阿形奈津子：研究授業報告；成人看護学 リハビリテーション期の看護, 京都中央看護保健専門学校紀要, 17：49-59, 2010.
5) 荒巻富美, 他：研究授業報告；基礎看護学 共通技術Ⅲの授業研究―身体内部で起こっていることを可視化するプロセス, 京都中央看護保健専門学校紀要, 16：17-27, 2009.
6) 中岡成文：ハーバーマス コミュニケーション行為〈現代思想の冒険者たちSelect〉, 講談社, 2003, p.151-152.
7) 齋間博子：研究授業報告；母性看護学―女性のライフステージ各期の看護, 京都中央看護保健専門学校紀要, 18：87-97, 2011.
8) 岡田由岐子, 他：研究授業報告；健康な子どもの理解―子どもとの遊びの演習を取り入れて, 京都中央看護保健専門学校紀要, 16：51-62, 2009.
9) 辻野睦子：研究授業報告；小児看護学 子どもの健康問題と看護Ⅰ―川崎病の子どもと家族の看護；授業案の検討とその評価, 京都中央看護保健専門学校紀要, 18：99-106, 2011.
10) 池西靜江, 石束佳子：京都中央看護保健専門学校編資料；統合分野「総合看護の統合と実践」における客観的臨床能力試験（OSCE）の実際, 2012, p.10-11.
11) 生田久美子：「わざ」から知る〈認知科学選書14〉, 東京大学出版会, 1987, p.107.

◆参考文献

1) 砂沢喜代次編, 小川太郎, 他：教材の系統と構造〈講座授業研究2〉, 明治図書出版, 1964.
2) 吉本均：授業展開の教授学〈現代教授学3〉, 明治図書出版, 1980.
3) ジェームス V.ワーチ著, 田島信元, 他訳：心の声；媒介された行為への社会文化的アプローチ, 福村出版, 2004.

第Ⅱ章

◆引用文献

1) アニタ W.オトゥール, シェイラ R.ウェルト編, 池田明子, 他訳：ペプロウ看護論；看護実践における対人関係理論, 医学書院, 1996, p.2.
2) 前掲書1), p.95.

巻末付録「学習指導案の書式例」

様式 ① 単元全体の学習指導案

1. 学校名：
   _____

2. 科目名：
   _____

3. 学習者：
   _____

4. 講義担当者名（学習指導案作成者名）：
   _____

5. 単元名、授業時間数：
   _____

6. 単元考察：

   学 生 観

様式①

教　材　観

指　導　観

巻末付録「学習指導案の書式例」

7 単元の指導計画

回	時数	主 題	主な授業形態	教材・教具	評価方法

8 単元の指導目標と評価

評価規準 ／ 評価の観点	関心・意欲・態度	思考・判断	技能・表現	知識・理解

様式 ② 本時の学習指導案

1 本時の指導目標：

2 準備するもの：

3 授業展開1（下記）：
[ねらい➡ 主題➡ 学習活動]

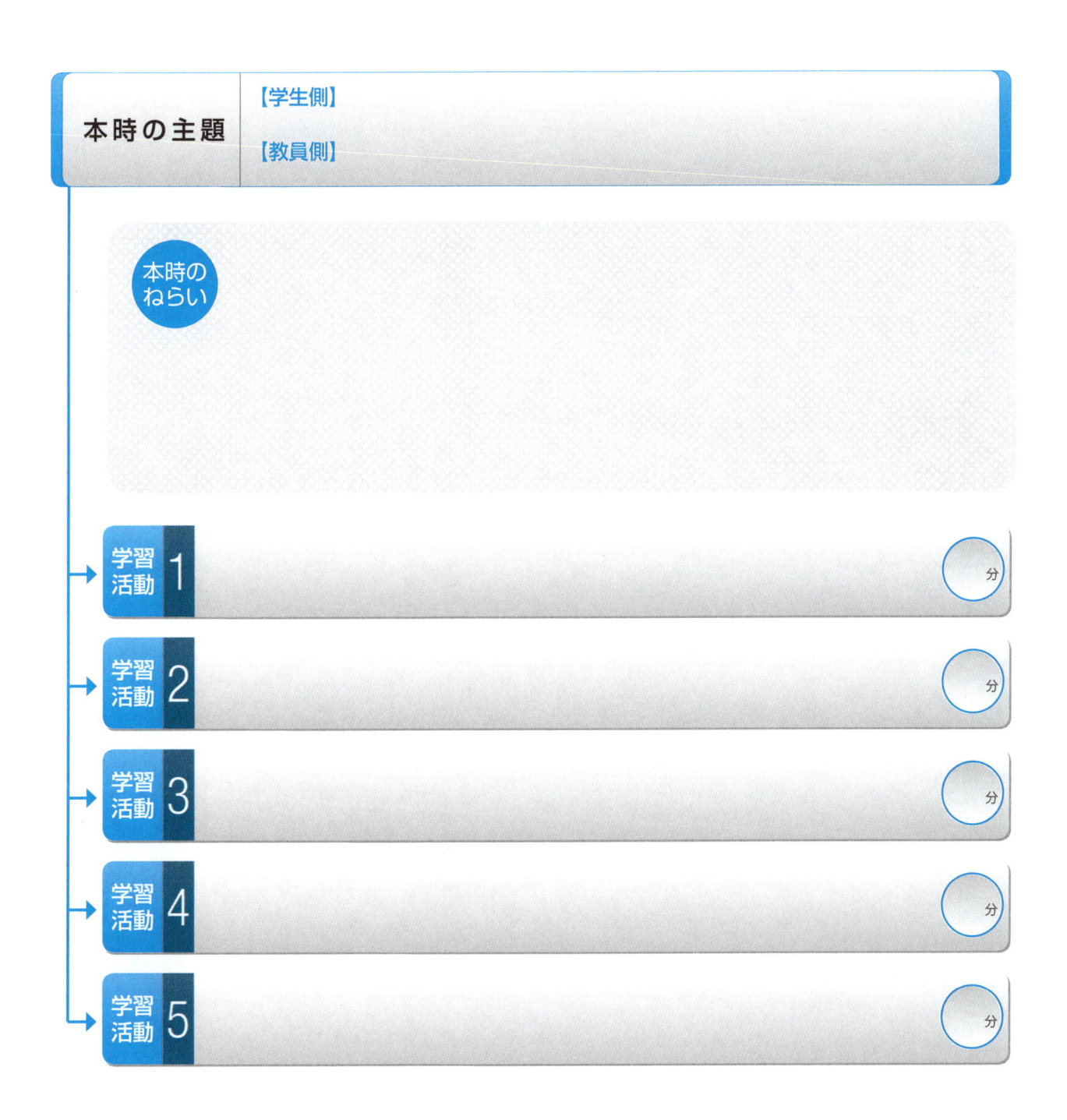

本時の主題	【学生側】 【教員側】

本時のねらい

- 学習活動 1 　　　　　　　　　　　　　分
- 学習活動 2 　　　　　　　　　　　　　分
- 学習活動 3 　　　　　　　　　　　　　分
- 学習活動 4 　　　　　　　　　　　　　分
- 学習活動 5 　　　　　　　　　　　　　分

巻末付録「学習指導案の書式例」

4 授業展開2 ［具体的な授業展開］

構成	分	学習内容と活動	指導方法と留意点

様式②

構成	分	学習内容と活動	指導方法と留意点

評価の観点

【学習内容の習得状況】

【授業者の教授活動】

編者略歴

新井英靖［あらい ひでやす］

東京学芸大学大学院教育学研究科修士課程修了。東京都立久留米養護学校教諭を経て、2000年から茨城大学教育学部講師。2007年より同准教授。2011年、教育学博士号を取得。専門は教育方法学、障害児教育学。国立病院機構水戸医療センター附属桜の郷看護学校および茨城県立中央看護専門学校の非常勤講師として教育学を担当。（一社）日本看護学校協議会が主催する新任看護教員研修会等で授業づくりに関する講演多数。

荒川眞知子［あらかわ まちこ］

千葉県衛生専門学院看護学科卒業。千葉県がんセンターに勤務ののち、東京警察病院看護専門学校教員。のちに教務部長、副校長。この間、放送大学教養学部卒業、厚生労働省看護研修研究センター幹部看護教員養成課程修了。2009年より相模原看護専門学校校長。また、2001年より、（一社）日本看護学校協議会教育委員、副会長を歴任。2009年5月より同会長を務める。

池西靜江［いけにし しづえ］

国立京都病院附属看護助産学院、京都府立保健婦専門学校卒業。国立京都病院に勤務ののち、京都府医師会看護専門学校教員。その後、京都中央看護専門学校（現(専)京都中央看護保健大学校）教務主任。のちに副校長。修業年限4年（看護師3年課程）の看護学科を立ち上げ、2013年3月同校を退職。（一社）日本看護学校協議会副会長の任にあたる一方でOffice Kyo-Shienを設立し、看護教育を支援する活動に勤しむ。

石束佳子［いしづか けいこ］

京都市立看護短期大学卒業。京都市立病院に勤務ののち、京都府医師会看護専門学校教員。1996年より京都中央看護専門学校（現(専)京都中央看護保健大学校）教員。のちに教務部長。この間、佛教大学社会学部卒業、日本社会事業大学通信教育科卒業を経て精神保健福祉士の資格取得。2011年4月より(専)京都中央看護保健大学校副学校長。修業年限4年（看護師3年課程）の看護学科および看護保健学科の2学科の運営に携わる。

※上記データは本書（第1版第1刷）刊行時のものです。

考える看護学生を育む 授業づくり
意欲と主体性を引き出す指導方法

2013年 7月22日　第1版第1刷発行　　　　　　　　定価（本体3,000円＋税）
2023年 8月18日　第1版第7刷発行

編　著　新井英靖・荒川眞知子・池西靜江・石束佳子©　　　　　＜検印省略＞
発行者　亀井　淳
発行所　株式会社 メヂカルフレンド社
〒102-0073　東京都千代田区九段北3丁目2番4号
麹町郵便局私書箱第48号　電話(03) 3264-6611　振替 00100-0-114708
https://www.medical-friend.jp

2013 Printed in Japan　落丁・乱丁本はお取替えいたします　　印刷／（株）加藤文明社　製本／（有）井上製本所
ISBN978-4-8392-1570-5　C3047　　　　　　　　　　　　　　　　　　　　　　　　　　　　104024-076

本書の無断複写は、著作権法上の例外を除き、禁じられています。
本書の複写に関する許諾権は、（株）メヂカルフレンド社が保有していますので、複写される場合はそのつど事前に小社（編集部直通 TEL 03-3264-6615）の許諾を得てください。